Las mentiras que enseñé en la facultad de medicina

Dr. ROBERT LUFKIN
con Joshua Lisec

Las mentiras que enseñé en la facultad de medicina

De cómo la medicina convencional nos está enfermando
y qué puedes hacer para salvar tu vida

*Cambios sencillos y demostrados en el estilo de vida
para prevenir y revertir las enfermedades*

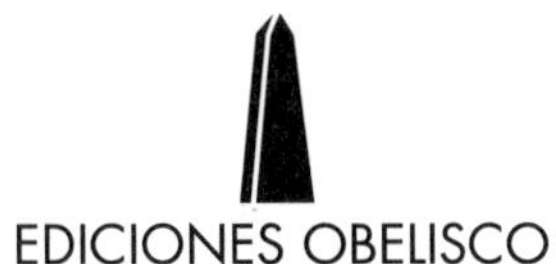

EDICIONES OBELISCO

Colección Salud y vida natural
Las mentiras que enseñé en la facultad de medicina
Robert Lufkin
con *Joshua Lisec*

Título original: *Lies I Taught in Medical School*

1.ª edición: noviembre de 2025

Traducción: *Antonio Cutanda*
Maquetación: *Juan Bejarano*
Corrección: *Sara Moreno*
Diseño de cubierta: *Enrique Iborra*

Edita: Ediciones Obelisco, S. L.
Collita, 23-25. Pol. Ind. Molí de la Bastida
08191 Rubí - Barcelona - España
Tel. 93 309 85 25
E-mail: info@edicionesobelisco.com

ISBN: 978-84-1172-339-8
DL B 15369-2025

Impreso en los talleres gráficos de Romanyà/Valls S. A.
Verdaguer, 1 - 08786 Capellades - Barcelona

Printed in Spain

Este libro está dedicado a todos los que no se conformaron con menos que la mejor salud posible, dondequiera que les llevara su viaje en el estilo de vida.

Pero, por encima de todo, a Jenny, Raine y Eden, mis musas, que le dan el sentido último a mi vida.

Y, cómo no, a Butter.

Prólogo del Dr. Jason Fung

Poco después de que se publicara mi tercer libro, *El código del cáncer,* recibí un *email* de felicitación por parte del doctor Robert Lufkin, en el que me hablaba también de dos de sus interesantes investigaciones en IRM.[1] Una de ellas detectaba la enfermedad de Alzheimer diez años antes que cualquier otro diagnóstico clínico utilizando biomarcadores en el cerebro. La otra investigación en IRM rastreaba los cambios en los contenidos de la grasa del hígado para controlar mejor las enfermedades metabólicas y la resistencia a la insulina, de todo lo cual te hablará Robert en las páginas siguientes. Y quien hacía las pruebas a todos sus pacientes de forma gratuita era una colega de ambos, la doctora Charlene Lichtash.

Todas estas anécdotas me fascinaron en tanto en cuanto yo investigo sobre el ayuno, una herramienta de lo más útil para mejorar la salud metabólica de las personas. Megan Ramos –una de las autoras de *El ayuno como estilo de vida,* un *bestseller* del *The New York Times*– y yo creamos un programa para fomentar el ayuno intermitente y sostenible para lograr una pérdida de peso duradera (www.TheFastingMethod.com). Y yo también escribí tres libros –*El código de la obesidad,*[2] *El código de la diabetes*[3] y *El código del cáncer*, con más de un millón de ejemplares vendidos en total– sobre la salud metabólica y sobre cómo el *establishment* médico lo había entendido todo del revés en este asunto.

1. IRM son las siglas del examen de diagnóstico médico imagen por resonancia magnética. *(N. del T.)*
2. Publicado en castellano por Editorial Sirio, Málaga, 2017. *(N. del T.)*
3. Publicado en castellano por Editorial Sirio, Málaga, 2018. *(N. del T.)*

Una marca distintiva de mi trabajo ha sido esta conexión entre la salud metabólica y las enfermedades crónicas, como la diabetes, la obesidad y el cáncer, y el doctor Lufkin sacó a colación estas investigaciones recientes con novedosas tecnologías sabiendo que guardaban relación con mi trabajo. Y también con el suyo.

Pero resultó que nuestra fascinación con esa relación entre metabolismo y enfermedad no fue lo único que compartíamos. A finales de la década de 1990, ambos estuvimos empleados en la misma institución, la Universidad de California en Los Ángeles (UCLA). El doctor Lufkin era profesor de Radiología, y yo estaba estudiando Nefrología y pasaba mucho tiempo en el Centro Médico Cedars-Sinai y en el Centro Médico Oeste de Los Ángeles VA. En mi ejercicio profesional, trataba numerosos casos de diabetes tipo 2, que genera fácilmente dolencias renales. Y la mayoría de las personas con diabetes tipo 2 sufrían *también* de obesidad.

El doctor Lufkin y yo tomamos diferentes senderos, pero ambos llegamos al mismo destino: que la salud metabólica es la clave para desarrollar una salud duradera y una mayor longevidad. Yo me enfoqué en la salud metabólica a partir de esas tres enfermedades –obesidad, diabetes y cáncer–, en tanto que Robert lo hizo desde un ángulo diferente. A mí me costaba seguir el ritmo de los casos de enfermedades renales surgidos de diabetes tipo 2 y obesidad, y estaba comenzando a establecer las conexiones entre estas enfermedades crónicas y la salud metabólica. Robert estaba abordando la raíz de la causa, el metabolismo, un tema que, con anterioridad, rara vez se había estudiado en el entorno institucional, salvo por unas cuantas charlas en una clase básica de ciencias. El metabolismo es para dietistas, pensábamos.

¡Qué equivocados estábamos! Ahora, Robert está enderezando el campo médico. Su libro, *Las mentiras que enseñé en la facultad de medicina,* se publica con la esperanza de transformar las enseñanzas de los médicos del futuro, así como lo que el público en general cree que es cierto. El metabolismo es el factor *más* importante en la prevención de estas enfermedades crónicas, y Robert, al «mostrar su trabajo», demuestra exactamente eso.

El doctor Lufkin comparte mi aprecio por la sencilla pero eficaz herramienta del ayuno. Tal como expresé en otro lugar:

> Hay una cosa en la que las enseñanzas de Moisés, Jesús, el Buda, Mahoma y el hinduismo parecen coincidir, y es que el ayuno forma parte de una vida saludable.

Todos estamos de acuerdo en que el estilo de vida y los factores metabólicos juegan un papel crucial en el cáncer, la diabetes tipo 2 y la obesidad. De modo que ajustar tu dieta, en vez de tomar fármacos, es la manera de manejar estas enfermedades. Como escribí en *El código de la obesidad,* la obesidad no es una enfermedad de «desequilibrio calórico», sino de desequilibrio *hormonal.*

Decir que «una caloría es una caloría» implica que lo único importante de la comida es la ingesta de energía calórica. Pero una caloría de aceite de oliva y una caloría de azúcar dan lugar a respuestas metabólicas muy diferentes, respuestas que se pueden medir con facilidad. El azúcar incrementa la glucosa en la sangre e impulsa la producción de insulina en el páncreas, en tanto que el aceite de oliva no va a hacer nada de todo eso. La respuesta hormonal es la clave para comprender, y para tratar, la obesidad. Éste es el motivo por el cual *sólo* reducir calorías y hacer más ejercicio no funciona realmente.

Pero lo más importante en lo que coincidimos el doctor Lufkin y yo es que en la raíz de todas estas enfermedades crónicas se halla en gran medida factores de crecimiento, especialmente la insulina.

Las mentiras que enseñé en la facultad de medicina reemplaza los desfasados paradigmas que todos seguíamos (y que no nos daban resultado) por las investigaciones más recientes, los últimos hallazgos y la controvertida conclusión que tengo que descubrir por mí mismo.

Lo recomiendo encarecidamente.

—Dr. Jason Fung
Autor de *El código de la obesidad,*
El código de la diabetes y *El código del cáncer*
www.doctorjasonfung.com

Prefacio

Me he pasado toda mi carrera profesional escribiendo artículos científicos y libros de texto para una audiencia académica, una audiencia limitada. Mi tendencia natural es profundizar y aportar multitud de detalles y referencias, y me doy cuenta de que esto puede ser innecesario, intimidatorio e incluso contraproducente en un tipo de libro que espero llegue a una audiencia general más amplia.

El mensaje que espero poder transmitir con este libro es demasiado importante como para que quede enterrado en un libro técnico, y ya es hora de que la gente disponga de la información necesaria para tomar sus propias decisiones acerca de su salud y su longevidad. Creo que el mensaje de este libro tiene que llegar a una audiencia mayor y, para ello, he intentado simplificar la información, aunque sin excederme. El co-autor del libro, Joshua Lisec, es el responsable de hacer que se pueda leer y disfrutar, y que pueda entretener.

Joshua me orientó amablemente para que no convirtiera éste en otro libro de texto. Me ayudó a resistirme a mi impulso natural por dar más (quizás demasiados) detalles. Ha sido capaz de guiarme para que enhebrara el hilo y siguiera la linde entre la simplificación excesiva y la simplificación justa para que una audiencia general pudiera entender el mensaje.

Si en algún momento el libro se simplifica en exceso y pasa por alto elementos clave, o simplemente hay un error manifiesto, será a mí a quien el lector deberá echar la culpa. Y dado que los relatos, las ideas y las opiniones que hay aquí son mías, Joshua coincidió amablemente en dar a todo el libro una voz en primera persona del singular: *yo, mí, me,* y así sucesivamente, haciendo referencia en todo momento a mis perspectivas. De este modo, se garantiza la continuidad a lo largo de toda la experiencia de la lectura.

Cuando el libro resuene con un pasaje particularmente memorable que ilustre ideas complejas con meridiana claridad, entonces habrá que achacarle la responsabilidad a Joshua. Tenemos la esperanza de haber escrito, juntos, un libro que sea agradable de leer al tiempo que ofrece elementos útiles y prácticos para que cualquier persona pueda aplicarlos en su salud y su longevidad.

Cada una de las «mentiras» de las que hablamos aquí podría ser un libro en sí mismo. De hecho, existen libros mucho mejores y más profundos sobre cada uno de esos temas. (Hemos hecho una lista con algunos de ellos al final del libro). Pero nuestra intención era simplificar las explicaciones, aun a costa de dejar fuera detalles técnicos, si veíamos que añadir complejidad no iba a facilitar la comprensión.

Convendrá recordar que las «mentiras» de las que hablo y las alternativas que sugiero como verdades son todo meras hipótesis; es decir, modelos imperfectos que pretenden explicar la experiencia clínica en la mejora de la salud.

Las mentiras que enseñé en la facultad de medicina han sido reemplazadas en este libro por los que yo espero que se confirmen como modelos más precisos. Claro está, si sigues la lógica y el sendero por el que discurre la ciencia, gran parte (o todo) lo que se presenta en este libro como «verdad» es posible que sea cuestionado por otro autor en el futuro y señalado como aquellas mentiras que le enseñaron a él o ella en el primer cuarto del siglo XXI.

Por último, si algo he descubierto en todo este proceso no es otra cosa que soberbia, pues incluso las mejores «mentiras» que podamos desarrollar como explicaciones jamás llegarán a captar la complejidad y la belleza del verdadero funcionamiento de la realidad.

Mea culpa

Seamos claros: yo no he publicado personalmente ningún estudio científico revisado por pares en la mayoría de las áreas que cubre este libro, lo cual es, al mismo tiempo, bueno y malo. Es malo porque no tengo un laboratorio lleno de ratones en el que pueda llevar a cabo experimentos para obtener conocimiento de primera mano. Por otra parte, es bueno ser más generalista, pues puedo integrar conceptos más amplios para una audiencia más amplia, de un modo que puede resultar imposible para un especialista.

Las hipótesis que presentó como «mentiras» (o, a la inversa, «verdades») son todas ellas y casi con toda seguridad «mentiras» en algún nivel, en el sentido en el que cualquier hipótesis no es más que una aproximación o un modelo de realidad que, en un futuro, se puede ver reemplazado por una versión superior que, de algún modo, se acerque más a la realidad, en la medida que eso sea posible.

Como profesor de una facultad de medicina no dispongo de acceso especial alguno (en general) a ninguna información que no esté disponible (por suerte) para todo el mundo. Vivimos en la era de Internet, donde disponemos de un acceso a la información científica sin precedentes, al menos en cuanto a las principales publicaciones. Y aquellas publicaciones a las que no se puede acceder, salvo mediante pago, se pueden encontrar físicamente en las bibliotecas, aunque esto resulta un poco más complicado.

Lo único que estoy haciendo es leer literatura científica lo mejor que puedo. Las ideas no son mías. Todas ellas tienen su origen en estudiosos más profundos que su seguro servidor. Lo que hago es intentar recapitular las ideas que me parecen más cercanas a la verdad en una especie de narrativa general coherente. E intento referenciar cada una de las fuentes lo mejor que puedo sin abrumar al lector. También intento dejar de lado artículos que no tienen el nivel científico exigido para hacer las afirmaciones que se hacen en ellos.

Estoy convencido de que he cometido muchos errores. Si he cometido errores en el pasado y he enseñado mentiras anteriormente, quizás lo que esté enseñando ahora resulte sospechoso. Por ello te pido que seas suspicaz con todas las afirmaciones que yo haga en este libro, y con todas las afirmaciones que cualquier otra persona pueda hacer también. Examina críticamente los argumentos a favor y en contra de cualquier hipótesis.

Presentar información supone siempre un equilibrio entre información y entretenimiento. Yo he escrito libros de texto en el pasado dirigidos a una audiencia más técnica, y en esos libros el énfasis tenía que ponerlo en la información. Sin embargo, con este libro el objetivo consiste en comunicar ideas complejas para una audiencia más general, y he intentado hacerlo de forma entretenida. Mi primer impulso es profundizar en los detalles básicos de cualquier tema, pero me doy cuenta de que no es la mejor manera de comunicar ideas. De modo que he intentado simplificar conceptos complejos siempre que me ha sido posible.

Por último, para bien o para mal, no tengo ningún otro interés en este asunto que el deseo de comprender de qué modo pueden las personas cuidar de su salud y de su longevidad y de las de los suyos. Yo he sido consumidor de alimentos procesados, he sido vegano, carnívoro, he hecho dieta baja en grasas y dieta baja en carbohidratos, y todo lo que se te pueda ocurrir entre una cosa y otra. Pero en la actualidad consumo los menos alimentos procesados posibles porque así es como interpreto las evidencias que encuentro. Esto significa pocos carbohidratos y azúcares procesados, y pocas grasas y aceites procesados (aceites vegetales y de semillas) y cereales. Si mañana aparecieran evidencias de que beber Coca-Cola exclusivamente es lo mejor para la salud, quiero pensar que le pediría disculpas a la compañía Coca-Cola y les pediría cajas enteras.

Yo ya no recibo dinero de las empresas farmacéuticas, y algunas de las perspectivas que presento aquí se han llegado a politizar, como todas las cosas. No estoy en contra de la industria farmacéutica ni en contra de la industria alimentaria, no estoy contra el gobierno en general ni contra la clase médica, y he descubierto que algunas políticas se pueden implementar a través de grandes organizaciones. También me he dado cuenta de que grandes instituciones pueden sucumbir a sesgos o ponerse anteojeras para no ver determinadas cosas, del mismo modo que ocurre con los individuos. Allá donde hay grandes sumas de dinero y grandes recursos implicados, esos sesgos (evidentes o implícitos) pueden tener un enorme impacto en la salud pública. Tenemos que examinar minuciosamente tal impacto. Eso es lo que *Las mentiras que enseñé en la facultad de medicina* pretende hacer.

Capítulo 1

Lo hice todo bien y, de todos modos, (casi) me muero

> El 50% de lo que aprendes en la facultad de medicina estará desfasado o será completamente erróneo cinco años después de tu graduación. El problema es que nadie puede decirte qué mitad será ésa, de modo que tendrás que descubrirlo por ti mismo.
>
> **–Profesor David Sackett**, padre de la medicina basada en las evidencias

Nosotros seguimos la ciencia... hasta la enfermedad.

Mi madre era dietista. Estuvo trabajando en un hospital como nutricionista médica profesional hasta los 80 años, y yo crecí en ese entorno. Seguíamos la pirámide alimentaria, las recomendaciones dietéticas y la sabiduría nutricional popular. Todas las comidas eran bajas en grasas y altas en carbohidratos. Sustituíamos cuidadosamente las grasas saturadas por margarina, colza y otros aceites industriales de semillas. Las únicas tortillas que nos comíamos eran de la versión «sólo de clara de huevo», para minimizar el colesterol.

Yo pensaba que aquello me hacía más saludable. Todos lo creíamos.

Y como mi madre trabajaba en un hospital, comencé a interesarme de forma natural por la medicina. Me esforcé mucho y tuve la fortuna de poder ir a una de las universidades de la Ivy League,[1] a la facultad de medicina. Me encantaba, de modo que me quedé allí y me hice profesor. Eso me llevó a enseñar y a aprender de otros médicos de los que yo había oído hablar a mi madre y también en la facultad. Todos creían en los mismos axiomas nutricionales y de salud. La ciencia estaba bien establecida.

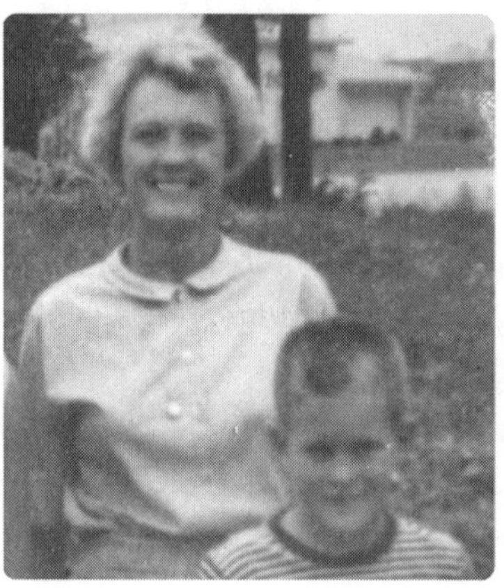

Mi madre y yo.

Después aprendí y enseñé radiología. Con la radiología o diagnóstico por imágenes, como se la llama algunas veces, tienes que ser capaz de hablar de tú a tú con un neurocirujano, y también comunicarte con un cirujano cardíaco, con un obstetra y ginecólogo y con todos los tipos de especialidades médicas. Has de tener experiencia en todas las áreas porque la radiología trata con todos los sistemas del cuerpo y todas las dolencias que los pacientes puedan padecer. El diagnóstico por imágenes juega un papel fundamental en casi todas las enfermedades, de modo que, como radiólogo, has de tener un conocimiento operativo de todas ellas.

1. La Ivy League o Liga de la Hiedra es una conferencia deportiva compuesta por ocho universidades del nordeste de Estados Unidos, las universidades de Brown, Columbia, Cornell, Dartmouth, Harvard, Pensivania, Princeton y Yale. *(N. del T.)*

Además, he visto a pacientes, he tratado a pacientes y he prescrito medicamentos. Hice todo el trabajo básico de un médico y algo más.

También me dediqué a la investigación. Mucha investigación. Mi laboratorio recibía millones de dólares en subvenciones de los Institutos Nacionales de Salud (INS) como investigador principal en dispositivos médicos, así como subvenciones de empresas farmacéuticas (de las cuales me mostraré crítico más adelante, en este libro).

Yo era al 50 % una persona del *establishment* médico. Yo era partidario de los sistemas organizados, y mis antecedentes lo demuestran. Fui presidente de importantes sociedades médicas internacionales, di conferencias por todo el mundo y me pagaron universidades, empresas farmacológicas e instituciones de investigación. Mis credenciales eran y siguen siendo inmaculadas. Yo era un portavoz no oficial del *establishment.*

Pero entonces me vi aquejado por cuatro enfermedades que a mí me habían enseñado (y yo había enseñado a otros) que estaban relacionadas con el envejecimiento, junto con, posiblemente, un componente genético:

- Hipertensión, para la cual necesitaba una medicina para la presión arterial alta.
- Artritis gotosa, para la cual me prescribí fármacos de control.
- Dislipidemia (cantidad anormal de lípidos en sangre), para la cual me prescribí estatinas.
- Prediabetes (donde los niveles de glucosa entran en el rango prediabético), para la cual me prescribí otro fármaco.

Mi padre, ya fallecido, había contraído todas esas enfermedades con más de 80 años y, con el tiempo, serían la causa de su muerte. Y yo había contraído las mismas enfermedades, sólo que yo tenía hijas con 10 años de edad. ¡No iba a sobrevivir lo suficiente como para verlas en el instituto! Eso lo convertía todo en algo personal.

Obviamente, estaba preocupado, y también confuso. ¿Cómo podía haberme ocurrido aquello? Toda la ciencia convencional me decía que aquello era imposible. Me había criado con una especialista profesional de la nutrición, una dietista diplomada, de modo que yo había estado comiendo exactamente lo que recomendaban las organizaciones de la salud y la pirámide alimentaria. Me había criado desde que nací en un sistema que me garantizaba que esto no podía ocurrirle a alguien de mi edad.

Lo había hecho todo bien, y me iba a morir.

Fue tal el *shock* que las alarmas sonaron en mi cabeza. Tenía que haber algo profundamente equivocado en el sistema médico. Me habían estado contando mentiras y yo necesitaba saber la verdad.

Confié en una ciencia en la que no se podía confiar

A pesar de que me aproximaba a la muerte tempranamente, fui afortunado por dos motivos.

El primero fue porque da la casualidad que tengo un amigo que es un reconocido periodista científico, que se había granjeado su reputación desvelando malas praxis en la física y en científicos laureados con el Premio Nobel. Nos cruzamos un día durante el desayuno en un café de Santa Mónica cuando él estaba trabajando en su última investigación y yo me iba a ir a mi facultad de medicina a enseñar a mis estudiantes y a otros médicos lo que creía era la verdad. Y resultó que él había puesto su atención en la ciencia médica de la nutrición como ejemplo definitivo de lo mal que se estaba haciendo ciencia y de sus devastadoras consecuencias para la salud pública. Su nombre es Gary Taubes, y la serie de *bestsellers* que escribió posteriormente sobre la ciencia de la nutrición han revolucionado el pensamiento de una generación de profesionales médicos, además de hacer que yo reexaminara mis arraigadas creencias.

Si quieres saber más acerca de mi amigo Gary y sus investigaciones, echa un vistazo a *Good Calories, Bad Calories: Fats, Carbs, and the Controversial Science of Diet and Health (Buenas y malas calorías: Grasas, carbohidratos y la controvertida ciencia de la dieta y la salud)* y a sus otros muchos libros. Su mayor descubrimiento fue que las dietas bajas en grasas no ayudan a mantenernos saludables. De hecho, podrían estar enfermándonos de maneras que la gente no sospecha, aunque creamos que estamos mejor. Aquello fue como una bomba en mi cerebro. Me había pasado la vida creyendo lo contrario. ¿Qué otra cosa podía estar equivocada?

En segundo lugar, mi área médica de especialidad es la radiología. En este campo, tuve la fortuna de tratar con muy diferentes tipos de enfermedades crónicas. La mayoría del resto de los especialistas, tales como neurocirujanos, obstetras, cardiólogos, nefrólogos, endocrinólogos, neurólogos y oftalmólogos, no suelen tener la oportunidad de ver el cuadro en su conjunto porque están centrados en un área muy estrecha de experiencia. Por otra parte, como radiólogo, yo podía ver la enfermedad real: la arteria coronaria que se estrecha, la sangre en un infarto cerebral, la grasa visceral, la grasa en el hígado, las neoplasias malignas, la atrofia cerebral en los pacientes de alzhéimer, las úlceras de la diabetes y otras complicaciones. Así pues, las manifestaciones directas de todas estas enfermedades crónicas formaban parte de mi trabajo diario.

Con estas herramientas a mi disposición, comencé a indagar en la literatura médica con el fin de reeducarme, y me di cuenta de que algunas cosas que yo había estado enseñando se sabía ahora que eran erróneas.

Las abundantes evidencias que mi amigo Gary me proporcionó iban contra todo lo que yo había creído acerca de la nutrición, la salud y la longevidad, y contra lo que yo había aprendido de mi madre dietista y en la facultad de medicina; incluso contra todo lo que yo había estado enseñando durante décadas en la Facultad de Medicina David Geffen de la Universidad de California en Los Ángeles (UCLA) como profesor de Radiología. Y vi cómo el nuevo paradigma de la salud de Gary cartografiaba los sistemas del organismo que yo tan bien conocía por la radiología.

¿Cómo podía haber estado yo tan equivocado? ¿Cómo podía el *establishment* médico estar tan equivocado? ¿Y durante tanto tiempo? Durante décadas, el alzhéimer, las cardiopatías, la diabetes y la artritis se habían considerado enfermedades distintas. Pero las evidencias de Gary y de otros libros, artículos e investigaciones posteriores indicaban que *todas ellas* eran enfermedades metabólicas. De hecho, ocho de las diez principales causas de muerte en Estados Unidos cada año están directamente correlacionadas con el síndrome metabólico.[2]

Nos encontramos ante una crisis médica mucho peor que la de la COVID-19 y la mayoría de las personas no son conscientes de ello. Mientras las tasas de enfermedades crónicas han estado creciendo continuamente en los últimos cien años, su incremento se ha acelerado enormemente en los últimos veinte. Entre 2000 y 2010, el porcentaje de adultos de mediana edad con dos o más enfermedades crónicas pasó del 16 al 21 %, y sólo cuatro años después, en 2014, se había incrementado hasta el 31 %.[3,4] En la actualidad, un 40 % de los adultos en Estados Unidos tiene múltiples enfermedades crónicas.[5]

Como consecuencia de ello, ¡nuestras expectativas de conservar una vida sana están descendiendo por vez primera desde que se tienen registros![6]

Nos vamos a introducir aquí en lo que yo creía y en las mentiras que enseñé acerca de la enfermedad, la salud, la anatomía humana y la fisiología, y en cómo todo eso se convirtió en la incuestionable visión del mundo dominante de la clase médica.

---

2. «FastStats: Leading Causes of Death», Centers for Disease Control and Prevention, 6 de septiembre de 2022, https://www.cdc.gov/nchs/fastats/leading-causes-of-death.htm
3. Freid, V. M. *et al.*: «Multiple Chronic Conditions Among Adults Aged 45 and over: Trends over the Past 10 Years», NCHS Data Brief n.º 100 (julio de 2012), https:// www.cdc.gov/nchs/products/databriefs/db100.htm
4. Gerteis, J. *et al.*: Multiple Chronic Conditions Chartbook: 2010 Medical Expenditure Panel Survey Data, Agency for Health Care Research and Quality, https://www.ahrq. gov/sites/default/files/wysiwyg/professionals/prevention-chronic-care/decision/mcc/ mccchartbook.pdf
5. «Chronic Diseases in America», Centers for Disease Control and Prevention, 6 de mayo de 2022, https://www.cdc.gov/chronicdisease/resources/infographic/chronic-diseases.htm
6. «Life Expectancy and Healthy Life Expectancy», Organización Mundial de la Salud, accedido el 16 de septiembre de 2022, https://www.who.int/data/gho/data/themes/topics/ indicator-groups/indicator-group-details/GHO/life-expectancy-and-healthy-life expectancy

Pero, por ahora, permítaseme que haga una declaración que tanto dentro como fuera de la medicina convencional se podría considerar como extraordinaria: que el *establishment* médico en general y yo como profesor de una facultad de medicina hemos estado enseñando «mentiras». Justificar esto requiere de evidencias extraordinarias, y sería injusto hacerte leer 100, 50 o siquiera 5 páginas de materiales para que veas las evidencias, de modo que esta sección es sólo un avance de lo que vas a descubrir a lo largo del libro.

Por «mentiras» no me refiero a un error con el que se pretende engañar, manipular o llevar a la gente tempranamente a la tumba de manera innecesaria. Hay «mentiras» que son sólo el resultado de errores no intencionados. Otras son errores deliberados, algunos de los cuales tienen incentivos económicos. Por ejemplo, la Asociación Americana del Corazón está financiada por empresas azucareras, a pesar de ofrecer la recomendación de que el azúcar puede ser perjudicial para las personas a las que, en teoría, pretende salvar. Profundizaremos en ello más adelante. En primer lugar, debo dejar claro dónde me encuentro: *yo pertenezco al establishment,* pero no soy un renegado, un canalla, un inconformista o un teórico de la conspiración.

Es crucial que no olvides esto cuando exponga las evidencias de fraude, engaño, incompetencia e ignorancia. Parecerá que me muevo en los márgenes de la medicina convencional, pero yo soy la cara del *establishment.* Mi laboratorio recibía millones de dólares en subvenciones de empresas farmacéuticas. Yo escribía artículos de evaluación de fármacos que las compañías farmacéuticas no me iban a dejar publicar a menos que los resultados fueran positivos. Ésta es la norma, lo que se espera, por cierto. He publicado cientos de artículos científicos revisados por pares y más de una docena de libros de texto que se pueden encontrar en seis idiomas. He sido elegido presidente de dos sociedades científicas internacionales. He ostentado el rango académico más alto como profesor de dos de las facultades de medicina más prestigiosas del mundo, y sigo ostentando ese rango.

Pero, por encima de todo, soy un científico. Y eso significa que debo seguir la ciencia allá donde me lleve, aunque me aleje de todo cuanto enseñé como cierto.

También he practicado la medicina, he visto pacientes y he formado a cientos de estudiantes de medicina, médicos y otros profesionales sanitarios. Y la mera idea de que les pueda enseñar cosas incorrectas es una desagradable posibilidad, pero una posibilidad real cuando los conocimientos fluyen y evolucionan constantemente. Sin embargo, la idea de que pudiéramos estar enseñándoles cosas incorrectas cuando existían evidencias científicas que indicaban lo contrario es doblemente perturbadora. Por desgracia, ambas cosas ocurren. Ése es el motivo por el cual hay que levantar la alfombra para que quede al descubierto la suciedad que hay debajo.

Tres mentiras mortales que yo creía (y enseñaba) en la facultad de medicina

Para empezar, he aquí tres mentiras; y no te alarmes si las encuentras perturbadoras. Más bien, prepárate porque las que vendrán después en el libro son aún peores.

1. La mentira de la obesidad: «Una caloría es sólo una caloría»

Nos encontramos actualmente en la peor epidemia global de obesidad que el mundo haya conocido.

Tener «sobrepeso» significa tener más peso corporal del que se considera normal o saludable para la edad o la constitución de una persona. Por otra parte, la «obesidad» es un estado aún más severo de exceso de grasa corporal y no afecta sólo a la gente mayor. Las estadísticas muestran que el 42,5 % de los adultos de más de 20 años están obesos, y el 73,6 % tienen al menos sobrepeso.[7] Casi la mitad de los estadounidenses son actualmente obesos y la mayoría tienen sobrepe-

7. «FastStats: Overweight Prevalence», Centers for Disease Control and Prevention, 6 de septiembre de 2022, https://www.cdc.gov/nchs/fastats/obesity-overweight.htm

so.[8] La obesidad no es sana y es un marcador de disfunción metabólica, que se manifiesta como hipertensión, diabetes, ataques cardíacos, infartos cerebrales, alzhéimer, cáncer y otras enfermedades crónicas.

La idea que tenemos acerca de las causas de esta epidemia y de los enfoques de su tratamiento se basa en una simple mentira: que «una caloría es una caloría», dando a entender que la obesidad viene causada por ingerir demasiadas calorías.

Y esto es un error por dos motivos. En primer lugar, las calorías, por sí solas, no bastan para crear obesidad. Hace falta otra causa. También hay que decir que diferentes tipos de calorías tienen diferentes efectos sobre este controlador de la obesidad.

Decir que la obesidad viene provocada por ingerir demasiadas calorías es como decir que el alcoholismo viene provocado por beber demasiado alcohol o que el ataque cardíaco tiene su causa en que el músculo del corazón no recibe suficiente oxígeno. Todo eso es cierto, hablando estrictamente, pero no nos aporta información sobre la causa última que puede estar dando ese resultado.

La caloría se define como una medida de la energía que proporciona un alimento. Todos necesitamos energía y calorías para vivir. La mentira se halla en decir que da lo mismo qué alimentos proporcionen esas calorías, porque todas las calorías son iguales. Por tanto, si quieres perder peso, sólo tienes que ingerir menos calorías.

Esta mentira procede de la idea de que toda la energía que acumulamos viene de los alimentos que consumimos, lo cual es correcto. La primera ley de la termodinámica –que la energía y las calorías se conservan– se utilizó también como línea argumental para apoyar esta mentira. Por ejemplo, en un artículo reciente se decía: «La termodinámica dicta que una caloría es una caloría con independencia de la composición de macronutrientes de la dieta».[9]

---

8. «Adult Obesity Facts», Centers for Disease Control and Prevention, 17 de mayo de 2022, https://www.cdc.gov/obesity/data/adult.html

9. Buchholz, A. C. y Schoeller, D. A.: «Is a Calorie a Calorie?» *The American Journal of Clinical Nutrition*, vol. 79, n.º 5 (2004), https://doi.org/10.1093/ajcn/79.5.899S

A esto se lo denomina la «teoría del equilibrio de energía de la obesidad».

Pero la ecuación **calorías ingeridas = calorías quemadas** es una simplificación excesiva porque, como cualquier persona que ha forcejeado con unos kilos de más sabe, las calorías ingeridas también pueden almacenarse como grasa (y glucógeno) en vez de ser quemadas directamente. De modo que la ecuación debería parecerse más a esto: **calorías ingeridas = calorías quemadas + calorías almacenadas.**

El punto de control clave para ganar peso es cuántas de las calorías que consumimos se queman y cuántas se almacenan. Y ese número no depende del número total de calorías, sino de la señal bioquímica de nuestro organismo.

Esa señal la produce una hormona llamada *insulina.* La insulina les dice a las células que almacenen calorías principalmente bajo la forma de grasa. Si no hay calorías almacenadas como grasa, entonces las calorías serán quemadas.

No se ganará peso. Si la insulina se activa y hay almacenamiento de grasa, pocas calorías se quemarán.

Por otra parte, si la insulina no se activa, la persona no almacenará calorías en forma de grasa, por muchas calorías que ingiera. No ganará peso, sino que quemará todas las calorías.

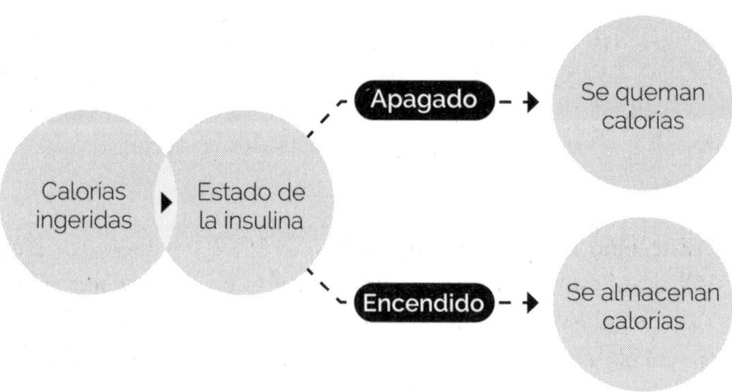

El estado de la insulina dirige las calorías bien al almacenaje de grasas o bien a la quema de energía.

Un ejemplo lo tenemos en este niño (el de la foto de abajo), que era incapaz de producir insulina suficiente en el páncreas debido a una diabetes tipo 1.[10] Por muchas calorías que ingiriera, no conseguía ganar peso (imagen de la izquierda). Tras ocho semanas de tratamiento con insulina, ganó peso (imagen de la derecha). A menos que las personas con diabetes tipo 1 reciban un tratamiento suplementario de insulina, estas personas tendrán poca grasa corporal, con independencia de cuántas calorías consuman.

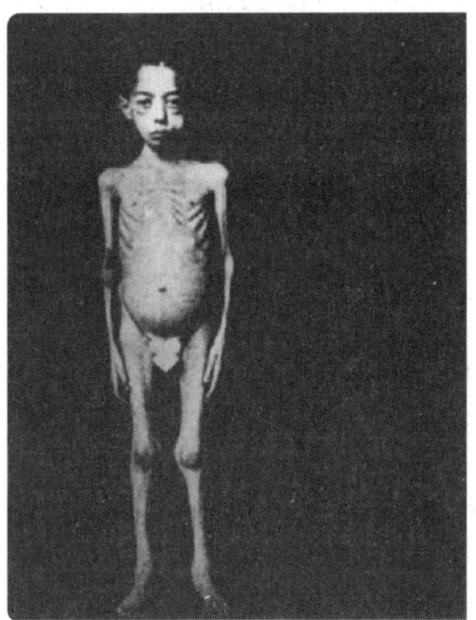

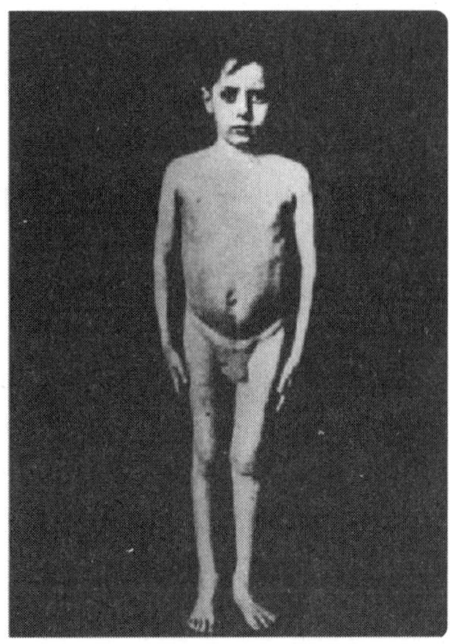

Dos imágenes de un niño con diabetes antes y después de un tratamiento con insulina en 1922, realizado por Frederick Banting y Charles Best. La imagen de la derecha es después de dos meses de tratamiento.[11]

10. «Este niño fue tratado con insulina en 1922 por Frederick Banting y Charles Best, quienes un año antes aislaron por vez primera la hormona de la insulina para su uso en la terapia de la diabetes. Sólo dos meses separan el "antes" y el "después" de las fotos». Colecciones digitales – Biblioteca Nacional de Medicina, US National Library of Medicine, National Institutes of Health, accedido el 15 de septiembre de 2022, http://resource.nlm.nih.gov/101437087

11. Ibíd.

Como médico, sé por experiencia personal que puedo hacer que cualquier persona gane peso o grasa dándoles, simplemente, una dosis extra de insulina. Esto se puede ver tanto en diabéticos tipo 1 como tipo 2 en cuanto se los medica con insulina.

Por decirlo de otro modo, las calorías son necesarias, pero no suficientes, para combatir la obesidad. Hace falta insulina. La obesidad no es sólo un problema calórico; es un problema de insulina.

Si todos los alimentos estimularan la secreción de insulina, entonces una caloría sería sólo una caloría, y esta afirmación no sería una mentira. Pero no todos los alimentos provocan la secreción de insulina del mismo modo.

De las tres categorías de macronutrientes dietéticos de las que hablaremos con detalle más tarde, los carbohidratos o hidratos de carbono estimulan en alto grado la secreción de insulina, las proteínas lo hacen ligeramente y las grasas apenas estimulan la insulina *(véase* «el gráfico de abajo»).[12]

Así pues, una caloría de hidratos de carbono estimulará más insulina (y, por tanto, incrementará más el peso) que una caloría de

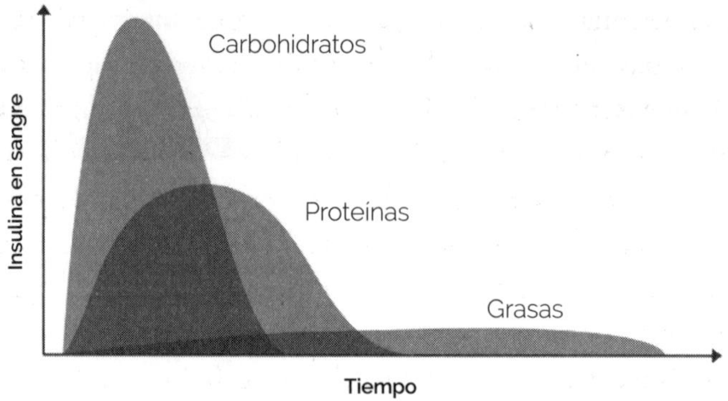

Este gráfico muestra el efecto de cada macronutriente sobre los niveles de insulina en sangre con el tiempo.

12. Hallberg, S.: «Losing Weight with Type 2 Diabetes: 3 Reasons People Struggle», Virta Health, 28 de febrero de 2022, https://www.virtahealth.com/blog/losing-weight with-type-2-diabetes

proteínas, que a su vez incrementará más la secreción de insulina que cualquier proteína de las grasas. Todas las calorías no tienen el mismo efecto sobre el aumento de peso. Por tanto, perder peso no es sólo cuestión de reducir las calorías.

La cierto aquí es que con el fin de perder (o ganar) peso, lo más importante no es el número de calorías que se ingieren, sino más bien los tipos de calorías que afectan a los niveles de insulina y hacen que nuestro organismo almacene energía en forma de grasa.

Como cualquier ganadero sabe, para engordar al ganado sólo hay que alimentarlo con grandes cantidades de carbohidratos, que incrementarán los niveles de insulina y llevarán a los animales a almacenar grasa. Sin embargo, alimentar al ganado con alimentos grasos no tendrá el mismo efecto.

¿A qué se debe entonces el incremento de la obesidad en la población? La sabiduría convencional y las recomendaciones médicas sostienen que, para perder peso y prevenir la obesidad, tenemos que hacer más ejercicio y comer menos. Se da por supuesto que no se trata de lo que comes, sino de la cantidad de calorías. La obesidad se contempla como una especie de mengua en la fuerza de voluntad por parte de la persona, que no es capaz de controlar sus impulsos.

Y esto se basa en el «modelo de equilibrio de energía de la obesidad», que se enseña en las facultades de medicina de todo el mundo. Pero, como demuestra el «éxito» de Jenny Craig, WeightWatchers, Nutrisystem e innumerables empresas para la pérdida de peso, eso no funciona. No hay más que mirar cuántos clientes fijos acumulan.

¿Cómo hemos llegado a esta situación? Durante la década de 1970, cuando se puso el foco en las enfermedades cardíacas y hubo un ligero incremento en la obesidad, los políticos estadounidenses celebraron audiencias sobre la mejor manera de asesorar a la población respecto a la dieta como parte de la política nacional de salud.

En 1977, un grupo de científicos publicó la primera serie de Directrices Dietéticas para los Estadounidenses, que el Departamento de Sanidad y Servicios Humanos de Estados Unidos (HHS) y el Departamento de Agricultura de Estados Unidos (USDA) actualizan más o menos cada cinco años. En aquellas directrices se instaba a los estadounidenses a incrementar la ingestión de hidratos de carbono hasta entre un 55 y un 60 % de su total de calorías diarias y a reducir la ingestión de grasas hasta entre un 30 y un 35 %. Esto se hizo principalmente para reducir lo que entonces se consideraba que era un riesgo de ataque cardíaco (mentira también, como veremos más adelante).

Esta directriz suponía que la gente debía comer más azúcares y carbohidratos y reducir la ingestión de las grasas saturadas de las carnes, los huevos, la mantequilla y la leche entera. Y, en lugar de consumir lo que ellos denominaban grasas saturadas «malas», se nos decía que comiéramos alimentos bajos en grasas (como la leche desnatada) y que sustituyéramos las grasas saturadas animales por grasas poliinsaturadas procedentes de aceites vegetales inflamatorios (como el aceite de soja) y grasas trans. Curiosamente, el 95 % de los miembros del Comité Asesor de Directrices Dietéticas de Estados Unidos de la última década han tenido conflictos de intereses con la industria alimentaria.[13]

En 1992, aquellas primeras y defectuosas directrices fueron reemplazadas por unas recomendaciones aún peores: la pirámide alimentaria.[14] En la base de la pirámide estaban los hidratos de carbono, sobre todo refinados, como el pan, la pasta, el arroz y los cereales, ¡de los cuales nos decían que había que comer entre seis y once raciones diarias!

Al reemplazar el consumo de grasas (que tienen poco efecto sobre la insulina) por carbohidratos (que estimulan en alto grado la secreción de insulina), el metabolismo de la mayoría de los estadounidenses que siguieron estos consejos cambió de quemar calorías a almacenarlas como grasas.

---

13. Mialon, M. *et al.*: «Conflicts of Interest for Members of the US 2020 Dietary Guidelines Advisory Committee». *Public Health Nutrition*, pp. 1-28 (2022), https://doi.org/10.1017/S1368980022000672

14. Hyman, M.: «What Went Wrong With the "Food Pyramid"». *Thrive,* 12 de junio de 2017, https://thriveglobal.com/stories/what-went-wrong-with-the-food-pyramid

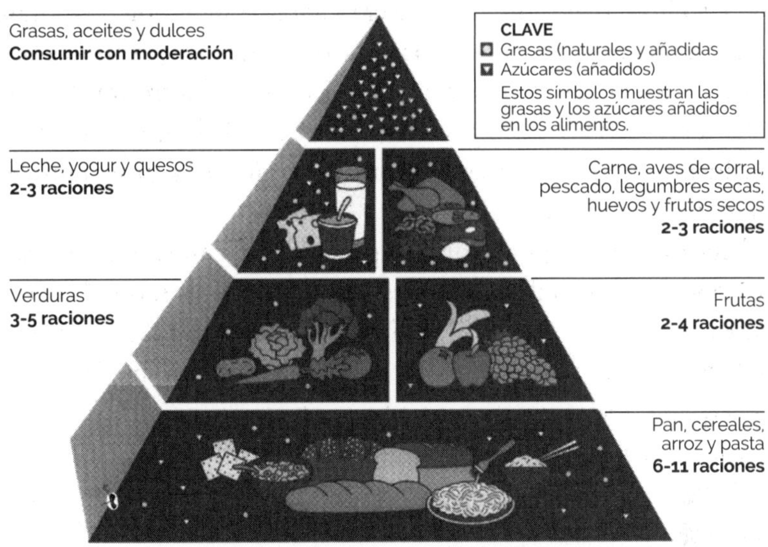

La pirámide alimentaria oficial de 1992 del Departamento de Agricultura de EE. UU.

La pirámide alimentaria de 1992, que recomendaba entre seis y once raciones de hidratos de carbono al día y sugería evitar grasas y aceites.

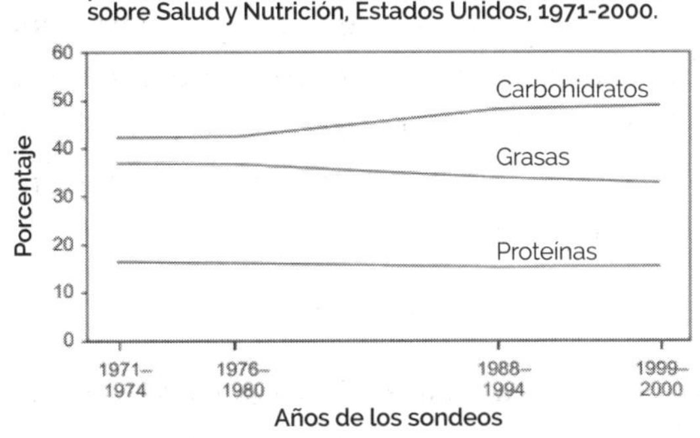

La sustitución de las calorías de las grasas por las de hidratos de carbono en la población de Estados Unidos comenzó en la década de 1990.

El número de calorías procedentes de grasas se redujo, y el número de calorías de carbohidratos se incrementó. Al sustituir las calorías grasas por calorías de carbohidratos, incrementamos la secreción de insulina y enviamos al organismo el mensaje de que almacenara grasa, y eso es lo que hicimos. Más o menos al mismo tiempo que sustituíamos las grasas por hidratos de carbono en nuestra dieta, la tasa de obesidad se disparó, y no se ha reducido desde entonces.

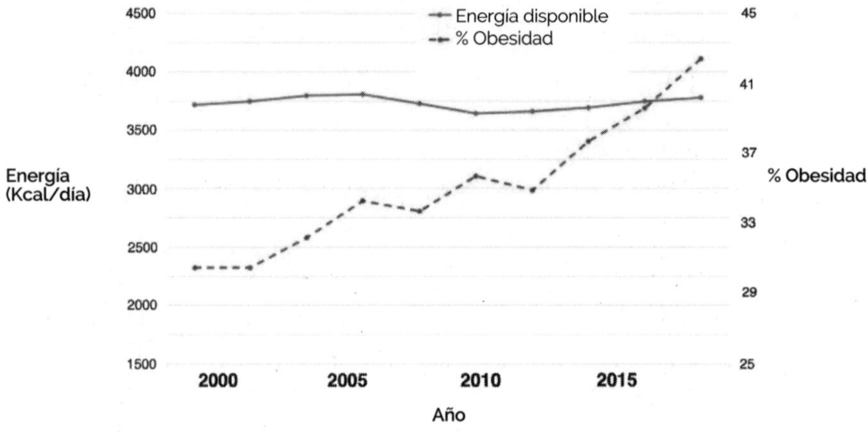

Incremento en el porcentaje de obesidad en adultos en Estados Unidos comparado con la ingestión total de energía.[15]

El sistema médico no ha llegado a un acuerdo sobre los motivos reales de la obesidad ni sobre cómo contenerla. Sin embargo, el problema se está agravando, y la gente está muriendo.[16]

---

15. Mozaffarian, D.: «Perspective: Obesity–an Unexplained Epidemic». OUP Academic, Oxford University Press (2022), https://academic.oup.com/ajcn/ article/115/6/1445/6572830

16. Ludwig, D. S. *et al.*: «The Carbohydrate-Insulin Model: A Physiological Perspective on the Obesity Pandemic». *The American Journal of Clinical Nutrition*, vol. 114, n.º 6, pp. 1873-1885 (2021), https://doi.org/10.1093/ajcn/nqab270

2. La mentira de la diabetes: «La diabetes tipo 2 es mejor tratarla con insulina»

La diabetes es una anomalía de la insulina que trae consigo niveles elevados de azúcar o glucosa en la sangre.

En la diabetes tipo 1, el páncreas, el órgano que fabrica la insulina, está dañado, de tal manera que los niveles de insulina son anormalmente bajos. Éste era el tipo más común de diabetes, pero hay ahora otro tipo de diabetes que le ha tomado la delantera, la diabetes tipo 2, que representa actualmente más del 90 % de los casos.

La diabetes tipo 2 está provocada por los carbohidratos en la dieta, que estimulan la secreción de insulina. La *resistencia a la insulina* tiene lugar cuando se dan niveles elevados crónicos de insulina, lo cual deviene en que las células se vuelven menos sensibles a determinadas dosis de insulina. Esto requiere de niveles aún mayores de esta hormona, lo cual empeora la resistencia y se termina entrando en un círculo vicioso.

Según el Centro para el Control y Prevención de las Enfermedades, uno de cada tres adultos en Estados Unidos es o bien diabético o prediabético, y el 80 % de ellos no lo saben.[17]

La diabetes tipo 2 comprende actualmente al menos el 90 % de los casos de diabetes,[18] y trae como resultado niveles anormalmente elevados de azúcar y de insulina en la sangre, lo cual a su vez daña al organismo, pudiendo generar ceguera, insuficiencia renal y un incremento en las tasas de cardiopatías, infartos cerebrales, cáncer y enfermedad de Alzheimer.

Y nos encontramos en los comienzos de la peor epidemia de diabetes que el mundo haya conocido. El 10 % de los adultos en Estados Unidos tiene diabetes tipo 2 y, como se ha dicho anterior-

---

17. «Prediabetes: Your Chance to Prevent Type 2 Diabetes». Centers for Disease Control and Prevention, 21 diciembre 2021, https://www.cdc.gov/diabetes/basics/ prediabetes.html
18. «Type 2 Diabetes» Centers for Disease Control and Prevention, 16 diciembre 2021, https://www.cdc.gov/diabetes/basics/type2.html

mente, en torno al 38 % tiene prediabetes.[19] Eso significa que, por vez primera en la historia, el 48 %, casi la mitad de la población, ¡tiene la misma enfermedad metabólica!

¿Te acuerdas de los efectos que tuvieron las recomendaciones dietéticas sobre el consumo de hidratos de carbono y el resultante incremento en los niveles de insulina y en la obesidad de las últimas décadas? Pues bien, esos factores también llevan a una epidemia de diabetes, aunque precisa de un poco más de tiempo enfermar de diabetes por niveles elevados crónicos de insulina y de la resultante resistencia a la insulina.

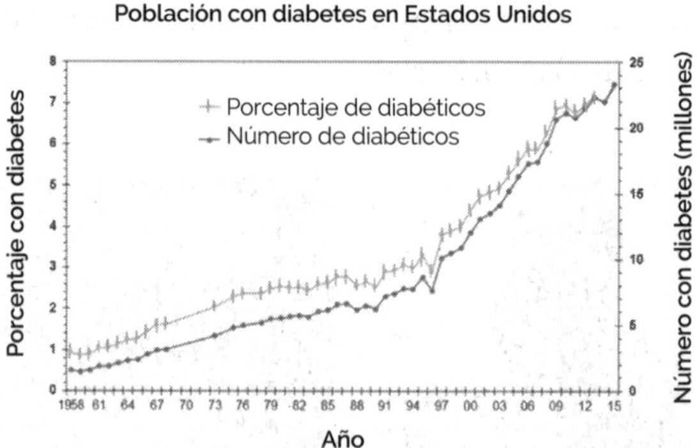

Diabetes en la población de Estados Unidos desde 1958 hasta 2015.[20]

Obsérvese que el gráfico de arriba es similar al gráfico anterior de la obesidad. Esto se debe a que ambas enfermedades son provocadas por los mismos factores. Como veremos, la disfunción metabólica común, que incluye la resistencia a la insulina, es la principal causa de obesidad y de diabetes, así como de la mayoría de trastornos crónicos a los que nos enfrentamos.

19. Ibíd.

20. *Long-Term Trends in Diabetes,* CDC's Division of Diabetes Translation, United States Diabetes Surveillance System, abril de 2017, https://www.cdc.gov/diabetes/statistics/ slides/long_term_trends.pdf

La mentira de la diabetes dice que la mejor manera de tratar una diabetes tipo 2 es con insulina. Dar insulina ayudará a controlar los efectos inmediatos de un exceso de glucosa en la sangre al transmitir a nuestras células el mensaje de que elimine toda esa glucosa en la sangre y la almacene como grasa. Pero también elevará los niveles generales de insulina en el organismo, lo cual irá en detrimento de la resistencia a la insulina, que es la causa subyacente de la diabetes tipo 2. Por otra parte, unos niveles elevados de insulina darán lugar a otras enfermedades crónicas (de las que hablaremos más tarde).

Si la diabetes tipo 2 y el incremento crónico de insulina son provocados por una dieta con exceso de carbohidratos y azúcares, ¿se podrá revertir una diabetes tipo 2 simplemente adoptando una dieta baja en hidratos de carbono?

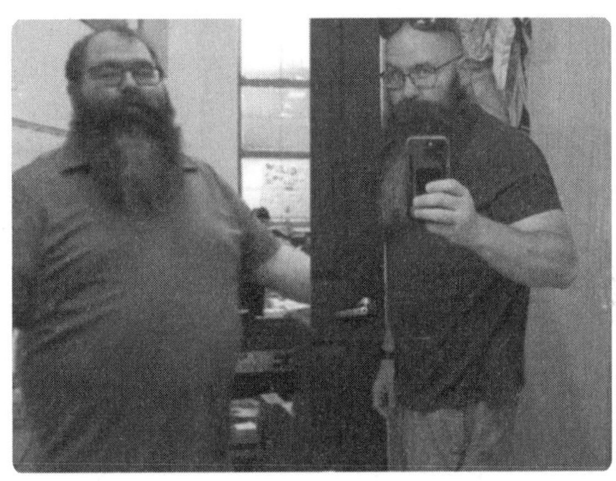

Fotografías de un hombre antes y después de eliminar carbohidratos refinados de su dieta y de comenzar a hacer ayuno intermitente. Fotos por cortesía de @thebeardedtenor

El hombre de las fotos estaba obeso y tenía una diabetes tipo 2 (izquierda). Su prueba de hemoglobina A1C, que mide el nivel promedio de azúcar en sangre a lo largo de dos o tres meses, era anormalmente alto, con un valor del 9,6 %. (Más tarde hablaremos de la glicación). Según las recomendaciones médicas habituales, había que comenzar a inyectarle insulina pronto. Sin embargo, este hombre decidió probar con ayuno intermitente y eliminar los carbohidratos y los azúcares refinados para llevar una dieta cetogénica. Perdió en torno a 45 kilos, y su hemoglobina A1C bajó hasta el 5,2 %, dentro de la normalidad. Su diabetes está remitiendo, y ha dejado todos los fármacos. (Gracias a Chad @thebeardedtenor por compartir su historia).

Sabiendo lo que sabemos ahora acerca del efecto de la insulina sobre el peso, ¿qué crees que le habría ocurrido a este hombre si hubiera seguido las recomendaciones médicas habituales para su diabetes tipo 2 y hubiera comenzado a inyectarse insulina?

Nuestro sistema de atención sanitaria está mucho más programado para recetar insulina y otros fármacos con el fin de gestionar la diabetes tipo 2 que para dar instrucciones sobre cómo revertirla haciendo cambios en la nutrición para evitar las causas. Aunque, para ser justos, habrá que decir que hay mucha gente que prefiere tomarse una pastilla o meterse una inyección antes que cambiar su estilo de vida. Sin embargo, la mayoría de las personas no sabe lo potentes y eficaces que pueden ser los cambios en el estilo de vida. Es más, existen evidencias que muestran que el mero control de la glucosa mediante fármacos como la insulina o las pastillas podría no prevenir algunas de las complicaciones que, a largo plazo, estos pacientes terminan enfrentando. (Hablaremos de esto en el resto de los capítulos).

Pero es que, además, también hay incentivos económicos. En 2013, las ventas de insulina y de otros fármacos para la diabetes alcanzaron los 23 000 millones de dólares, según datos de la auditoría de IMS Health, una firma de investigación del mercado de los fármacos. Eso es más que los ingresos conjuntos de la NFL (la liga de fútbol americano), la MLB (la liga de béisbol) y la NBA (la liga de baloncesto).[21]

21. Fauber, J.: «The Slippery Slope: A Bittersweet Diabetes Economy». *MedpageToday*, 21 de diciembre de 2014, https://www.medpagetoday.com/cardiology/diabetes/49227

Incluso la Asociación Americana de la Diabetes (ADA por sus siglas en inglés), que recomienda el uso de insulina y de otros fármacos en lugar de la restricción de carbohidratos en la dieta, recibió en 2022 más de un millón de dólares de cada una de las cinco de las principales empresas farmacéuticas que los patrocinan.[22]

La ADA ofrece rutinariamente consejos como éste, de 2008: «Los alimentos que contienen sacarosa [alimentos que contienen azúcar] se pueden sustituir por otros carbohidratos en el régimen de comidas o, si se añaden al régimen, se pueden compensar con insulina o con otros medicamentos bajos en glucosa».[23]

Más adelante profundizaremos en el tema de la insulina y en otras mentiras sobre la diabetes.

3. La mentira de las enfermedades cardíacas: «Las grasas saturadas en la dieta y el colesterol provocan cardiopatías»

Las cardiopatías son la causa número uno de fallecimientos en Estados Unidos. Esto hace que la diabetes, la COVID-19 y casi todas las demás enfermedades parezcan insignificantes en comparación. También recibe el nombre de *enfermedad arterial coronaria* porque las coronarias son las arterias que suministran la sangre al corazón. Cuando estas arterias se estrechan, nos encontramos con un ataque cardíaco.

Desde un principio, los profesionales de la medicina sabían que la arteriosclerosis (o estrechamiento de las arterias), que causa la mayoría de los casos de cardiopatía, contiene un tipo de grasa denominada colesterol. Se daba una correlación entre ellas, pero eso no significaba que fuera la causa del problema, pues hubiera sido como decir que las personas con cáncer de pulmón tienen los dedos ama-

---

22. «Banting Circle Supporters». American Diabetes Association, accedido el 16 de septiembre de 2022, https://www.diabetes.org/about-us/corporate-support/banting-circle supporters

23. «Nutrition Recommendations and Interventions for Diabetes: A Position Statement of the American Diabetes Association». *Diabetes Care*, vol. 31, n.º Suplemento 1 (enero 2008), https://doi.org/10.2337/dc08-S061

rillos del tabaco. Tener los dedos amarillos está asociado al cáncer de pulmón, pero no son la causa del cáncer de pulmón, o viceversa.

Luego, en 1913, el patólogo ruso Nikolai Anichkov, alimentando a un grupo de conejos con una dieta alta en colesterol, descubrió que desarrollaban altos niveles de colesterol en la sangre y las clásicas placas de grasa ateromatosas. Este experimento se diseñó específicamente para demostrar la causa y no para señalar una mera asociación o correlación.

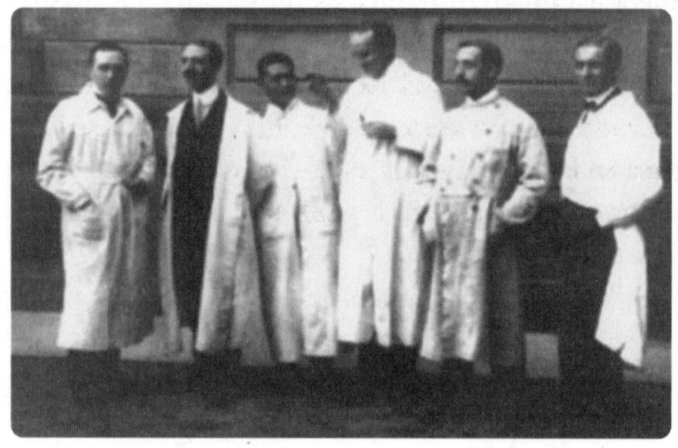

Nikolai Anichkov (en el extremo de la izquierda) y sus colegas delante de su laboratorio, en torno a 1913.[24]

El trabajo de Anichkov se ha reconocido desde entonces como uno de los diez mayores descubrimientos de la medicina. Otro autor lo calificó como uno de «los diez mayores descubrimientos de la cardiología del siglo xx». En 1958, el doctor William Dock, que por entonces era jefe del departamento de patología de la Facultad de Medicina de la Universidad de Stanford, escribió en un editorial, «Así, aquel primitivo trabajo de Anichkov se puede comparar con el

24. Konstantinov, I. E. *et al.*: «Nikolai N. Anichkov and His Theory of Atherosclerosis». *Texas Heart Institute Journal,* vol. 33, n.º 4, pp. 417-423 (2006).

de Harvey sobre la circulación y con el de Lavoisier sobre el intercambio de oxígeno y dióxido de carbono en la respiración».

Los reconocimientos son impresionantes, si no fuera porque aquel trabajo se basó en un error, pues sus autores pasaron por alto el hecho de que los conejos son herbívoros (es decir, comen vegetales), y para ellos el colesterol es una sustancia extraña en su dieta. El colesterol procede exclusivamente de alimentos de origen animal. Cuando los investigadores intentaron replicar los experimentos en omnívoros, como perros (y seres humanos), que tenían el colesterol en su dieta habitual, los resultados no fueron concluyentes (como discutiremos más adelante).

Después, en 1953, Ancel Keys dio cuenta de un estudio que se ha convertido en una referencia. Según aquel estudio, las calorías de la grasa en la dieta parecían estar vinculadas con la incidencia de muerte por enfermedad arterial coronaria en hombres de mediana edad de seis países distintos.[25]

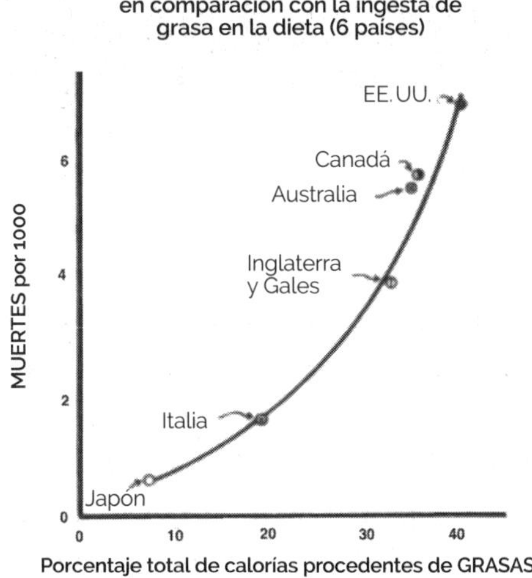

Gráfico de tasa de mortandad en comparación con las calorías de grasas en porcentaje del total de calorías.

25. Keys, A.: «Atherosclerosis: A Problem in Newer Public Health». *Journal of the Mount Sinai Hospital, New York,* vol. 20, n.º 2, pp. 118-139 (1953).

Los datos demostraban de forma maravillosa una sorprendente y casi perfecta correlación entre la grasa en la dieta y la mortandad por cardiopatía, que iban desde 1 por cada 1000 muertes entre los japoneses (que ingerían menos del 10 % de grasas) hasta más de 7 por 1000 muertes entre los estadounidenses (que ingerían en torno al 40 % de grasas), situándose los italianos, ingleses, galeses, australianos y canadienses a lo largo de la curva.

Key reproduciría esta investigación en posteriores publicaciones y conformaría así la base de la hipótesis dieta-corazón de Keys: «que la grasa en la dieta incrementa el colesterol en la sangre y que los niveles elevados de colesterol provocan cardiopatías; con la conclusión de que la grasa en la dieta provoca enfermedades cardíacas». Este modelo definiría el pensamiento médico y las políticas de salud pública acerca de la dieta y de las cardiopatías durante los siguientes 70 años.

El razonamiento era meridianamente claro y tenía sentido, salvo por el hecho de que los datos estaban equivocados y que la conclusión del estudio era incorrecta. Posteriormente se supo que Keys había dispuesto de datos de 22 países, de los cuales este investigador sólo utilizó 6 para demostrar lo que quería demostrar. Si se incluían los datos de los 22 países, la correlación era escasa. De hecho, si Keys hubiera elegido 6 países diferentes, podría haber llegado a la conclusión opuesta.[26] La conclusión del estudio era obviamente incorrecta a la vista de todos los datos disponibles.

Después, en 1967, Fred Stare, médico, profesor de nutrición y jefe del Departamento de Nutrición de la Facultad de Salud Pública de Harvard, y sus colegas hicieron una amplia revisión de investigaciones titulada «Dietary fats, carbohydrates and atherosclerotic disease» (Grasas en la dieta, carbohidratos y la enfermedad arteriosclerótica), en la prestigiosa revista científica *New England Journal of Medicine.* La revisión concluyó que «no hay duda» de que la

---

26. Yerushalmy, J. y Hilleboe, H. E.: «Fat in the Diet and Mortality from Heart Disease: A Methodologic Note». *New York State Journal of Medicine,* vol. 57, n.º 14, pp. 2343-2354 (1957).

única intervención dietética que se precisaba para prevenir una enfermedad arterial coronaria era reducir el colesterol en la dieta y sustituir las grasas poliinsaturadas por grasas saturadas en la dieta americana.[27]

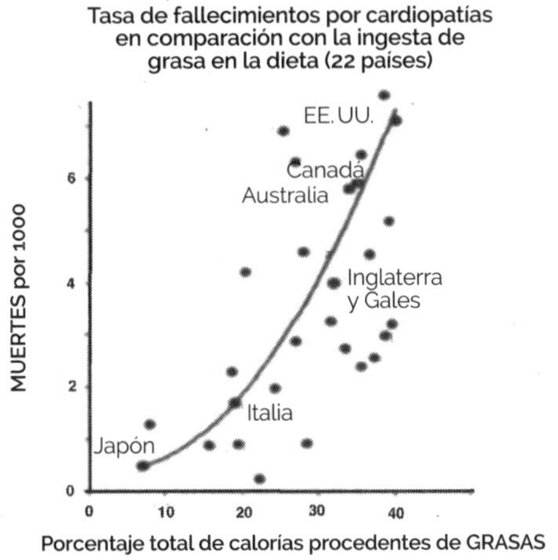

Gráfico de tasa de mortandad en comparación con las calorías de grasas en porcentaje del total de calorías con los datos adicionales.

No fue hasta 2016 cuando se descubrió que Stare y su equipo habían recibido una importante cantidad de dinero en secreto por parte de un grupo comercial azucarero para que culparan de las enfermedades cardíacas a las grasas en lugar de al azúcar, hecho que los autores del estudio no desvelaron. Aquél fue un caso claro de conflicto de intereses y de mala praxis científica.[28] En aquella época, había crecientes sospechas de que los azúcares y los carbohidratos

27. McGandy, R. B. *et al.*: «Dietary Fats, Carbohydrates and Atherosclerotic Vascular Disease». *New England Journal of Medicine*, vol. 277, n.º 5, pp. 242-247 (1967), https://doi.org/10.1056/NEJM196708032770505

28. Kearns, C. E. *et al.*: «Sugar Industry and Coronary Heart Disease Research: A Historical Analysis of Internal Industry Documents». *JAMA Internal Medicine,* 1 de noviembre de 2016, https://www.ncbi.nlm.nih.gov/pmc/articles/PMC5099084/

refinados eran la verdadera causa de las cardiopatías, y de que los grupos comerciales azucareros intentaban asegurarse de que este mensaje no saliera a la calle. Hablaremos de esto con mayor detalle después.

Por todas estas razones, el mundo pasó rápidamente a adoptar una dieta baja en grasas y alta en hidratos de carbono con el fin de prevenir la cardiopatía. Las grasas saturadas fueron reemplazadas en la dieta por grasas trans, aceites de semillas, almidones, cereales y azúcares. Para la década de 1980, pocos médicos creían que los azúcares añadidos tuvieran un papel importante en las enfermedades coronarias (EC), y las primeras Directrices Dietéticas para los Americanos, en 1980, se centraron en la reducción de la grasa total, las grasas saturadas y el colesterol en la dieta para prevenir las EC.

Pero fue todo un error. Examinaremos por qué esta creencia estaba equivocada y de qué modo la verdad puede salvarte la vida.

Más o menos por la misma época, se introdujo la clase de medicamentos más rentable que se hubiera elaborado jamás para la venta con receta: las estatinas. En la actualidad, esto ha dado lugar a un billón de dólares de beneficios para las industrias farmacéuticas y alimentarias; todo ello bajo la suposición de que la grasa en la dieta y un elevado colesterol LDL (o «malo») son la causa de las cardiopatías. (Una vez más, nos ocuparemos de eso más tarde).

Según el Centro para el Control y la Prevención de Enfermedades (CCPE), 1 de cada 3 estadounidenses es prediabético, y el 80 % de los diabéticos mueren por cardiopatías. La cardiopatía es ya la asesina número uno. Pero el CCPE estima ahora que las personas nacidas a partir del año 2000 contraerán aún más diabetes que las generaciones anteriores. Esto significa que las cardiopatías incrementarán aún más su tasa de letalidad, cuando es ya el principal gasto en Medicare.[29]

---

29. Medicare es el seguro médico del Gobierno de Estados Unidos para personas de 65 años o más. *(N. del T.)*

¿Qué está haciendo el CCPE para prevenir esta epidemia no infecciosa que acorta la vida?

Tratar los síntomas en vez de la causa.

Tratar los síntomas ha traído al menos algunos resultados. A diferencia de la obesidad y de la diabetes, las tasas de mortalidad por cardiopatía han disminuido, aunque probablemente se incrementarán de nuevo en el futuro. Algunos atribuyen este descenso temporal a los efectos de la dieta baja en grasas, las estatinas y a la colocación de *stents* en las arterias coronarias.[30] Sin embargo, otros sostenemos que el dejar de fumar, el tratamiento de la hipertensión y la mejora en las unidades de atención coronaria aguda son las responsables de tal efecto. Pero, aun con tal descenso, la incidencia general de la cardiopatía –el número de personas que la padecen– no ha cambiado, y sigue siendo la asesina número uno, por delante de la COVID-19, el cáncer, los infartos cerebrales y todas las demás enfermedades.

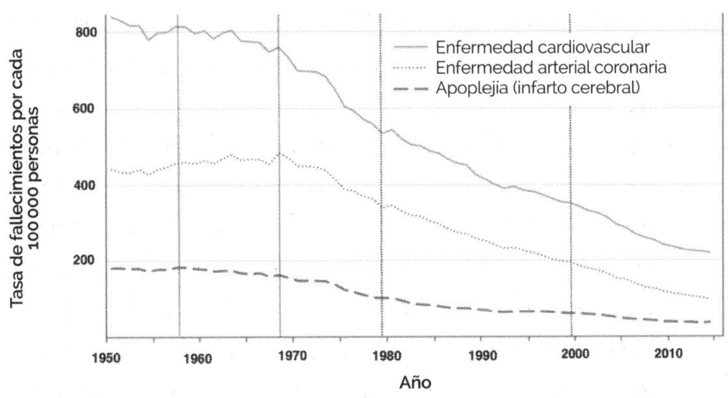

Tasas de mortalidad ajustadas a la edad para las cardiopatías, 1950-2014.[31]

30. Los *stents* son unos tubos diminutos que se colocan en las arterias con el fin de mantenerlas abiertas. *(N. del T.)*

31. Mensah, G. A. *et al.*: «Decline in Cardiovascular Mortality: Possible Causes and Implications». *Circulation Research,* 20 de enero de 2017, https://www.ncbi.nlm.nih.gov/ labs/pmc/articles/PMC5268076/

Muchas personas creen que las endoprótesis coronarias –inserción de *stents* en las arterias– o la cirugía constituyen tratamientos para las enfermedades coronarias, y que reducen significativamente las posibilidades de fallecimiento a causa de la enfermedad. Pero examinaremos por qué ninguna de estas intervenciones médicas aborda el curso subyacente ni el resultado final de una enfermedad cardíaca por ateroescelerosis coronaria. Echaremos un vistazo a la verdadera patología subyacente y a lo que se puede hacer para prevenir –y en algunos casos revertir– esta enfermedad sin fármacos ni cirugía.

Estas tres mentiras se basan en una misma cosa: una dieta alta en carbohidratos y baja en grasas que fomenta la producción de insulina. Esto se convirtió en política nacional en la década de 1970, tras el ataque al corazón del presidente Dwight D. Eisenhower en 1955. Aquello derivó en ríos de tinta donde se explicaba que la grasa provocaba ataques al corazón, derivó en audiencias en el Congreso con el senador George McGovern y en directrices alimentarias que instaban a la ingestión de carbohidratos en menoscabo de las grasas saturadas. De ese modo, llevamos al sistema metabólico de toda una nación desde la quema de grasas al almacenamiento de grasas.

En este libro desvelaremos otras muchas mentiras, como las relativas a las estatinas, a los infartos cerebrales, el cáncer, la enfermedad de Alzheimer, la salud mental e, incluso, las ideas básicas sobre el envejecimiento. Y después pondremos nuestra atención en las fascinantes verdades que nos dicen qué podemos hacer para prevenir e incluso revertir estas enfermedades.

Éste no es un libro dietético

No te voy a dar aquí una dieta estricta para que la sigas. Hay personas que siguen una dieta y, no obstante, también tienen un ataque al corazón u otra enfermedad. Comer bien no es suficiente, pues hay otros factores que influyen poderosamente en tu salud, como tu genética, el entorno en el que vives, el estrés, el sueño, las toxinas y otras deficiencias de las que hablaremos aquí.

En vez de darte una dieta, este libro te va a dar un poco de paz interior. Porque *vamos* a ofrecerte recomendaciones sobre nutrición y un plan general de estilo de vida basado en las últimas investigaciones y en la ciencia más actualizada. Por fortuna, el *establishment* médico está de acuerdo ahora, al menos, en que lo que comes afecta a tu salud.

Pero ¿qué significa «comer bien»? Existen miles de libros dietéticos con variaciones y diferencias sutiles o enormes, y la nutrición no es la única solución para los factores de riesgo, pues también están los factores medioambientales y genéticos. De manera que, aunque «comas bien», seguirás estando en riesgo de una muerte prematura a los cuarenta y tantos o cincuenta y tantos años sin ser consciente de ello.

Eso me pasó a mí. Yo lo había hecho todo bien y, sin embargo, contraje una serie de enfermedades crónicas que podrían haberme costado la vida.

En este libro hablaremos de la dieta en general, no obstante, de modo que sabrás lo que hacen los alimentos en tu organismo y por qué, y se te dará bastante más información de la que hayas podido recabar hasta ahora. Incluiremos también aquí lo que no incluyen los *bestsellers* de dietética más aclamados por la crítica, como algunas pruebas que estaría bien que te plantearas, como la del ácido úrico y la de la homocisteína. Todo esto, además de las mentiras sobre las enfermedades. Pero también nos centraremos en los temas del envejecimiento y la longevidad. Hay descubrimientos en longevidad que están ligados al envejecimiento, concretamente a la función metabólica, y hablaremos de todo esto para que puedas sacarle partido y añadas años a tu vida.

En el tema del envejecimiento también habrás escuchado algunas mentiras. La mentira del envejecimiento es que éste se debe al desgaste de nuestro cuerpo por el paso del tiempo, pero ahora sabemos que esto no es cierto. El envejecimiento está más programado en unos animales que en otros, como en el salmón del Pacífico, que muere inmediatamente después de desovar. Otros animales no envejecen en absoluto. Se considera que el mayor factor de riesgo de todas las enfermedades crónicas es el envejecimiento, pero eso no es del todo cierto. Y si nos equivocamos en eso, nos equivocamos en muchas más cosas sobre el envejecimiento. Vas a querer gritar cuando sepas la verdad, pero te va a dar diez o más años de existencia para que disfrutes de la vida, cosa que de otro modo no ocurriría.

En su mayor parte, este libro pondrá al descubierto las mentiras de la medicina en las que yo creía, las que enseñé y las que, con el transcurso del tiempo, me llevaron a enfermar, las mismas mentiras que, finalmente, comencé a cuestionar. Y descubrirás las verdades que me salvaron la vida y que pueden salvar la tuya.

Es hora de ponerse bien. Vayamos a ello.

Capítulo 2

La mentira metabólica

«El metabolismo no es más que la forma en que el organismo digiere los alimentos»

> Hay bajo el Sol un momento para todo, y un tiempo para hacer cada cosa: tiempo para nacer, y tiempo para morir; tiempo para plantar, y tiempo para arrancar lo plantado.
>
> **–Eclesiastés 3,1-2** (versión de la Biblia de Jerusalén)

Nunca hablábamos del metabolismo.

Decir que no era el tema más popular ni emocionante de la formación médica sería un eufemismo. Para nosotros, los estudiantes de medicina, el metabolismo sólo estaba relacionado con la comida y con cómo ésta se descompone en los bloques de construcción de las diferentes células. Normalmente, nos enseñaban el modo en que la comida se metabolizaba en energía.

Y yo pensaba que eso era todo cuanto había que saber. Todos lo pensábamos.

Cuando yo daba clases de Medicina, eso era lo que yo les contaba, porque eso era lo que yo había aprendido. El metabolismo, para nosotros, era una serie de rutas o de reacciones químicas, que sólo tenían importancia para aquellos dedicados al campo de la nutrición.

Ése era el marco que utilizábamos todos; era el agua en la cual todos nadábamos. Fuera en el aula o en un foro con otros profesionales de la sanidad, el metabolismo, si llegaba a salir a la palestra, era algo simple, aunque importante, pero no tan importante como el tratamiento de una enfermedad. A un dietista le merecía la pena dedicarle tiempo de estudio, pero, a menos que tuvieras un paciente con una deficiencia de nutrientes, el tema no aparecía.

Incluso cuando yo mismo padecía de hipertensión y de prediabetes, yo seguía compartiendo la misma definición de metabolismo que todo el mundo a mi alrededor: el metabolismo es el modo en que el organismo digiere y utiliza los alimentos. Nada más. Lo que he contado en el capítulo 1, de que el alzhéimer, las cardiopatías y la diabetes son, todas ellas, enfermedades metabólicas…, esa idea nunca se me habría ocurrido, ni siquiera teniendo síntomas de dos de ellas. No, el metabolismo era un tema de nutricionistas. Nosotros, los «médicos de verdad», nos preocupábamos más del tratamiento de una enfermedad cardíaca cuanto aparecía, no de prevenirla, y mucho menos de mitigar la enfermedad veinte o más años antes de su aparición.

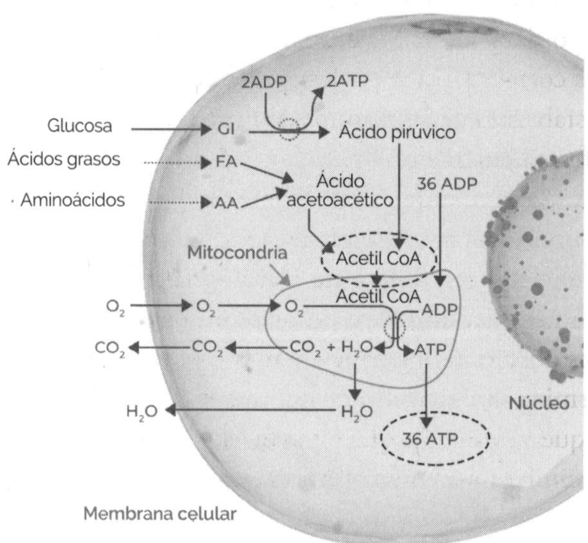

Cómo metaboliza el organismo los tres macronutrientes: la glucosa (carbohidratos), los ácidos grasos (grasas) y los aminoácidos (proteínas) entran en la célula junto con el oxígeno (O_2) y dan lugar a la producción de energía (ATP) y agua (H_2O).

Sin embargo, cuando comencé a investigar por mí mismo, inspirado por mi amigo Gary Taubes y otros autores como Nina Teicholz, mi propia experiencia como profesor en la facultad de medicina y mi visión holística de la radiología de los múltiples y diferentes sistemas corporales, descubrí un sorprendente secreto. La clase médica no sólo habíamos subestimado la estrecha relación existente entre el metabolismo y la enfermedad, sino que habíamos subestimado también, y mucho, cuán importantes eran cosas como el envejecimiento. De hecho, el metabolismo constituye la base de todo en el organismo, empezando por el ADN, y controla el crecimiento y la supervivencia. *Ésa* es la causa raíz de las más importantes enfermedades crónicas.

¡Hablando de cambios de paradigma! Tuve que aceptar el hecho de que uno de los aspectos más cruciales de la salud era algo que yo había pasado por alto durante la mayor parte de mi vida. Ahí estaban los fundamentos del envejecimiento y del crecimiento de cualquier organismo, y era aquel tema *aburrido* de la facultad de medicina, unos hechos en su mayoría desechables salvo para un dietista. Mientras yo daba clases a los estudiantes y dictaba conferencias junto a mis colegas y otros profesionales acerca del cáncer o la hipertensión, estábamos olvidándonos de buscar las causas profundas de estas enfermedades.

Lo que voy a mostrarte aquí es que el metabolismo hace muchas más cosas que proporcionarte energía de los alimentos que ingieres. Determina cuándo tu cuerpo necesita crecer y cuándo necesita que se produzca la autofagia, un proceso donde las células se deshacen de componentes obsoletos o dañados, como las proteínas. Y el metabolismo determina también si vas a contraer una de esas enfermedades crónicas que yo pensaba que estaban asociadas exclusivamente con el envejecimiento. El metabolismo es mucho más que lo que comes.

De modo que vamos a profundizar en ello.

Los tres macronutrientes

La energía de los alimentos proviene de tres macronutrientes clave o elementos esenciales para nuestra salud y crecimiento. Dos de estos macronutrientes son esenciales para nuestra supervivencia y deben estar presentes en la dieta. El tercer macronutriente no tiene elementos esenciales que nuestro organismo no pueda crear a partir de los otros dos, y por tanto no es necesario en la dieta. Esto es una simplificación de un sistema mucho más complejo en el que nos sumergiremos más tarde, pero por ahora vamos a reducirlo a lo esencial, pues eso nos permitirá una mejor comprensión de lo que pretendo transmitir.

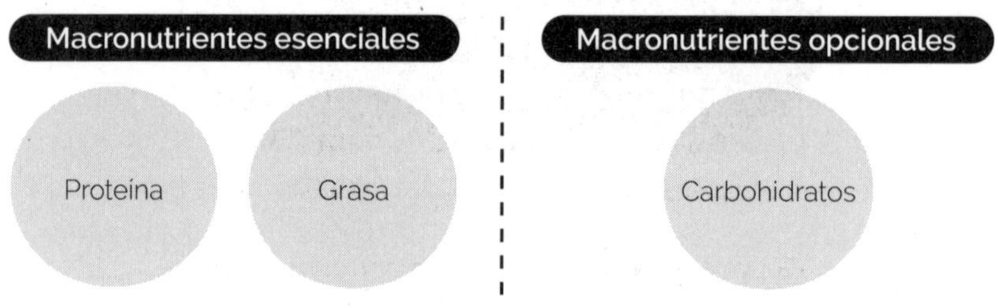

Macronutrientes esenciales (proteína y grasa) y macronutrientes opcionales (carbohidratos).

Los dos macronutrientes esenciales en nuestra dieta son las grasas y las proteínas. Sin ellas, moriríamos.

Normalmente, asociamos las grasas y las proteínas con la carne (piensa en un bistec de Nueva York, con el borde graso y el centro medio crudo), pero no tiene por qué ser así, porque puedes obtener todas las grasas y las proteínas necesarias de los vegetales, como, por ejemplo, los aguacates y las judías, sin tener que depender de productos animales como la carne, los lácteos o los huevos, lo cual convertiría tu dieta en lo que denominamos una *dieta vegana*. En el otro extremo del espectro, puedes obtener estos dos macronutrientes exclusivamente de fuentes animales, como las carnes, sin depender de alimentos vegetales, lo cual convertiría tu dieta en lo que denominamos como *dieta carnívora.*

A diferencia de muchos animales que pertenecen estrictamente a las categorías de carnívoro o de herbívoro, los seres humanos somos bastante flexibles. Hemos sido capaces de sobrevivir en cualquiera de ambos extremos del espectro, alimentándonos exclusivamente con vegetales o exclusivamente con productos de origen animal, siempre y cuando obtuviéramos así los dos macronutrientes esenciales.

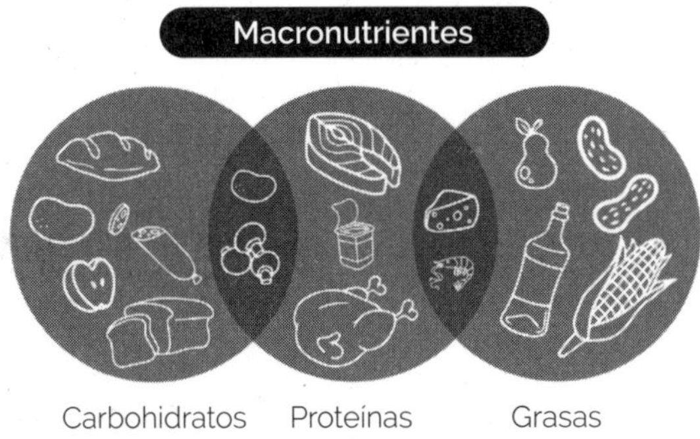

Grupos de alimentos de los macronutrientes.

Históricamente, el vegetarianismo ha emergido muchas veces a lo largo de los siglos, como señala la revista *Time* en un artículo, donde dice: «La idea de evitar la carne se remonta a las sociedades de la antigua India y del Mediterráneo oriental. El vegetarianismo lo menciona por vez primera el filósofo y matemático Pitágoras de Samos en torno al 500 a. C.. Además de su teorema de los triángulos rectángulos, Pitágoras fomentaba la benevolencia entre las especies, incluidos los humanos. Los seguidores del budismo, el hinduismo y el jainismo también abogaban por el vegetarianismo, al considerar que los seres humanos no debían infligir dolor a otros animales».[1]

1. Suddath, C.: «A Brief History of Veganism». *Time,* 30 de octubre de 2008, https:// time.com/3958070/history-of-veganism/

En el otro extremo del espectro histórico, nos encontramos con la tribu de pastores masái, de Kenia, cuyos miembros, como se explica en la revista *Wired,* tienen «una dieta tradicional que consiste casi enteramente de leche, carne y sangre. Dos tercios de sus calorías provienen de la grasa, y consumen entre 600 y 2000 mg de colesterol al día. Por poner este dato en perspectiva, la Asociación Americana del Corazón recomienda consumir menos de 300 mg de colesterol al día».[2]

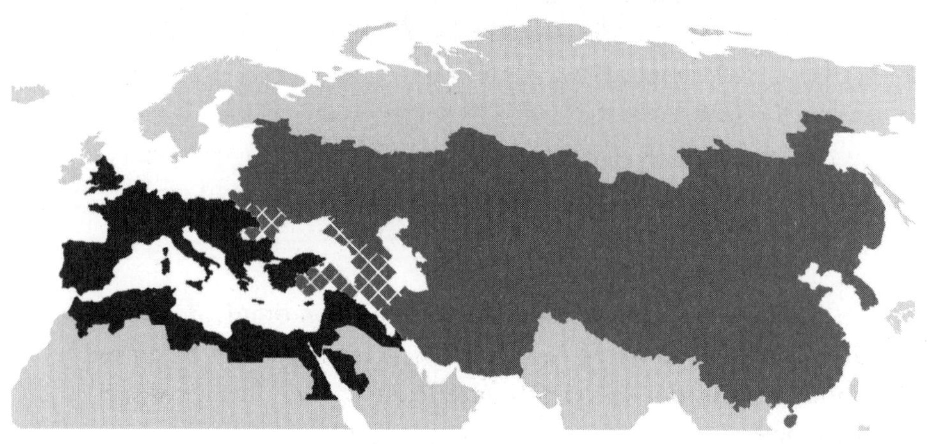

Tamaño relativo del Imperio mongol (a través de Asia hasta el extremo derecho) en comparación con el Imperio romano (en Europa y el norte de África).

O tomemos en consideración a los mongoles, que, durante la época de Genghis Khan, tenían una dieta increíblemente carnívora que incluía carne de cordero de sus rebaños de ovejas y leche de yegua de sus preciados caballos, mientras creaban el imperio más

2. Bhatia, A.: «Milk, Meat, and Blood: How Diet Drives Natural Selection in the Maasai». *Wired,* 30 de septiembre de 2012, https://www.wired.com/2012/09/milk-meat and-blood-how-diet-drives-natural-selection-in-the-maasai/

grande de la historia de la humanidad en superficie territorial contigua (más de 23 millones de kilómetros cuadrados).[3]

Como señaló Jack Weatherford en 2005, en su libro *Genghis Khan y el inicio del mundo moderno:*[4]

> Los mongoles se alimentaban regularmente de carne, leche, yogur y otros productos lácteos, y luchaban contra hombres que vivían a base de gachas elaboradas con cereales diversos [hidratos de carbono]. La dieta de cereales de los guerreros campesinos atrofiaba sus huesos, pudría sus dientes y los debilitaba, haciéndolos propensos a las enfermedades. En cambio, el más pobre de los soldados mongoles se alimentaba principalmente de proteínas [y grasa animal], lo que le proporcionaba unos dientes y huesos fuertes. A diferencia de los soldados yurchen, que dependían de una dieta rica en carbohidratos, los mongoles podían pasar más fácilmente uno o dos días sin comer.

Actualmente, la mayoría de las personas son omnívoras, situándose en algún punto de la sección media del espectro dietético, y obtienen estos dos macronutrientes esenciales de fuentes vegetales y animales.

El tercer macronutriente, el no esencial, es el de los hidratos de carbono. Éste procede principalmente de las plantas e incluye cereales, almidón y azúcares.

La dieta se puede desglosar según las proporciones de calorías que se obtienen de cada uno de estos tres macronutrientes. Por diversos motivos, la proporción de las calorías de proteínas en nuestra dieta suele ser estable, de manera que la variabilidad se da principalmente en la cantidad de grasas y de carbohidratos que ingerimos. Si incrementamos el número de calorías de los carbohidratos, reduci-

---

3. Masson Smith Jr., J.: «Dietary Decadence and Dynastic Decline in the Mongol Empire». *Journal of Asian History,* vol. 34, n.º 1 (2000), http://afe.easia.columbia.edu/ mongols/pastoral/masson_smith.pdf

4. Publicado en castellano por Círculo de Lectores, Barcelona, 2007. *(N. del T.)*

remos la cantidad de calorías de las grasas, y viceversa. Así pues, si escuchas a alguien hablar de una dieta baja en hidratos de carbono, esa persona estará hablando de una dieta que prioriza la ingestión de grasas. Dicho de otro modo, una dieta alta en grasas es una dieta baja en carbohidratos, y una dieta baja en grasas es una dieta alta en carbohidratos.

Composición de macronutrientes	Tipo de dieta nutricional: Cetogénica	Baja en carbohidratos	Estándar (baja en grasas)
Carbohidratos	10 %	25 %	55 %
Grasas	65 %	50 %	20 %
Proteínas	25 %	25 %	25 %

Muestras de composiciones de macronutrientes en dietas habituales actualmente.

Éstas no son las únicas combinaciones posibles en la dieta. En el siguiente gráfico, encontrarás las dietas que recomienda oficialmente el Departamento de Agricultura de Estados Unidos, conocidas colectivamente como dieta estándar americana, o SAD (por sus siglas en inglés). Obsérvese que las proteínas mantienen más o menos el mismo porcentaje en sus tres variantes. Sin embargo, una dieta alta en carbohidratos precisa de una ingestión baja de grasas.

¿Cómo obtuvimos estas recomendaciones que parecen enfatizar los hidratos de carbono refinados, que incluyen los cereales y otros alimentos extremadamente procesados, y que dan lugar a todas las enfermedades crónicas de las que se habla en este libro?

Pues resulta que el 95 % de los miembros del comité del Departamento de Agricultura entre 2020 y 2025 tenían algún conflicto de intereses con las industrias alimentarias y farmacéuticas. Determinados actores, entre los que se encuentran Kellogg's, Abbott, Kraft,

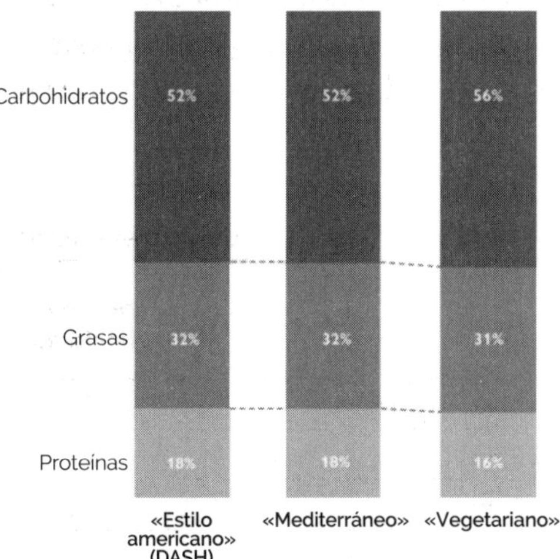

Fuente: CNPP, Servicios de Alimentación y Nutrición, Departamento de Agricultura de EE. UU., «Food pattern modeling, ages 2 and older: Dietary guidelines advisory committee food pattern modeling report». 15 de julio de 2020. Tablas 5.1, 5.10, 5.11. Disponible en https://www.dietaryguidelines.gov/sites/default/files/2020-07/FoodPatternModeling_Report_2YearsandOlder.pdf

Estos tres patrones dietéticos estadounidenses son muy similares en la composición de los macronutrientes.

Mead Johnson, General Mills, Danone y la International Life Sciences (un *lobby* de la industria alimentaria) tenían vínculos con muchos de los miembros del comité. Además, la financiación de investigaciones y la membrecía en un consejo asesor o ejecutivo sumaban en conjunto más del 60 % del número total de conflictos de intereses documentados.[5]

Otra dieta, que no se menciona (aunque aparece en el primer gráfico de arriba) es la dieta cetogénica. Esta dieta está diseñada

5. Mialon, M. *et al.*: «Conflicts of Interest for Members of the US 2020 Dietary Guidelines Advisory Committee». *Public Health Nutrition,* 2022, pp. 1-28. doi:10.1017/ S1368980022000672

para producir lo que se conoce como *cetosis nutricional,* un estado en el que el organismo metaboliza los ácidos grasos para producir cetonas como energía para el cuerpo; en efecto, quema las reservas de grasa de tu cuerpo para obtener energía. Ésta es una de las razones por las cuales, a pesar de haberse instaurado como un tratamiento de estilo de vida para los epilépticos, y de haber sido descartada cuando la medicación se convirtió en el tratamiento habitual de la epilepsia, la dieta cetogénica se ha convertido en una solución popular para la pérdida de peso.[6]

Para ello, «la dieta cetogénica consta principalmente de altos contenidos en grasas, contenidos moderados en proteínas y muy bajos en carbohidratos. Los macronutrientes dietéticos se dividen aproximadamente en 55 a 60 % de grasas, 30 a 35 % de proteínas y entre el 5 y el 10 % de hidratos de carbono. Concretamente, en una dieta de 2000 kcal por día, los carbohidratos sumarían entre 20 y 50 g por día».[7] Esto contrasta con la típica dieta americana, donde «los carbohidratos comprenden en torno al 55 % y una cantidad de entre 200 y 350 g por día».[8]

Pero ¿qué hace exactamente tu organismo con estos nutrientes?

Las rutas metabólicas de la salud

Cuando el tema del metabolismo aparecía en mis clases, yo hablaba de una serie de reacciones químicas conocidas como rutas metabólicas, que tienen lugar de forma natural en el organismo con el fin de metabolizar o transformar los macronutrientes en energía, así como para hacer con ellos bloques de construcción de células. Un ejemplo de estas rutas es la glucólisis, denominada a veces ruta de Embden-Meyerhof. La glucólisis es el proceso mediante el cual la

6. Masood, W. *et al.*: «Ketogenic Diet». StatPearls-NCBI Bookshelf, 2002, https:// www.ncbi.nlm.nih.gov/books/NBK499830
7. Ibíd.
8. Ibíd.

glucosa, que es un tipo de azúcar, se convierte en ATP, un compuesto que porta energía para su uso en una función del organismo.[9]

En general, estas cosas no me resultaban tan fascinantes como el tratamiento de un cáncer o de una enfermedad coronaria. De hecho, rara vez se me pasaban por la cabeza y no se planteaban tan a menudo en el aula. Yo sabía de la existencia de unas cuantas enfermedades metabólicas que, debido a errores genéticos, interrumpían estas rutas, pero eran enfermedades muy raras. Probablemente, nunca llegaría a ver un caso de estos en mi práctica médica. Un ejemplo es la enfermedad de Wilson, que hace que se acumule cobre en órganos tales como el hígado y el cerebro.[10] Otra enfermedad es la homocistinuria, que tiene diversas formas, algunas de las cuales pueden causar miopía, un incremento anormal de la coagulación de la sangre y fragilidad ósea.[11] Pero, por extrañas que sean estas enfermedades, no eran ni de lejos tan prevalentes como la prediabetes y la hipertensión que me diagnosticaron a mí.

Centrarnos en los detalles químicos de las rutas metabólicas, aunque importantes para comprender estas enfermedades y los fundamentos del metabolismo, hizo que no viéramos la narrativa de conjunto, una visión holística de lo que el metabolismo realmente hacía. No sabíamos en realidad lo que estaba ocurriendo metabólicamente en un organismo ni por qué ocurría.

Y resultó que la respuesta era bastante sencilla. Todo se reduce a mera supervivencia; si un organismo no puede hacer eso, ya nada más importa.

---

9. «Embden-Meyerhof Pathway». ScienceDirect Topics, accedido el 15 de septiembre de 2022, https://www.sciencedirect.com/topics/engineering/embden-meyerhof-pathway

10. «Wilson's Disease». Mayo Clinic, 7 de marzo de 2018, https://www.mayoclinic.org/diseases-conditions/wilsons-disease/symptoms-causes/syc-20353251

11. «Homocystinuria: MedlinePlus Genetics». MedlinePlus, accedido el 15 de septiembre de 2022, https://medlineplus.gov/genetics/condition/homocystinuria/

La metáfora de la reina: Presentando a Tor

Para facilitar la visualización de este modelo, imaginemos que estamos de vuelta en la época medieval, con un reino y un castillo. Si te resulta más fácil, piensa en *Juego de tronos*. Y, ahora, imagina a una reina benévola que gobierna su reino.

Su nombre es Tor, y ella está al mando. Examina lo que sucede en su reino y encamina a sus súbditos en una de dos direcciones estratégicas posibles, dependiendo de lo que haya averiguado acerca de la situación en sus dominios. Su prioridad es la supervivencia, y *nada* se interpone en su camino para lograrla.

La supervivencia depende de los alimentos a los que pueda acceder su pueblo. Para determinar la mejor estrategia, la reina averigua si los alimentos abundan o escasean y, en función de ello, cuelga un estandarte en la torre del homenaje de su castillo. Y sólo tiene dos estandartes: uno para los festines y el crecimiento, y otro para la hambruna, las reparaciones y la supervivencia.

En los buenos tiempos, cuando descubre que hay alimentos en abundancia, la reina cuelga el estandarte de los festines. Esto puede ocurrir en verano y, cuando tal cosa sucede, se abren las puertas del castillo para que entren campesinos y comerciantes de todos los rincones del mundo.

Con los festines se activan cuatro procesos:

1. Crecimiento: La abundancia de alimentos significa que puede darse un crecimiento. Los trabajadores amplían las murallas y los muros del castillo y añaden estancias.
2. Almacenamiento de alimentos: Cuando hay abundancia, los trabajadores que están ampliando el castillo no llegan a consumir todos los alimentos, de modo que una parte va a los almacenes. Llega el invierno, después de todo, y los tiempos de abundancia no son eternos.
3. Protección: Dado que las puertas del castillo están abiertas, y alimentos y comerciantes atraviesan los muros a diario, se hace necesario incrementar la vigilancia y el número de guar-

dias. Después de todo, podrían infiltrarse enemigos junto con toda esa comida.
4. Se desactivan las reparaciones: Vivimos en la abundancia ahora, de modo que no es prioritario reparar las herramientas rotas ni los muebles. Podremos apañarnos sin eso y hacer herramientas y muebles nuevos cuando sea necesario.

Claro está que, más pronto o más tarde, llegan los tiempos difíciles. Puede ser una hambruna o puede ser simplemente el invierno. Sea lo que sea, cuando la bondadosa reina Tor se entera, va a la torre del homenaje y pone el estandarte de la hambruna, mientras las puertas del castillo, que otrora estuvieron abiertas para viajeros y campesinos, se cierran de golpe.

Con la hambruna, se invierte la función de los cuatro procesos:

1. Se detiene el crecimiento: Las limitaciones en alimentos y suministros supone el fin de los trabajos de construcción. Los trabajadores tendrán que sobrevivir durante el invierno; los añadidos pueden esperar.
2. Se utilizan los alimentos almacenados: En vez de *meter* alimentos en los almacenes, ahora estamos *sacándolos* para comer. Estos suministros internos, y ya no los externos, son los que permiten sobrevivir a las gentes del castillo.
3. Se reduce la protección: Con las puertas del castillo cerradas, ningún enemigo puede entrar ahora. No se necesitan más guardias, aparte del guardia habitual que hay apostado en las murallas.
4. Se activan las reparaciones: Con las limitaciones en los suministros, las cosas tendrán que durar. Muebles y herramientas se reparan o se reconvierten en leña o se reciclan de otros modos.

Lo que sucede en este ejemplo es lo que sucede en cualquier organismo en un momento dado: es la mera supervivencia. Ésta es la función más importante de cualquier ser vivo. Y éste es el propósito principal del metabolismo: optimizar las condiciones para que se dé la supervivencia. Más adelante veremos cómo influye esto en el desarrollo, en las enfermedades crónicas y en el envejecimiento.

Todo cuanto se cuenta arriba tiene una correlación en nuestro organismo. ¿Qué son los alimentos que sustentan el reino? Son los nutrientes presentes en nuestro sistema. ¿Y el castillo? Bien, es el propio organismo, el cuerpo. ¿Las herramientas y los muebles que hay que reparar? Son las células dañadas que habrá que reciclar. ¿Los guardias? Son la inflamación y otras respuestas inmunitarias.

Pero ¿qué hay de la reina y de sus estandartes especiales? ¿Qué representan?

Constituyen el interruptor proteínico que hace que todo esto ocurra. No se descubrió hasta 1994, y todavía están por descubrir, comprender y apreciar todos los detalles de la función de esta proteína. En este ejemplo, la reina Tor es una proteína maestra quinasa sensora, una enzima capaz de llevar un registro de los nutrientes y que recibe el nombre de –lo adivinaste– TOR, y se encarga de activar y desactivar el crecimiento.

Esta proteína está presente en casi todas las células vivas, desde la humilde levadura hasta algo tan complejo como un ser humano. Lo creas o no, se descubrió casi por accidente, a pesar de que lleva existiendo miles de millones de años. En un capítulo posterior, con-

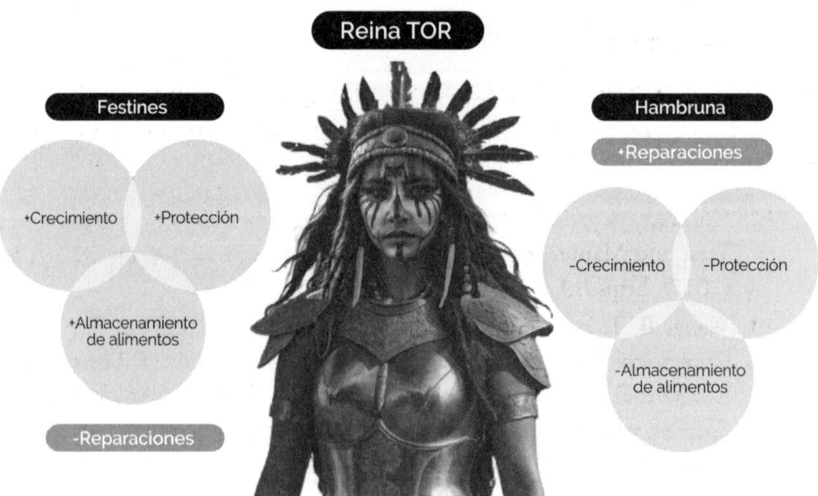

La reina TOR elige entre los modos de festín o hambruna para que el reino sobreviva.

taré la historia de cómo supimos de ella y de dónde obtuvo su nombre de TOR.[12]

Al igual que la reina del relato, la proteína TOR alterna su acción entre dos estados muy distintos. Como dice Pete Seeger en su canción (o como dice el pasaje del Eclesiastés), hay «un tiempo para construir y un tiempo para destruir», y esta proteína maestra determina cuándo son esos momentos. Existe también en casi todos los seres vivos con el fin de alternar el crecimiento y la reparación, tomando como base el estado de los nutrientes y otros factores que también detecta. Regula los niveles de grasa en el organismo,[13] ¡y también puede estar implicada en el aprendizaje y la memoria![14]

Si habías leído algo anteriormente sobre esta proteína, es posible que la vieras escrita así, *mTOR*. En el capítulo sobre la longevidad, exploraremos a fondo esta abreviatura y el significado que hay tras ella. Pero ahora ciñámonos a *TOR*. Las interacciones de TOR con el resto de las funciones del organismo son extremadamente complejas, hasta el punto que, aún hoy, sólo estamos rascando la superficie y empezando a comprender sus funciones. Y lo que estoy describiendo es una versión enormemente simplificada de una red compleja de interacciones. Espero que esta simplificación no deje de transmitir los conceptos más importantes.

Más sobre TOR

¿Qué cosas percibe TOR? En el ejemplo de arriba, dije que la reina llevaba un control de los alimentos que entraban en el castillo, que

---

12. González, A. y Hall, M. N.: «Nutrient Sensing and TOR Signaling in Yeast and Mammals». *The EMBO Journal*, vol. 36, n.º 4, pp. 397-408 (2017), https://doi. org/10.15252/embj.201696010
13. Wang, B. T. *et al.*: «The Mammalian Target of Rapamycin Regulates Cholesterol Biosynthetic Gene Expression and Exhibits a Rapamycin-Resistant Transcriptional Profile». *Proceedings of the National Academy of Sciences*, vol. 108, n.º 37, pp. 15201 15206 (2011), https://www.pnas.org/doi/full/10.1073/pnas.1103746108
14. Raught, B. *et al.*: «The Target of Rapamycin (TOR) Proteins». *Proceedings of the National Academy of Sciences*, vol. 98, n.º 13, pp. 7037-7044 (2001), https://www.pnas.org/ doi/10.1073/pnas.121145898

eran la representación de los nutrientes de nuestro organismo. Pero TOR lleva el control de algo más que los nutrientes.

Esta proteína se activa cuando detecta glucosa, insulina, IGF-1 (un factor de crecimientos similar a la insulina), aminoácidos (especialmente los de cadena ramificada) y oxígeno.[15] Cuando TOR se activa, pone al organismo en modo crecimiento (el «estandarte de los festines» en la metáfora de la reina), activándose la proliferación celular. TOR hará que el organismo almacene energía en forma de grasas y glucógeno, que metabolice la glucosa, que incremente las inflamaciones (como protección), que fomente los procesos anabólicos y que detenga las funciones reparadoras.

Cuando esta proteína maestra no detecta ninguno de los nutrientes de arriba, sino que percibe glucagón (una hormona que controla el nivel de glucosa), bajas tasas de oxígeno, o AMPK (un sensor de niveles bajos de energía), TOR se desactiva.[16] Y, cuando TOR está «apagada», le dice al organismo que entre en modo reparación (el «estandarte de las hambrunas» y la reparación en la metáfora de la reina), reduciendo la inflamación y utilizando glucógeno y grasa como combustible, generando cetonas. También pone en marcha el proceso catabólico.

Ahora bien, quizás estés pensando que el crecimiento es algo bueno. ¡Y lo es! ¿Quién no quiere crecer? Pero, como veremos, cada cosa tiene su tiempo también. En circunstancias inadecuadas, el crecimiento puede ser de hecho muy perjudicial.

TOR y la autofagia

El crecimiento parece algo bueno, y también lo parecen las reparaciones. Después de todo, ¿quién quiere tener algo roto o que no se pueda utilizar? ¿Quién no va a querer arreglar las cosas que están

---

15. «IGF-1 (Insulin-like Growth Factor 1) Test: MedlinePlus Medical Test». MedlinePlus, accedido el 16 de septiembre de 2022, https://medlineplus.gov/lab-tests/igf-1-insulin-like growth-factor-1-test/

16. Martinez, R. (ed.): «Pancreas Hormones». Endocrine Society, 24 de enero de 2022, https://www.endocrine.org/patient-engagement/endocrine-library/hormones-and-endocrine-function/pancreas-hormones

deterioradas? O bien, si no las reparamos, ¿cómo no vamos a querer reutilizarlas de algún modo?

Y da la casualidad de que tu organismo (y casi todos los organismos que pululan por ahí) está de acuerdo con esto. Si los nutrientes escasean, tu organismo recupera componentes para hacer reparaciones mediante un proceso denominado *autofagia.* Esta palabra significa literalmente *comerse uno a sí mismo,* y es un componente clave de la autorregulación corporal.

De hecho, el doctor Yoshinori Ohsumi recibió el Premio Nobel de Medicina en 2016 por sus descubrimientos acerca de los mecanismos de la autofagia. Estudiando levaduras, identificó unos genes que eran cruciales para el proceso autofágico. Sometió a las células de la prueba a pasar hambre retirándoles el nitrógeno e identificó las estructuras celulares que se activaban al cabo de unos minutos de que impusiera condiciones tan adversas para las células. Más tarde los identificó como cuerpos autofágicos, y se puso a investigar sobre ellos.[17] Y ahora estamos comenzando a aplicar estos descubrimientos en el tratamiento de enfermedades crónicas y para la longevidad.

La autofagia es el proceso mediante el cual nuestro organismo «se come» las células dañadas y envejecidas. Nuestro cuerpo es lo suficientemente listo como para saber qué partes de él están degradadas. Tomemos, por ejemplo, la beta-amiloide, un compuesto del cerebro relacionado con el alzhéimer. Ahora disponemos de estudios que intentan dirigir la autofagia con el fin de tratar la enfermedad, utilizando para ello ciertos tipos de hormonas de estrógenos que favorecen el comportamiento autofágico.[18]

---

17. «The Nobel Prize in Physiology or Medicine 2016». NobelPrize.org, accedido el 16 de septiembre de 2022, https://www.nobelprize.org/prizes/medicine/2016/ohsumi/ biographical/

18. Wei, Y. *et al.*: «ERβ promotes Aβ degradation via the modulation of autophagy». *Cell Death Dis,* vol. 10, n.º 565 (2019), https://doi.org/10.1038/s41419-019-1786-8

La autofagia se come también las proteínas dañadas. Sin embargo, en la fase de crecimiento, en la que estamos reemplazando partes de nuestro organismo en vez de repararlas, no nos preocupamos demasiado de las proteínas dañadas. Pero, si la ingesta de alimentos se detiene, y no podemos metabolizar más proteínas e ignoramos las proteínas dañadas, la autofagia se pone en marcha y comienza a economizar, retirando el sobrante para utilizarlo más tarde.

Nuestro organismo tiene que determinar cuándo entrar en modo crecimiento y cuándo entrar en modo reparación. Si podemos crecer, pero nuestro cuerpo insistiera en la autofagia y en consumir las células viejas, entonces estaríamos dejando un montón de nutrientes potencialmente utilizables encima de la mesa; estaríamos desperdiciando lo que está a nuestra disposición. Por otra parte, si no disponemos de los nutrientes necesarios para el crecimiento, pero nuestro cuerpo insistiera en crecer de todos modos, gastaría y agotaría las reservas nutricionales con procesos innecesarios.

Es para esto para lo que nuestro organismo utiliza la TOR, el evolutivo mecanismo sensor de nutrientes del que estamos hablando. Este mecanismo está presente hasta en las humildes células de las levaduras, como descubrió Ohsumi con su microscopio, así como en nuestras propias células.

Claro está que existen diferencias de complejidad entre las simples células de las levaduras y las células del ser humano. Las células de las levaduras tienen un cambio sencillo entre el modo de crecimiento y el modo de salvamento, reparación y supervivencia, dependiendo de la presencia de nutrientes que monitoriza la TOR. Si hay nutrientes presentes, mTOR se activará y pondrá en funcionamiento el modo de crecimiento, estimulando procesos anabólicos tales como las síntesis de proteínas, de lípidos y de nucleótidos. Si no hubiera nutrientes presentes, la TOR se desactivará, entrando el modo de salvamento y reparación, que estimulará procesos catabólicos tales como la autofagia.

Este proceso lleva en curso desde hace miles de millones de años, desde las células más pequeñas hasta nosotros, por lo que ha acumulado cierta complejidad en su viaje evolutivo, haciéndose progresivamente más complejo en los organismos superiores. Esta proteína detecta cosas como los niveles de oxígeno, de glucosa, de ciertas proteínas y de ciertos aminoácidos de cadenas ramificadas. Pero la TOR regula también una parte sustancial de las reacciones del organismo. ¿Recuerdas lo simples que eran los modos de la levadura? Uno tenía una síntesis de proteínas y de lípidos, y el otro tenía autofagia.

Cuando la TOR se enciende en nuestro organismo, nos ponemos a almacenar grasa y a quemar glucosa como combustible. Nuestro cuerpo comienza a producir insulina a partir de las células beta. Comenzamos a producir IGF-1, la hormona del crecimiento similar a la insulina de la que hablé previamente. Se produce cierta inflamación, pero también crecimiento. Esto es lo que ocurre cuando hay alimentos.

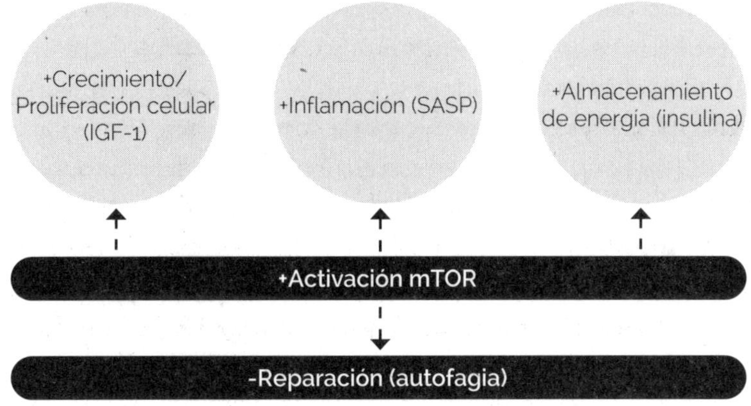

La activación de la TOR incrementa el crecimiento, la inflamación y el almacenamiento de energía y reduce la autofagia.

Cuando la TOR se *apaga* en nuestro organismo, empezamos a destruir cosas. Comenzamos por quemar grasa, en vez de almacenarla, y recurrimos a las cetonas en lugar de a la glucosa. Las células alfa comienzan a segregar glucagón y entramos en un estado de quema de grasas denominado cetosis. Comienza la autofagia. Estamos en modo reparación, supervivencia, salvamento. Esto es lo que ocurre cuando hacemos ayuno. Otro sistema, la AMPK, que monitoriza los niveles de energía en la mitocondria de las células, se pone en marcha y redirige aún más esas células hacia el catabolismo en lugar del anabolismo.[19] Esto puede que esté vinculado con la actividad de las *sirtuinas,* unas proteínas que podrían tener algún papel a la hora de incrementar la longevidad, si bien éste es un asunto aún sometido a debate.[20]

A lo largo de la historia, los seres humanos mantuvieron probablemente el equilibrio entre los dos modos de la TOR. Quizás no supiéramos de la existencia de la TOR hasta recientemente, pero en gran medida pasábamos un tiempo con la TOR encendida, en las fases de crecimiento, y pasábamos un tiempo con la TOR apagada, en las fases de salvamento y reparación. En ocasiones, nos pasábamos más tiempo con la TOR apagada, con el metabolismo atascado en modo reparación.

Pero eso cambió. Actualmente, con nuestras frecuentes comidas con elevadas tasas de carbohidratos y con la resultante insulina, la TOR se pasa encendida la mayor parte del tiempo; nuestro metabolismo está en modo crecimiento de forma permanente. De este modo se estimula la inflamación y se suprime la autofagia, lo cual significa que tenemos más células senescentes (envejecidas y deterioradas). Esto genera un fenotipo secretor asociado a la senescencia e impulsado por la inflamación (SASP, por sus siglas en inglés), que son secreciones (tales como las citocinas) que pueden estimular también un crecimiento tumoral.[21] Veremos evidencias de cómo este almacenamiento de energía permanente tiene como consecuencia la obesidad. También veremos evidencias de cómo la estimulación per-

---

19. Herzig, S. y Shaw, R. J.: «AMPK: Guardian of Metabolism and Mitochondrial Homeostasis». *Nature Reviews Molecular Cell Biology,* 4 de octubre de 2017, https://www.nature.com/articles/nrm.2017.95

20. Grabowska, W., Sikora, E. y Bielak-Zmijewska, A.: «Sirtuins, a Promising Target in Slowing down the Ageing Process». *Biogerontology,* agosto de 2017, https://www.ncbi.nlm.nih.gov/pmc/articles/PMC5514220/

21. Coppé, J-P. *et al.*: «The Senescence-Associated Secretory Phenotype: The Dark Side of Tumor Suppression». *Annual Review of Pathology,* 2010, https://www. ncbi.nlm.nih.gov/pmc/articles/PMC4166495/

manente de la insulina lleva a la resistencia a la insulina. Esta resistencia lleva a la diabetes tipo 2, al síndrome metabólico, las enfermedades cardiovasculares, el cáncer, la enfermedad de Alzheimer y, posiblemente, algunas formas de enfermedad mental. A mí me diagnosticaron varias de estas dolencias, todo ello mientras cumplía fielmente con lo que tenía que hacer según la medicina oficial.

Pero ¿cómo tuvo lugar este cambio?

El interruptor de la TOR y la historia de los alimentos

Para funcionar de manera óptima, este sistema estaba diseñado para alternar la activación y la desactivación en los organismos. Estas oscilaciones entre el modo de crecimiento y el modo de salvamento y reparación son la norma en la mayoría de las criaturas, y en la mayoría de los seres humanos a lo largo de la historia, al menos, salvo en los últimos 12 000 años o así de nuestra existencia.

Con anterioridad, no siempre había alimentos disponibles. No podías hacer acopio de víveres fácilmente en una tienda de alimentación ni reponer tu frigorífico cuando te viniera en gana (o cuando lo tuvieras programado). Los alimentos se consumían normalmente durante breves períodos de tiempo, que se veían interrumpidos por intervalos significativos hasta la siguiente comida. Pero miles de años atrás, la forma en que los seres humanos nos proveíamos de alimentos cambió radicalmente. Fue un cambio tan profundo que las consecuencias están llegando justo ahora a un punto crítico, en los siglos XX y XXI.

Dimos un salto que el autor Jared Diamond calificó como de «el mayor error de la historia de la humanidad». Fue éste el error al que Diamond se refería cuando dijo que lo que «se suponía iba a ser nuestro más decisivo paso hacia una vida mejor, fue en muchos aspectos una catástrofe, de la cual nunca nos hemos recuperado».[22]

Este error fue la agricultura.

---

22. Diamond, J.: «The Worst Mistake in the History of the Human Race». *Discover,* 17 de abril de 2020, https://www.discovermagazine.com/planet-earth/the-worst-mistake in-the-history-of-the-human-race

Los cazadores-recolectores hicieron el cambio desde lo que había sido, posiblemente, el estilo de vida más exitoso y duradero de nuestra historia hasta algo completamente diferente. Y *todavía* estamos sintiendo los efectos de la decisión de nuestros antepasados. Cazar y recolectar era *la* existencia humana por defecto antes de que la ganadería y la agricultura la suplantaran. De los 2,4 millones de años de nuestra existencia, nos pasamos todo menos aproximadamente los últimos 12 000 años en ese estado. ¡Es decir, el 99,6 % de nuestro tiempo en la Tierra como especie!

¿Y cómo comíamos? Tenemos distintas conjeturas, por cuanto lo que sabemos se basa en investigaciones antropológicas y registros fósiles y arqueológicos, pero existe un estudio en el que se señala que entre el 45 y el 65 % de la energía derivada de los alimentos procedía de productos animales. De hecho, en esa misma investigación se afirma que «la mayoría (73 %) de las sociedades cazadoras-recolectoras en todo el mundo obtenían menos del 50 % (≥56-65 % de energía) de su subsistencia de alimentos animales, mientras que sólo el 14 % de estas sociedades obtenían menos del 50 % (≥56-65 % de energía) de su subsistencia de alimentos vegetales recolectados».[23] Esto sería lo que ahora llamaríamos una dieta alta en grasas y baja en carbohidratos.

El hecho de que no hubiera comida fácilmente disponible, es decir, ni almacenada ni en medio de un campo esperando a que la recogiéramos, encaja con el modelo descrito arriba de períodos prolongados sin alimento con intervalos cortos disponiendo de alimentos. El interruptor de la TOR oscilaba de manera natural entre los modos de crecimiento y reparación. Pero este modelo de alimentación cambió con la llegada de la agricultura, cuando desarrollamos la habilidad de cultivar nuestra propia comida y, más importante aún, de *almacenarla*. Los nutrientes a los que antes no teníamos

23. Cordain, L. *et al.*: «Plant-Animal Subsistence Ratios and Macronutrient Energy Estimations in Worldwide Hunter-Gatherer Diets». OUP Academic, Oxford University Press, 1 de marzo de 2000, https://academic.oup.com/ajcn/ article/71/3/682/4729121

acceso, salvo que fuéramos a cazarlos o dedicáramos tiempo a recolectarlos, ahora estaban a nuestra disposición en todo momento, en cualquier lugar y a cualquier hora del día.

El académico Yuval Noah Harari escribió en su *bestseller* de 2015, *Sapiens: De animales a dioses,*[24] que «la Revolución Agrícola incrementó ciertamente la suma total de alimento a disposición de la humanidad, pero el alimento adicional no se tradujo en una dieta mejor ni en más ratos de ocio [...], la Revolución Agrícola fue el mayor fraude de la historia».[25]

Tal transición, que se inició aproximadamente hace 12 000 años y que culminó entre finales del siglo XX y principios del XXI, generó muchos problemas potenciales con nuestro metabolismo y, a la larga, con nuestra salud. Y esto por tres motivos que vamos a detallar aquí.

En primer lugar, tenemos que recordar que la dieta cazadora-recolectora era necesariamente diversa, pues la gente comía lo que podía encontrar. Pero, en tanto que gran parte de la dieta se basaba en productos animales, se veían limitados por lo que podían cazar. Del mismo modo, la recolección de productos vegetales les proporcionaba una dieta más diversa que la de los agricultores. Diamond afirma que «es casi inconcebible que los bosquimanos, que se alimentan de en torno a 75 plantas silvestres, puedan morir de hambre como les ocurrió a cientos de miles de agricultores irlandeses y sus familias durante la hambruna de la patata de la década de 1840».[26]

Sin embargo, la dieta de los agricultores primitivos se centraba en uno o en unos cuantos cultivos ricos en fécula y, si bien conseguían más calorías a cambio, lo pagaban con una nutrición más pobre. Aquellos cultivos no ofrecían las proteínas ni la diversidad de

---

24. Publicado en castellano por Editorial Debate, Barcelona, 2014. *(N. del T.)*
25. Harari, Y. H.: *Sapiens: A Brief History of Humankind.* Harper Perennial, Nueva York, 2018. (Trad. cast.: *Sapiens: De animales a dioses. Breve historia de la humanidad.* Debate, Barcelona, 2015).
26. Cordain *et al.*: «Plant-Animal Subsistence Ratios and Macronutrient Energy Estimations in Worldwide Hunter-Gatherer Diets». *Op. cit.*

vitaminas y aminoácidos que podían encontrar en otras fuentes de alimentos, como los productos animales o los frutos y vegetales silvestres recolectables. «Actualmente –señala Diamond–, sólo tres plantas de carbohidratos –el trigo, el arroz y el maíz– proporcionan la mayor parte de las calorías que consume la especie humana, siendo cada una de ellas, no obstante, deficiente en determinadas vitaminas y aminoácidos esenciales para la vida».[27] Sin embargo, ¡constituyen el alimento básico de nuestra dieta!

Las evidencias parecen sustentar este punto de vista sobre la historia de la nutrición. A partir de registros esqueléticos, podemos observar que la estatura media (que podemos utilizar como indicativo de salud) se redujo en las sociedades humanas tras la transición de las sociedades cazadoras-recolectoras a agrícolas. Según señala un reciente estudio:

> La Revolución Agrícola –que se inició aproximadamente hace 12 000 años en la zona del Creciente Fértil para después extenderse [...] o bien tuvo lugar de forma independiente [...] en distintas partes habitadas del planeta– trajo profundos cambios para la subsistencia, los sistemas sociales y la salud humanas [...]. Sin embargo, los análisis arqueológicos de los restos esqueléticos humanos de este período cultural sugieren que, simultáneamente, hubo un declive en el bienestar fisiológico y la salud individual, supuestamente debido a 1) deficiencias nutricionales o 2) un incremento de las cargas de patógenos debido a una mayor densidad de población humana, a estilos de vida sedentarios y a la proximidad del ganado.[28]

27. Ibíd.
28. Marciniak, S. *et al.*: «An Integrative Skeletal and Paleogenomic Analysis of Stature Variation Suggests Relatively Reduced Health for Early European Farmers». *Proceedings of the National Academy of Sciences*, vol. 119, n.º 15 (2022), https://www. pnas.org/doi/pdf/10.1073/pnas.2106743119

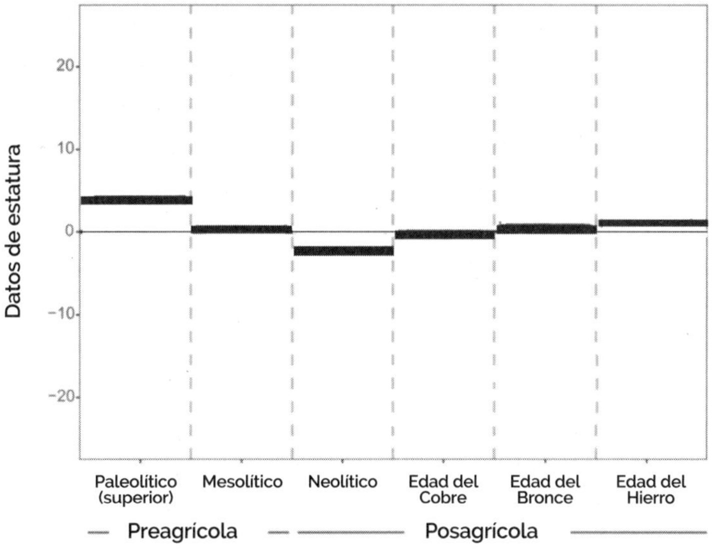

Datos osteológicos y genéticos acerca de la estatura durante la transición agrícola humana.

En otras palabras, cuando dimos el salto como especie desde las sociedades cazadoras-recolectoras hasta las sociedades agrícolas, nos *encogimos.* Este estudio también señala que:

> aunque no podemos evaluar directamente la salud humana del pasado, la variación de estatura en los adultos y los indicadores esqueléticos de estrés no específico pueden servirnos como guía de salud durante el crecimiento y el desarrollo. Integrando datos del genotipo paleogenómico y de estatura osteológica por individuos en 167 casos de europeos prehistóricos, observamos estaturas más bajas de las esperadas entre los agricultores primitivos, tras hacer la corrección de las contribuciones genéticas individuales a la estatura. Una nutrición más pobre o un incremento en la carga de morbilidad entre los primitivos agricultores podrían dar cuenta en parte de estos resultados.[29]

29. Ibíd.

Se redujo nuestro tamaño –y previsiblemente nuestra salud– porque no estábamos obteniendo alimentos tan ricos en nutrientes *y* porque nos habíamos rodeado de ganado, que podía transmitirnos enfermedades. Todo un fraude.

El segundo motivo por el que la transición a la agricultura fue desastrosa para la salud de nuestra especie es algo de lo que ya hemos hablado aquí, aunque brevemente. Dije más arriba que, antes de que adoptáramos la agricultura, teníamos una dieta más variada, y que, después de adoptarla, nos hicimos dependientes de unos pocos cultivos ricos en féculas. Y esto supone un peligro, sobre todo en casos de enfermedad o hambruna.

Los agricultores corren el riesgo de pasar hambre si la cosecha del alimento básico de su dieta se echa a perder. Pero, en tanto que los cazadores-recolectores tenían que esforzarse más para obtener sus alimentos, también corrían menos riesgos si una de sus fuentes de alimentación se agotaba o desaparecía. Éstas no eran tan consistentes como las de los granjeros, pero eran mucho más diversas. Los bosquimanos, por ejemplo, disponiendo de 75 plantas diferentes en su dieta, si una de ellas desapareciera, no supondría un gran problema para ellos, por cuanto aún dispondrían de 74 especies más. Pero, como hemos visto una y otra vez a lo largo de la historia, los agricultores han sufrido enormemente toda vez que su cultivo básico se perdía.

Tomemos Irlanda, por ejemplo. La población se incrementó merced al cultivo de la patata, que era su principal fuente de alimentación. Pero, en la década de 1840, una plaga afectó a las cosechas y en torno a *un millón* de personas murieron, en tanto que algo más de otro millón de personas tuvo que emigrar del país huyendo de la hambruna. Irlanda había llegado a ser tan dependiente de las patatas que, cuando la plaga arrasó las cosechas, la mortandad y la emigración llevaron al país a un descenso de población de entre el 20 y el 25 %.[30]

---

30. Glynn, I.: «Irish Emigration History». University College Cork, diciembre de 2012, https://www.ucc.ie/en/emigre/history/

El tercer motivo por el cual la transición de las sociedades cazadoras-recolectoras a sociedades agrícolas perjudicó la salud colectiva de la humanidad guarda relación con la disponibilidad de alimentos. Éste es el motivo más problemático y el más importante en este desarrollo, pues es lo que llevó a la interrupción de la alternancia de la TOR. En la medida en que había más alimento disponible y la irregularidad de la dieta cazadora-recolectora se iba desvaneciendo, el interruptor de la TOR pasó al modo crecimiento.

Por desgracia para nosotros, se quedó atascado en ese modo.

Los propios alimentos se volvieron más favorables para la activación de la TOR. Los alimentos altos en carbohidratos inundaron el organismo de señales para el crecimiento, y la persistente activación de la TOR trajo consigo la resistencia a la insulina y una inflamación crónica. Y, como ya se mencionó, la resistencia a la insulina lleva a toda clase de enfermedades, como la diabetes tipo 2, las enfermedades cardiovasculares y el cáncer, por nombrar unas pocas.

Los alimentos procesados modernos y el síndrome metabólico

Tras la Revolución de la Agricultura vino la Revolución Industrial, y con ella llegó el desarrollo de las técnicas de cultivo masivo, que tuvieron su culminación en los siglos XIX, XX y XXI. Como consecuencia, las enfermedades crónicas se han cebado con los seres humanos hasta un grado nunca visto en la historia de nuestra especie.

La dieta moderna mantiene el interruptor de la TOR atascado en modo crecimiento, lo cual lleva a una senescencia y una degradación incontroladas, sin regulación alguna. No se trata tanto de cuánto comemos, sino de qué comemos, por lo que habrá que repetir que los alimentos altos en carbohidratos son perfectos para mantener la TOR activada. Nuestros cuerpos están en un estado anabólico constante de construcción, cuando lo que necesitamos son procesos catabólicos que nos liberen de células degradadas y reparen los daños. En el pasado, los períodos de escasez –de ayuno por ausencia de alimentos– mantenían apagado el interruptor metabólico, dando lugar a la reparación del organismo y la autofagia. Pero ¿qué ocurre en la era moderna?

Hace 40 años, incluso, todo el mundo hacía 3 comidas al día. Los períodos de escasez eran ya cosa del pasado, al menos en el mundo desarrollado. Y, a partir de ahí, la cosa ha ido a más. Los niños, en la escuela, no pasan más de dos horas sin comer algo, sea una comida en toda regla o un tentempié. Pero esto no es lo ideal en el caso de los adultos.

Hay expertos que creen que la TOR en modo crecimiento es buena para los niños pequeños; al fin y al cabo, están creciendo. Sin embargo, pasada la infancia, todo cambia. Cuando se activa la TOR, poniendo a tu organismo en modo crecimiento, y tienes ya más de 25 años, ¿qué ocurre? Ya no estás creciendo; estás *envejeciendo.* No creces; te haces *viejo.* Las enfermedades de las que hablaremos en posteriores capítulos son, en el fondo, enfermedades de envejecimiento.

Por otra parte, aunque hayamos incrementado la cantidad y la frecuencia de los alimentos que ingerimos, el tipo de alimentos no es mucho mejor. Y mientras el mundo –yo incluido– estaba reemplazando las grasas por carbohidratos en sus dietas con el fin de prevenir las enfermedades cardíacas, apareció un nuevo conglomerado de síntomas al que dimos en llamar el *síndrome X.*

El doctor Gerald Reaven, de la Facultad de Medicina de la Universidad de Stanford se percató de ello. Él fue uno de los primeros en plantear la existencia de la resistencia a la insulina, que ya hemos dicho que es un efecto de la activación constante de la TOR, y la vinculó con la diabetes tipo 2. Reaven también empezó a ver que la resistencia a la insulina guardaba relación con otras anomalías metabólicas, a las que denominó «síndrome X», que posteriormente se convirtió en lo que ahora llamamos *síndrome metabólico.*[31]

---

31. White, T.: «Gerald Reaven, Scientist Who Coined "Syndrome X", Dies at 89». News Center, Stanford School of Medicine, 20 de febrero de 2018,

Reaven también estudió el metabolismo de los carbohidratos y de las grasas en los seres humanos.[32]

Resulta irónico. El consejo de los expertos y de la medicina oficial para evitar las enfermedades cardíacas y vivir una vida más sana dieron lugar a algo completamente distinto, una serie de «síntomas metabólicos» que, hacia 2016, según un estudio, estaban presentes en la mayoría de los estadounidenses adultos.[33]

Los síntomas del síndrome metabólico son variados, y la presencia de tres o más de ellos en una persona son suficientes para que te den un diagnóstico de síndrome metabólico. Ahora bien, no todos los individuos con síndrome metabólico desarrollan estos síntomas, si bien todos ellos están provocados por la activación de la TOR.

Estos síntomas son:

- Obesidad (técnicamente, un exceso de circunferencia abdominal; esto difiere entre hombres y mujeres)
- Hiperglucemia o diabetes (azúcar elevado en sangre)
- Hipertensión (presión sanguínea alta)
- Bajos niveles de colesterol HDL (el «bueno»)
- Altos niveles de triglicéridos

Todo esto viene provocado por la TOR atascada en la fase de crecimiento.

---

https://med.stanford.edu/news/all-news/2018/02/gerald-reaven-stanford-scientist-who-coined-syndrome-x-dies-at-89.html

32. Kraemer, F. B. y Ginsberg, H. N.: «Gerald M. Reaven, MD: Demonstration of the Central Role of Insulin Resistance in Type 2 Diabetes and Cardiovascular Disease». Diabetes Care, American Diabetes Association, 10 de abril de 2014, https://diabetesjournals.org/care/article/37/5/1178/38157/Gerald-M-Reaven-MD-Demonstration-of-the-Central

33. Araújo, J. *et al.*: «Prevalence of Optimal Metabolic Health in American Adults: National Health and Nutrition Examination Survey 2009-2016». *Metabolic Syndrome and Related Disorders,* vol. 17, n.º 1, pp. 46-52 (2019), https://www.liebertpub. com/doi/10.1089/met.2018.0105

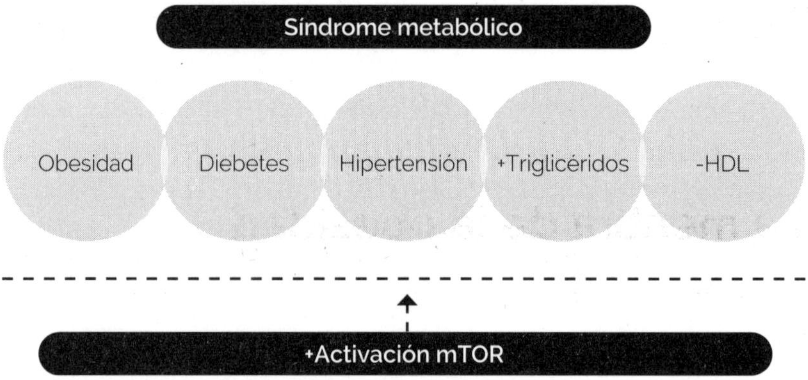

Síndrome metabólico

Obesidad | Diebetes | Hipertensión | +Triglicéridos | -HDL

+Activación mTOR

La activación de la TOR (mostrada aquí como mTOR) trae consigo el síndrome metabólico y sus cinco manifestaciones.

Pero estoy yendo muy deprisa. En primer lugar, vamos a echar un vistazo a algunas de las enfermedades crónicas provocadas por el síndrome metabólico. Pero, cuando miremos la TOR de forma más profunda, vamos a descubrir muchas más cosas. No sólo vamos a ver que la TOR es la causa de nuestra destrucción, sino que también vamos a comprender mejor por qué la TOR podría ser clave para una longevidad tal que la medicina nunca creyó posible.

Capítulo 3

La mentira de la obesidad

«Para perder peso, haz más ejercicio y come menos»

> Una persona sana tiene mil deseos. Una persona enferma sólo tiene uno.
>
> **—Proverbio de la India**

A lo largo de la última década o algo así, he observado un extraño fenómeno en la cultura popular. No es nuevo, pero en su última manifestación se le denomina *positividad corporal.* Es la idea de que puedes estar sano sea cual sea tu volumen, incluso en lo que hace 20 o 30 años se hubiera calificado como de obesidad mórbida.

La obesidad es una comorbidad para cualquier enfermedad. Cuanto más obeso estés, más probable será que contraigas una enfermedad fatal. No sorprende que dediquemos tanto tiempo intentando evitarla. Pero la «cultura dietética» de las dietas extremas, la deprivación extrema y la planificación extrema han dado como resultado un giro cultural que ha llevado a algunas personas a decir, «Nada de esto me funciona, de modo que voy a ser obeso. Voy a ser gordo y tendrás que aceptarlo».

Ésa parece ser una de las esquinas en las que la cultura popular occidental se encuentra ahora. Pero, como digo, esto no es nuevo.

Algunas de las figurillas más antiguas que los arqueólogos han descubierto, las figurillas de Venus del norte de Europa, representan a mujeres con una obesidad mórbida. Esto quizás te recuerde algunos anuncios de trajes de baño que se pueden ver en vallas publicitarias hoy en día y que se hacen virales en las redes sociales. Lo viejo vuelve a ser nuevo.

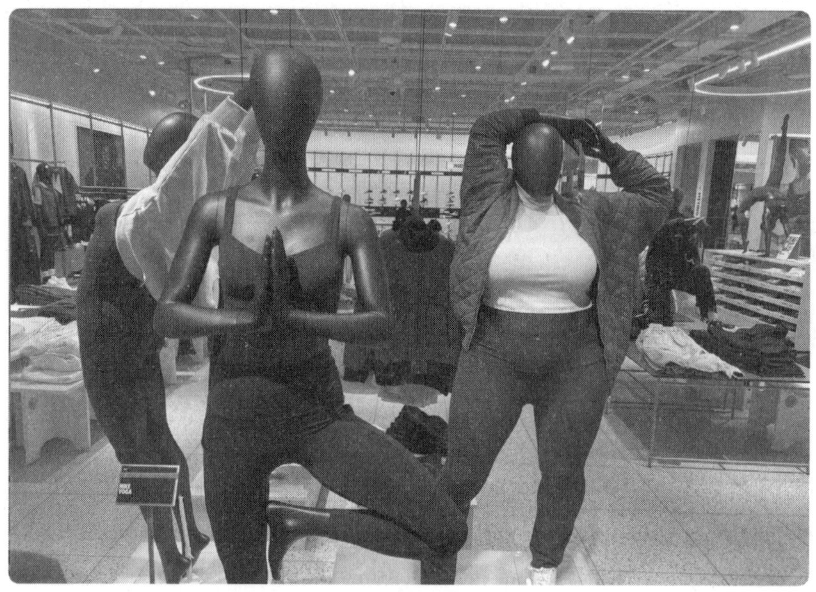

Maniquíes de ropa obesos (fotografía del autor).

Lo que parece estar ocurriendo en este caso es que existe el reconocimiento subconsciente e implícito del hecho de que la obesidad ha tenido, en nuestra especie, un valor de supervivencia en momentos de escasez extrema de alimentos, desde el mundo antiguo de los cazadores-recolectores hasta finales del Renacimiento. En esta época se pintaban mujeres con «sobrepeso», los hermosos desnudos del arte renacentista, que las representaban con un alto porcentaje de grasa corporal.

En tiempos de escasez de alimentos, pintar a una mujer con sobrepeso, o incluso obesa, era una demostración de que su sociedad, su familia, su marido o su padre eran excepcionalmente capaces de proporcionar una buena cantidad de alimento. Era como decir, «Te gustaría estar en esta familia. Te gustaría relacionarte con esta gente». Es una cuestión de riqueza y de acceso a los recursos. En un mundo de escasez, la obesidad es una señal de «Yo soy rico».

Pero la obesidad, como tantas enfermedades del síndrome metabólico, es una enfermedad de exceso, y dedicamos un montón de tiempo y dinero para liberarnos de esos kilos de más. ¿Y si estuviéramos yendo por un camino equivocado?

Modelos de obesidad: Calorías frente a insulina

Con anterioridad, vimos que el desfasado y erróneo concepto de «una caloría es una caloría» ignora el papel fundamental que la insulina juega en la nutrición, pues es lo que ha traído la epidemia sin precedentes de obesidad y de enfermedades crónicas que padecemos.

Las calorías son necesarias, pero no suficientes, para ganar peso. Para eso se precisa también de la insulina.

Ha habido dos modelos principales que han intentado explicar por qué engordamos. El primero es el modelo de balance energético, o MBE, que sostiene que «los alimentos procesados modernos, sabrosos y energéticamente intensos generan un balance energético positivo a través de una mayor ingesta y, por tanto, provocan la deposición de grasa».[1] Esto se corresponde más o menos con lo que probablemente hayas escuchado en la escuela o en la cultura popular, que las calorías son sólo la energía o combustible de tu organismo y, si consumes más de las que quemas, el exceso quedará almacenado como grasa. Ésta era la posición por defecto de la comunidad médica.

---

1. Ludwig, D. S. *et al.*: «Carbohydrate-Insulin Model: A Physiological Perspective on the Obesity Pandemic». OUP Academic, Oxford University Press, 13 de septiembre de 2021, https://academic.oup.com/ajcn/article/114/6/1873/6369073

Pero se ha planteado una nueva idea, que todavía se enfrenta a bastante resistencia por parte del *establishment,* y que tiene en cuenta el metabolismo. Se le llama modelo carbohidrato-insulina de la obesidad, o MCI. Según este modelo, «los carbohidratos que se digieren con rapidez, en su acción conjunta con la insulina y otras hormonas, genera un incremento en la deposición de grasas y, de ahí, generan un balance energético positivo».[2]

El primer modelo sigue siendo la posición por defecto de la comunidad médica. Como se dice en un informe de investigación:

> Durante décadas, la consideración del «balance energético» ha dado forma a todos los esfuerzos por prevenir y tratar la obesidad tanto en las clínicas como en el campo sanitario público. De hecho, una reciente declaración de la Sociedad Endocrina concluye que «la respuesta a la pregunta de, "¿Una caloría es una caloría?" es "sí"». Dicho de otro modo, las dietas altas en azúcares añadidos o en otros carbohidratos procesados no deberían tener efectos adversos especiales sobre el metabolismo ni sobre la composición corporal, tras tomarse en consideración el consumo total de calorías.[3]

Pero ya vimos que la caloría *no* es sólo una caloría, y vimos que hay calorías que incrementan la secreción de insulina, la cual nos hace almacenar grasa y tener hambre –piensa en patatas fritas– o bien optar por calorías que sólo nos proporcionan energía –piensa en el queso–.

Bajo el modelo de balance energético, hemos visto dispararse las tasas de obesidad y sobrepeso en los últimos años, hasta el punto que la mayoría de los estadounidenses tiene sobrepeso o están obesos. Sin embargo, el consejo habitual sigue siendo «Para perder peso, haz más ejercicio y come menos». Obviamente, algo anda mal. Pero,

---

2. Ibíd.
3. Ludwig D. S. y Ebbeling, C. B.: «The Carbohydrate-Insulin Model of Obesity: Beyond "Calories In, Calories Out"». *JAMA Internal Medicine,* 1 de agosto de 2018, https://www.ncbi.nlm.nih.gov/pmc/articles/PMC6082688/

antes de que profundicemos en ello, echemos un vistazo a otros aspectos del fenómeno de la obesidad.

Arriba hablábamos de la positividad corporal y, aunque muchas de las ideas que lleva asociadas no son ciertas, este enfoque sí que tiene razón en que avergonzar a la gente por su obesidad es dañino e inaceptable. Pero ¿qué pasa con el otro extremo? La normalización de la obesidad está ignorando la estrecha asociación existente entre la obesidad y la disfunción metabólica, la hipertensión, la diabetes, los ataques cardíacos, los infartos cerebrales, la enfermedad de Alzheimer y el cáncer.

Las ventajas de la obesidad: Un seguro de supervivencia

¿Tiene la obesidad algo bueno? En la naturaleza, ganar peso puede ser algo positivo durante breves períodos de tiempo, antes de hibernar o en épocas de crecimiento extremo, como en el embarazo. También puede ser una póliza de seguro contra la hambruna o durante largos inviernos en los que escasea la comida.

Angus Barbieri: Ayuno récord

Un ejemplo moderno extremo de hasta qué punto la grasa proporciona nutrientes se encuentra en Angus Barbieri, de Tayport, Escocia, un hombre de 27 años que trabajaba con su padre vendiendo *fish and chips.*[4] De hecho, es el caso de ayuno más prolongado que se haya registrado. Angus pesaba 204 kilos y se puso a hacer un ayuno para perder peso. Durante unas semanas, estuvo tomando exclusivamente café, té y unas pocas vitaminas, pero este método de pérdida de peso le pareció tan eficaz que decidió continuar. No comía nada en absoluto, ni siquiera una pieza de fruta.

---

4. Johnson, R. J.: *Nature Wants Us to Be Fat: The Surprising Science behind Why We Gain Weight and How We Can Prevent–and Reverse–It.* BenBella Books, Inc., Dallas, 2022.

Puede que esto nos resulte sorprendente, pues nos hablan con frecuencia de los peligros de pasar hambre, y nos horrorizamos con las imágenes de personas con anorexia nerviosa, que se quedan en la piel y los huesos. La malnutrición, si bien no es algo que veamos en nuestra vida cotidiana, la podemos ver en los anuncios de muchas organizaciones no lucrativas y, aunque no nos suponga una amenaza inmediata, se nos transmite que es peligroso estar sin comer.

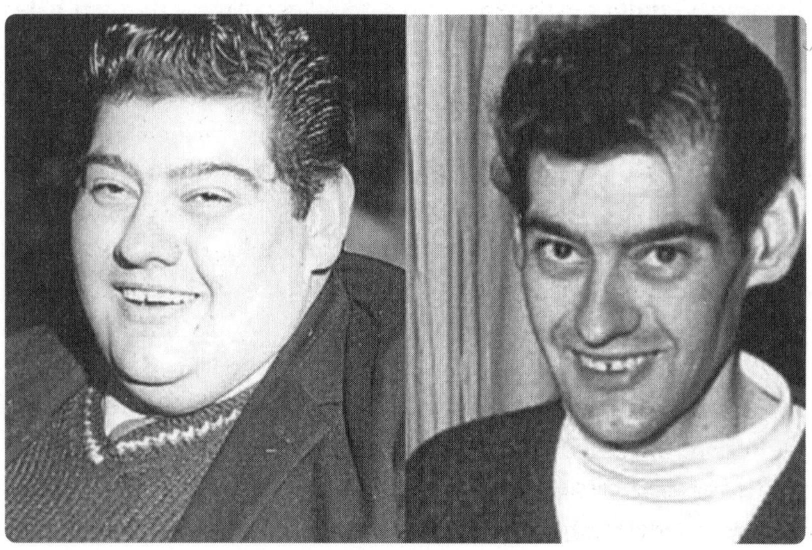

Angus Barbieri, antes y después de sus 382 días de ayuno.

De hecho, ¡tal peligro se ha estado utilizando como herramienta de presión en las protestas políticas! La huelga de hambre es una forma habitual de activismo, siendo una de las más conocidas la que realizó Gandhi para forzar la paz entre facciones religiosas en Delhi, tras la Declaración de Independencia de la India en 1947, que dividió a la entonces colonia británica en dos países, la India, de mayoría hindú, y Pakistán, de mayoría musulmana.

Durante seis días, el mundo observó cómo Gandhi se demacraba. En sus apariciones se le veía cada vez más frágil. Al quinto día, los médicos manifestaron sus preocupaciones por el estado de salud de

Gandhi y, al sexto día, el mundo ya había visto lo suficiente. Los líderes de las comunidades hindú, musulmana y sij, así como figuras del Gobierno, negociaron la paz y accedieron a las demandas de Gandhi para terminar con la violencia y el derramamiento de sangre.[5]

Seis días, y los médicos estaban preocupados ante la posibilidad de que Gandhi pudiera morir en aquel ayuno. Sin embargo, Barbieri sobrepasó con mucho aquello. Perdió peso, pero, a diferencia de Gandhi, él podía *permitirse* perder peso. Al final de su huelga de hambre, Gandhi pesaba en torno a 45 kilos.[6] Angus Barbieri había comenzado su ayuno con más de cuatro veces el peso de Gandhi y, al cabo de unas semanas, decidió continuar bajo supervisión médica.

El ayuno le llevó más de un año, y perdió 124 kilos. Barbieri ayunó durante 382 días, desde junio de 1965 hasta julio del siguiente año. Y, durante todo aquel tiempo, vivió sólo con unas pocas vitaminas, té, agua de soda y café. Iba al Hospital de Maryfield de vez en cuando para que los médicos le echaran un vistazo, pero su prolongado ayuno le llevó en 1971 al *Libro Guinness de los Récords* como la persona que más tiempo había estado sin ingerir alimentos sólidos.[7] En un artículo académico se dice incluso que «el ayuno prolongado en este paciente no tuvo efectos adversos».[8]

La mayoría de las personas subestiman dramáticamente cuánto tiempo puede estar una persona sin comer. Y en nuestra cultura se exagera también el peligro de la hipoglucemia, o bajos niveles de azúcar en sangre, que en ocasiones tiene lugar cuando no se ingieren alimentos. Pero recuerda que la glucosa no es un requisito en la dieta, de modo que, en el caso de Angus Barbieri, aunque sus nive-

---

5. Ibíd.
6. Ibíd.
7. «The Tale of Angus Barbieri Who Fasted for More than a Year–and Lost 21 Stone». *The Courier,* 12 de noviembre de 2016, https://www.thecourier.co.uk/fp/news/ dundee/2544215/tale-angus-barbieri-fasted-year-lost-21-stone/
8. Stewart, W. K. y Fleming, L. W.: «Features of a Successful Therapeutic Fast of 382 Days' Duration». *Postgraduate Medical Journal,* 1 de marzo de 1973, https://pmj.bmj. com/content/49/569/203

les de azúcar en sangre eran bajos, su organismo elaboraba toda la glucosa que necesitaba. Según los observadores, «A pesar de la hipoglucemia, el paciente no mostraba síntoma alguno, se sentía bien y caminaba con normalidad».[9]

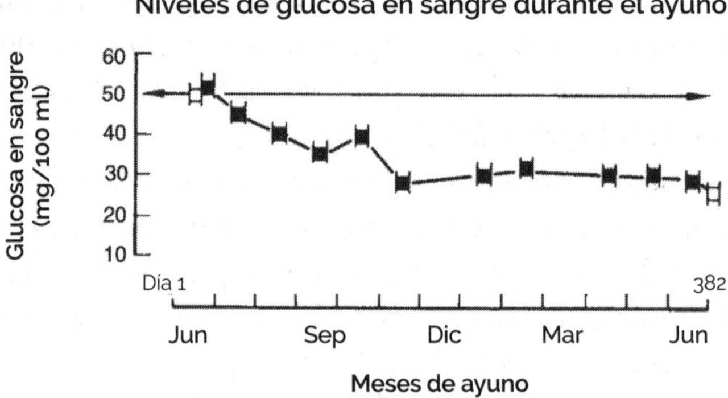

Niveles de glucosa en sangre de Angus Barbieri durante los 382 días de su ayuno.

Mientras Barbieri dispuso de suministro suficiente de grasa almacenada, no tuvo demanda dietética alguna de grasas ni proteínas. Su interruptor metabólico TOR estuvo en modo reparación y supervivencia durante más de un año, y eso es lo que este hombre hizo, maximizar la cetosis y la autofagia para sobrevivir.

Ahora bien, este tipo de ayuno extremo *puede* ser peligroso y *nunca* debería intentarse sin supervisión médica directa. Dicho esto, también es cierto que pone de manifiesto las muchas ideas equivocadas que tenemos acerca de la *necesidad* de comer con frecuencia.

El ayuno es un método seguro para perder peso. Recuerda que las calorías son necesarias, pero no suficientes, para ganar peso. También se precisa de insulina. Con el ayuno, el interruptor metabólico TOR manda la orden de quemar grasas al percibir las bajas tasas de nutrientes y de insulina, de tal modo que hay una reducción tanto de calorías como de insulina.

---

9. Ibíd.

Las figurillas de Venus: Las «diosas» de la supervivencia

Quizás nuestros antepasados cazadores-recolectores apreciaran enormemente la obesidad como seguro de supervivencia. Aunque la obesidad fuera probablemente rara en nuestros ancestros, las figurillas de mujeres obesas o embarazadas, las Venus de la Europa del Paleolítico Superior, se encuentran entre las obras de arte más antiguas que se conocen. Su antigüedad se estima entre los 38 000 y los 14 000 años atrás, lo cual las sitúa en uno de los períodos climáticos más duros de la historia de la humanidad.[10]

Las figurillas parecen mostrar una obesidad real, cosa que, como cabría esperar, debía ser una rareza en las poblaciones cazadoras-recolectoras. Desde la perspectiva actual, se piensa que estas Venus pudieron haber sido símbolos de belleza o fertilidad, pero no hay evidencias de ello.[11]

En un artículo, los investigadores observaban que las figurillas estaban más obesas en épocas de avance de la glaciación y menos en épocas de retiro glacial. Es decir, las figurillas más cercanas a épocas de glaciación muestran, por tanto, una mayor obesidad. Estos estudios sustentarían la hipótesis de que las Venus pudieran ser un símbolo de supervivencia, apuntando a la idea de que la obesidad fuera un factor clave para las mujeres a la hora de sacar adelante un embarazo o de criar a los bebés en períodos de severas carencias de alimento, como sería el caso durante una glaciación.

Esto no significa que todo el mundo fuera gordo entonces como ocurre hoy en día. Sólo indica que había determinadas personas, casos extraños de «diosas», que recibieron culto por ser lo deseable previo a un embarazo o a la llegada de una glaciación. Sería como los indicadores de riqueza y de acceso a recursos en el Renacimien-

---

10. Johnson, R. J. *et al.*: «Upper Paleolithic Figurines Showing Women with Obesity May Represent Survival Symbols of Climatic Change». *Obesity*, vol. 29, n.º 1, pp. 11-15 (2020), https://doi.org/10.1002/oby.23028
11. Dixson, A. F. y Dixson, B. J.: «Venus Figurines of the European Paleolithic: Symbols of Fertility or Attractiveness?». *Journal of Anthropology*, 2011 (3 de enero de 2012), https://doi.org/10.1155/2011/569120

to. Sería como decir, «Puedo permitirme el lujo de comer tanto como esto».

La obesidad tiene algunas ventajas, pues resulta valiosa en determinadas situaciones, muchas de ellas poco habituales en nuestros días. Pero ¿cuál es el problema de la obesidad, si puede ser útil en determinadas circunstancias?

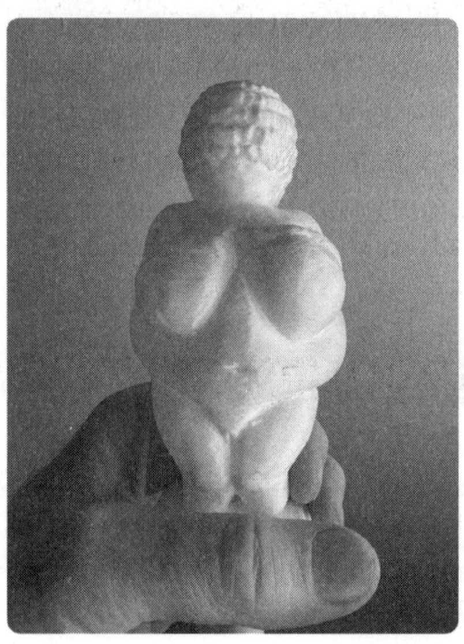

La Venus de Willendorf es una figurilla de 11,1 cm de altura, que se estima que fue tallada en torno a 25 000-30 000 años atrás (foto del autor).[12]

El problema de la obesidad

¿Cuál es el elemento clave de la última pregunta? La palabra «determinadas». Al igual que el estrés, la inflamación, el crecimiento, la producción de insulina y la activación de la TOR, la obesidad puede ser útil, e incluso saludable, en ciertas circunstancias, en situaciones breves o agudas.

---

12. Johnson *et al.*: «Upper Paleolithic Figurines». *Op. cit.*

Los problemas surgen con el estrés crónico, la inflamación crónica, el crecimiento crónico, la producción de insulina crónica y la activación crónica de la TOR. La obesidad se vuelve insana cuando se convierte en crónica; dicho de otro modo, cuando está ahí todo el tiempo.

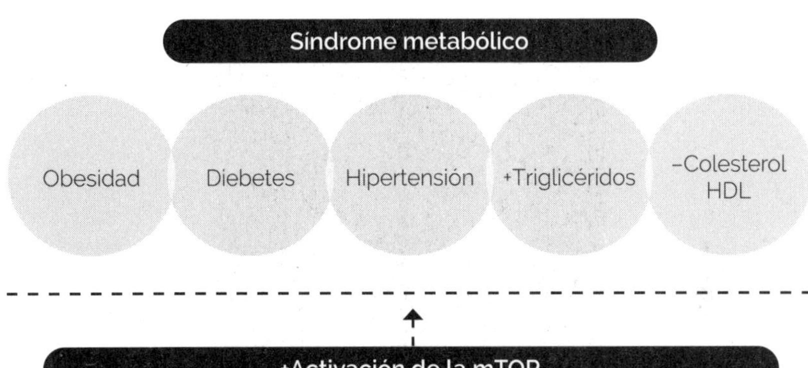

Efecto de la activación de la TOR (aquí denominada mTOR) en el síndrome metabólico.

¿Recuerdas los cinco marcadores del síndrome metabólico, conocido como *síndrome X* en el capítulo anterior? Todos ellos vienen provocados por la resistencia a la insulina y la inflamación (de lo que hablaremos más adelante), que son dos de las tres cosas que genera la activación de la TOR; la tercera es crecimiento y proliferación celular. De los cinco marcadores, el perímetro abdominal u obesidad es el único que se puede ver desde el exterior; el único que no requiere una prueba de laboratorio.

Estos cinco signos del síndrome metabólico están interrelacionados, pero no todas las personas con enfermedad metabólica tienen los cinco indicadores. La mayoría tiene una combinación de algunos de ellos. No todas las personas obesas desarrollan diabetes. Como muestra la siguiente figura, el 36 % de los diabéticos recién diagnosticados no tienen sobrepeso ni son obesos. Su índice de masa corporal (IMC) es menor de 25.[13] No todos los hipertensos son obesos. Hay personas que sólo tienen alguna anomalía con los lípidos o grasas.

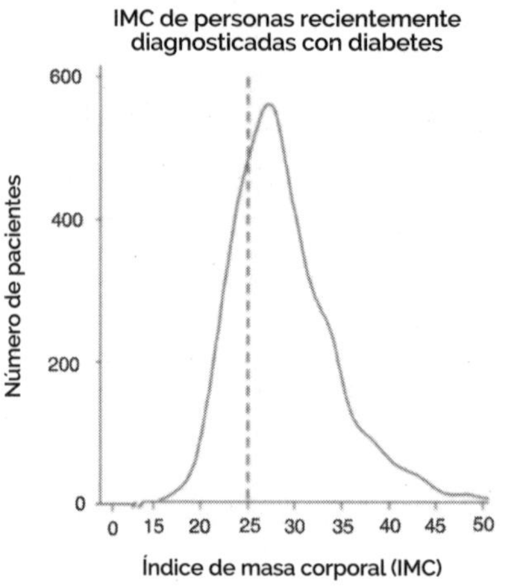

Esta figura muestra el número de personas recientemente diagnosticadas con diabetes comparado con sus índices de masa corporal (IMC). De éstas, el 36 % tiene un IMC menor a 25, lo cual significa que no tiene sobrepeso ni son obesas.

El síndrome metabólico, la activación crónica de la TOR, como se ha dicho anteriormente, da como resultado una proliferación celular, inflamación y resistencia a la insulina. Estos efectos se vinculan posteriormente con determinadas enfermedades, entre las que se encuentran las enfermedades cardiovasculares (enfermedades cardíacas e infartos cerebrales), el hígado graso, la artritis, el cáncer y la enfermedad de Alzheimer. Más tarde veremos cada una de estas dolencias con un mayor detalle.

---

13. Taylor, R. y Holman, R. R.: «Normal Weight Individuals Who Develop Type 2 Diabetes: The Personal Fat Threshold». *Clinical Science*, vol. 128, n.º 7, pp. 405-410 (enero de 2014), https://doi.org/10.1042/CS20140553

Habrá que repetir que no todo el mundo desarrolla estas enfermedades. De hecho, casi nadie las desarrolla *todas,* pues hay otros factores en la genética de la persona que pueden ser determinantes, así como el estilo de vida, las toxinas y otras deficiencias. ¡Todas ellas juegan su papel! Habrá personas que desarrollen alzhéimer, otras desarrollarán un cáncer o quizás una enfermedad mental (como se detallará en el capítulo 10). Otras tendrán un ataque cardíaco y el hígado graso, y otras quizás desarrollarán exclusivamente un cáncer.

No es que todo el mundo lo tenga todo. Pero pensar, «Bueno, no estoy gordo, de modo que no voy a enfermar de nada de todo eso» es un error, pues todas estas enfermedades se basan en la disfunción metabólica.

La obesidad es una puerta de entrada a todas estas dolencias, y viene provocada por la insulina y la activación de la TOR, que facilitan el almacenamiento de grasas.

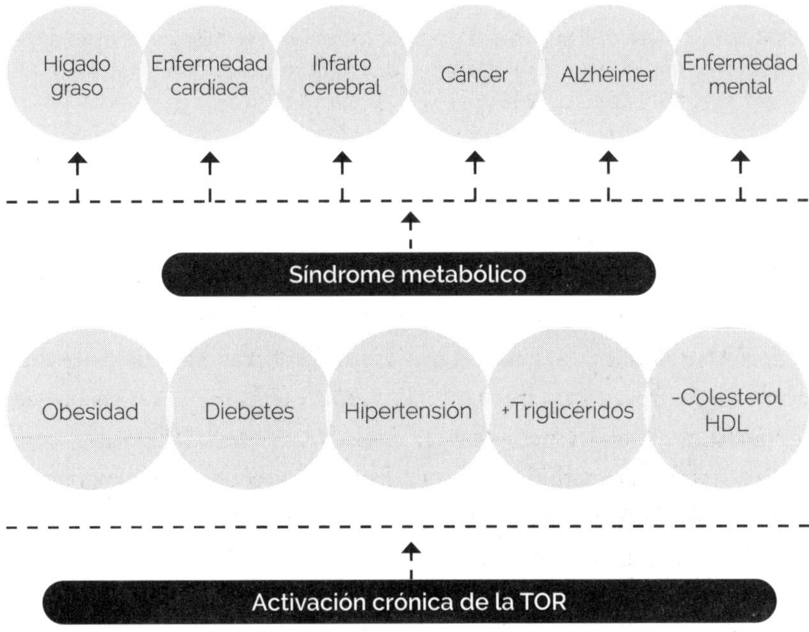

Efectos de la activación crónica de TOR en el síndrome metabólico y las posteriores enfermedades crónicas.

¿Qué hace que se segregue insulina y se active la TOR? ¡La presencia de alimentos! Esto lo provocan determinados macronutrientes, siendo los carbohidratos los más potentes. Combina esto con la ingestión permanente de alimentos, sin permitir que la insulina ni la TOR se desactiven, y tendrás la receta perfecta para engordar.

Esto es algo más que una suma de calorías.

Así pues, ¿qué es lo que aconsejan normalmente los médicos a las personas que tienen sobrepeso o están obesas y que quieren adelgazar? ¿Dónde está la mentira?

La línea oficial: Comer menos y hacer más ejercicio

En 2001, el cirujano general David Satcher esperaba lograr con la epidemia de obesidad lo mismo que había logrado el cirujano general previo, el doctor Luther L. Terry, en 1965, con la epidemia de cáncer de pulmón al publicar su informe sobre el tabaco. Él pensaba que ambas epidemias eran similares. Satcher confiaba en que el cargo de cirujano general le permitiría llamar la atención sobre un problema de salud pública crítico y potencialmente fatal. Quería dar unas instrucciones sólidas sobre la mejor manera de combatir la obesidad.

Haciendo uso de su posición de influencia y autoridad, el cirujano general afirmó categóricamente que «el sobrepeso o la obesidad son el resultado de un exceso en el consumo de calorías y de una inadecuada actividad física».[14] En otras palabras, una caloría es una caloría.

En 2003, la prestigiosa revista *Science* dedicó un número especial al problema de la obesidad, y el profesor James O. Hill, de la Universidad de Colorado, fue elegido para escribir el artículo de revi-

---

14. *The Surgeon General's Call to Action to Prevent and Decrease Overweight and Obesity* (Office of the Surgeon General [US], 2001), US National Library of Medicine, https://www.ncbi.nlm.nih.gov/books/NBK44206/

sión clave sobre el modo en que los factores dietéticos y el estilo de vida influyen a la hora de ganar peso. Hill reconocía que el 65 % de los estadounidenses adultos tenía sobrepeso o estaba obeso en aquella época, y argumentaba que las causas de esta epidemia de salud pública eran una sobrealimentación pasiva y un comportamiento sedentario.

Hill calculaba que, si los estadounidenses pudieran generar un cambio en su balance energético de sólo 100 kcal (o kilocalorías) al día, se «prevendría el aumento de peso en la mayor parte de la población».[15] Y lo que recomendaba para conseguirlo era «combinar una reducción en la ingestión de energía con un incremento en la actividad física».[16] Dicho de otra manera, come menos y haz más ejercicio.

Hill tenía también un largo historial defendiendo el consumo de carbohidratos, sobre todo de azúcar, como herramienta para perder peso. Como documentaría Taubes, «Llegó a escribir incluso un artículo, pagado por la Asociación del Azúcar, promoviendo el consumo de azúcar en las dietas de pérdida de peso, bajo la suposición de que una dieta alta en carbohidratos, incluso sobrecargada con azúcar, "reduce la probabilidad de comer en exceso, en vez de incrementarla, como pretenden decir algunas teorías dietéticas populares"». (Hill había escrito: «La teoría de que el azúcar en la dieta es igual a altos niveles de insulina e igual a un exceso en los depósitos de grasa no está demostrada y tiene poco sentido biológico»).[17]

Para comprender plenamente y en su contexto los comentarios de Hill, convendrá revisar algunas de sus fuentes de financiación. Hill reconoció haber recibido honorarios de consultoría por parte

---

15. Hill, J. O. *et al.*: «Obesity and the Environment: Where Do We Go from Here?». *Science,* vol. 299, n.º 5608, pp. 853-855 (julio de 2003), https://www.science.org/doi/10.1126/ science.1079857

16. Ibíd.

17. Taubes, G. en *Good Calories, Bad Calories: Challenging the Conventional Wisdom on Diet, Weight Control, and Disease.* Alfred A. Knopf, Nueva York, 2008, p. 423.

de Coca-Cola, Kraft y Mars (los fabricantes de Snickers, M&M's y de las chocolatinas Mars), todos ellos responsables de alimentos procesados altos en azúcar y carbohidratos. También recibió más de 2 millones de dólares en regalos para su laboratorio de Procter & Gamble, fabricante de un sustitutivo de la grasa llamado *olestra,* que fue calificado en la prensa como de «el sueño de un dietista».[18]

Olestra se iba a vender para controlar el peso reemplazando a las grasas en la dieta alta en carbohidratos y baja en grasas que Hall recomendaba. Sin embargo, esto se contraponía a la dieta de Atkins, baja en carbohidratos y alta en grasas, desarrollada por el doctor Robert C. Atkins.[19] Si, como éste argumentaba, las dietas bajas en grasas no cumplen ningún papel en el control del peso, olestra dejaba de tener valor alguno.

Tampoco ayudó que olestra tuviera otros efectos secundarios, a destacar las pérdidas anales, cosa que echó por el suelo su reputación. Según la revista *Time,* «Olestra resultó ser un producto químico codicioso. No sólo eliminaba la grasa no deseada de los alimentos, sino que también le negaba al organismo la capacidad para absorber vitaminas esenciales. Entre los efectos secundarios estaban los calambres, gases e intestinos sueltos, convirtiendo las patatas fritas sin grasa en una moda comercial fallida».[20]

En 2002, Hill recibió también más de 300 000 dólares en un año de los Institutos Nacionales de Salud por hacer una prueba clínica comparando la dieta Atkins con la dieta baja en calorías y baja en grasas. Implícitamente, también estaba intentando justificar un sustituto de las grasas como olestra en una dieta de reducción de peso.

---

18. Rahn, D.: «Fat-Free Fat: A Dieters Dream?» CAES Newswire, Universidad de Georgia, 5 de febrero de 1996, https://newswire.caes.uga.edu/story/633/a-dieters-dream.html

19. «Atkins Diet: What's Behind the Claims?». Mayo Clinic, 12 de mayo de 2022, https://www.mayoclinic.org/healthy-lifestyle/weight-loss/in-depth/atkins-diet/art-20048485

20. Gentilviso, C.: «The 50 Worst Inventions: Olestra». *Time,* 27 de mayo de 2010, http://content.time.com/time/specials/packages/article/0,28804,1991915_1991909_1991785,00.html

Además, fue uno de los principales investigadores en un ensayo de seguimiento de la dieta Atkins, para la cual los Institutos Nacionales de la Salud le proporcionaron 5 millones de dólares.

Haz más ejercicio y come menos. Ése era el mensaje para superar la obesidad.

La línea oficial a prueba

Pero necesitaban una prueba. En primer lugar, echemos un vistazo a la parte de «simplemente come menos».

En la década de 1930, una pediatra alemana llamada Hilde Bruch, al trasladarse a Estados Unidos, se percató de que muchos de los niños a los que trataba estaban gordos. Esto fue antes de la moda de la comida rápida, en medio de la Gran Depresión, que no fue precisamente una época de excesos. ¿Por qué? Porque comían en exceso y no podían parar. Cualquier consejo, o incluso intervención, para reducir la cantidad de comida que ingerían terminaba en fracaso.[21]

En 2006, en lo que el consumado nefrólogo y experto en insulina Jason Fung calificó como de «posiblemente, el más importante estudio dietético jamás realizado»,[22] se publicó una prueba controlada aleatoria para demostrar con claridad, de una vez y para siempre, la efectividad del régimen «haz más ejercicio y come menos» para la pérdida de peso. Los Institutos Nacionales de la Salud reclutaron a casi 50 000 mujeres posmenopausicas para la investigación dietética más cara que se hubiera realizado jamás. Fue la prueba de modificación dietética de la Iniciativa de la Salud Femenina.[23]

---

21. Taubes, G.: *Why We Get Fat and What to Do About It.* Alfred A. Knopf, Nueva York, 2011, pp. 3-4.
22. Fung, J.: *The Obesity Code: Unlocking the Secrets of Weight Loss (Why Intermittent Fasting Is the Key to Controlling Your Weight.* Greystone Books, Vancouver, 2016, p. 42. (Trad. cast.: *El código de la obesidad.* Sirio: Málaga, 2017).
23. Howard, B. V.: «Low-Fat Dietary Pattern and Weight Change over 7 Years». *JAMA,* 4 de enero de 2006, https://jamanetwork.com/journals/jama/fullarticle/202138

Un tercio de las mujeres recibió una serie de sesiones educativas, actividades de grupo y campañas con mensajes específicos, así como información sobre su salud personal durante un año. Su intervención dietética consistió en reducir las grasas, que menguó hasta un 20 % del consumo diario de calorías. También incrementaron el consumo de verduras y de frutas hasta cinco raciones diarias y de cereales hasta seis raciones. A este grupo se le animó también a hacer ejercicio.

Por otra parte, al grupo de control se le dieron instrucciones de que se alimentaran como lo hacían habitualmente y se les proporcionó una copia de las directrices dietéticas para los estadounidenses, pero, aparte de eso, poco más se les pidió que hicieran.

La prueba pretendía confirmar tanto la salud cardiovascular como la reducción de peso de la dieta baja en grasas. En este inmenso estudio se hizo un seguimiento de las participantes durante siete años y medio tras el año de intervención para ver si la dieta recomendada reducía la obesidad, las enfermedades cardíacas y el cáncer tanto como se esperaba.

El peso promedio de las participantes al inicio de la investigación fue de 76,66 kg, y el índice de masa corporal (IMC) fue de 29,1, lo cual significaba que las participantes, en su conjunto, tenían sobrepeso (situándose entre IMC 25 y 29,9). Estaban muy cerca de la obesidad, que se diagnostica cuando el IMC es mayor o igual a 30.

Lo relacionado con la intervención dietética fue un éxito. Las calorías diarias cayeron desde 1788 a 1446 calorías, ¡lo cual supuso una reducción de 342 calorías por día a lo largo de 7 años! Las grasas, en tanto que porcentaje de calorías, se redujeron desde el 38,8 % diario de ingestión calórica hasta el 29,8 %, y los carbohidratos se incrementaron desde el 44,5 % hasta el 52,7 %. Estas mujeres incrementaron también su actividad física diaria en un 14 %. Mientras tanto, las mujeres del grupo de control siguieron con las mismas dietas altas en calorías y grasas a las cuales estaban acostumbradas.

¿Los resultados? Los resultados del primer año fueron espectaculares. Con el «haz más ejercicio y come menos», las mujeres perdieron casi dos kilos durante el primer año. Por desgracia, comenzaron a recuperar peso al final del estudio, y no hubo diferencias significativas entre los dos grupos al final del seguimiento.

Ahora bien, en ocasiones, medir exclusivamente el peso puede llevar a error, pues un grupo que se ejercita más puede ganar masa muscular y perder grasa sin que se observe un cambio neto en el peso corporal. El hecho de que el grupo de intervención *incrementara* su actividad física en un 14 % debería haberse investigado. Por desgracia, el perímetro de cintura promedio aumento en 1,6 cm, y la relación media cintura-cadera se incrementó en 0,02.[24] ¡Esto indicaba que las mujeres estaban más gordas que antes!

Pero, como si nada de esto hubiera ocurrido, cuando las Directrices Dietéticas para los Estadounidenses se actualizaron en 2010, la recomendación clave siguió siendo «controlar la ingestión total de calorías para gestionar el peso corporal».[25] Los Centros para el Control y Prevención de Enfermedades instaban también a los pacientes en 2015 a equilibrar sus calorías, y el panfleto de los Institutos Nacionales de Salud *Aim for a Healthy Weight (Tener un peso saludable)* sigue aconsejando «reducir el número de calorías (unidades de energía) que se obtienen de alimentos y bebidas, e incrementar la actividad física».[26]

Echemos un vistazo más detenido ahora a la parte de «hacer más ejercicio». Podemos hacer los números.

Podemos comparar las calorías consumidas con el ejercicio y las calorías gastadas con las calorías ingeridas.

Tomemos, por ejemplo, una magdalena. Comerse una magdalena lleva dos minutos y tiene alrededor de 500 calorías. Quemar todas esas calorías nos llevaría 40 minutos de carrera continuada. Y, como probablemente sabrás por experiencia, el ejercicio te da hambre.

---

24. Ibíd.
25. Fung, *The Obesity Code, op. cit.*, p. 13.
26. «Aim for a Healthy Weight». US Department of Health and Human Services, National Institutes of Health (agosto de 2005), https://www.nhlbi.nih.gov/files/docs/ public/heart/aim_hwt.pdf

De hecho, utilizamos la frase «abrir el apetito» por un buen motivo. De modo que no puedes escapar de una mala dieta.

Pero esto no es más que una intuición. ¿Qué dicen los estudios?

Bueno, un estudio en concreto hizo estas preguntas acerca del ejercicio y la pérdida de peso. El estudio de Actividad Física y Prevención en Aumento de Peso de 2010, una de las investigaciones más caras y amplias que se hayan hecho, observó también el ejercicio. Los investigadores dividieron a 34 079 mujeres en 3 grupos con niveles de actividad física alto, medio y bajo. Durante los siguientes 13 años, el estudio no encontró relación alguna entre aumento de peso y niveles de ejercicio en el caso de mujeres con sobrepeso u obesas, que eran la gran mayoría (aproximadamente 30 000) en la prueba. Además, no se observaron cambios en la composición corporal, por lo que es improbable que hubiera habido una sustitución de músculo por grasa.[27]

¿Qué funciona?

¿Qué funciona a la hora de controlar el peso? Bien, si todo el asunto trata de la insulina y no de las calorías, entonces las dietas que reduzcan la insulina deberían reducir el peso. ¿Qué tipo de dieta reduce la insulina? Los carbohidratos son los más potentes estimulantes dietéticos de esta hormona, de modo que echemos un vistazo a las dietas bajas en carbohidratos.

Cuando salieron estudios comparando las dietas bajas en carbohidratos con «los viejos estándares», Fung escribió:

> Los resultados impactaron a muchos, yo incluido. El primer estudio, publicado en la prestigiosa *New England Journal of Medicine* en 2003, confirmó una pérdida de peso mayor a corto

---

27. Lee, I. M. *et al.*: «Physical Activity and Weight Gain Prevention». *JAMA*, 24 de marzo de 2010, https://jamanetwork.com/journals/jama/fullarticle/185585

> plazo con la dieta Atkins. En 2007, la revista *Journal of the American Medical Association [JAMA]* publicó un estudio más detallado. Se compararon cuatro planes de pérdida de peso bien conocidos en una prueba cara a cara, y salió un claro ganador: la dieta Atkins.[28]

Fung continuaba dando los datos comparativos del resto de las dietas con la dieta baja en carbohidratos de Atkins, y sólo la dieta mediterránea se podía comparar favorablemente con ella, en tanto que la tradicional dieta baja en grasas «se quedó sumida en el polvo: triste, cansada e ignorada, salvo por los médicos académicos».

¿Por qué? Porque uno de los aspectos clave de las dietas bajas en carbohidratos es que, como señala Fung, influyen en el metabolismo. «Sin embargo, al comparar la dieta de Atkins con la de Ornish [una dieta alta en carbohidratos y baja en grasas], quedó claro que no sólo era mejor en cuanto a la pérdida de peso, sino también para todo el perfil metabólico».[29]

Sin embargo, en última instancia, a largo plazo, estas dietas también fallan. ¿Por qué? Según mis propias investigaciones, tiene que ver con la resistencia a la insulina, que es cuando las células, tras ser expuestas durante mucho tiempo a esta hormona, comienzan a desarrollar cierta tolerancia a ella. Tu organismo tiene que generar más insulina para compensar su pérdida de efectividad.[30]

Es esto lo que ocurre cuando envejecemos. De hecho, existe un estudio que explica cómo tales factores de riesgo asociados con la edad, como la «disminución de la autofagia», pueden incrementar la resistencia a la insulina en las células óseas.[31] Pero los crecientes

---

28. Ibíd.
29. Ibíd.
30. «Insulin Resistance: Symptoms, Causes, Tests, Treatment, and Prevention». WebMD, junio de 2021, https://www.webmd.com/diabetes/insulin-resistance-syndrome
31. Shou, J. *et al.*: «Mechanism of Increased Risk of Insulin Resistance in Aging Skeletal Muscle». *Diabetology &Amp; Metabolic Syndrome*, vol. 12, n.º 1 (noviembre de 2020), https://doi.org/10.1186/s13098-020-0523-x

niveles de insulina pueden llevar a la resistencia a la insulina, y esta tolerancia hormonal puede llevar a la obesidad con independencia de la dieta.

Éste es uno de los motivos por los que Fung recomienda el ayuno para controlar la resistencia a la insulina, monitorizando no sólo *qué* comes, sino también cuándo y con qué frecuencia comes.

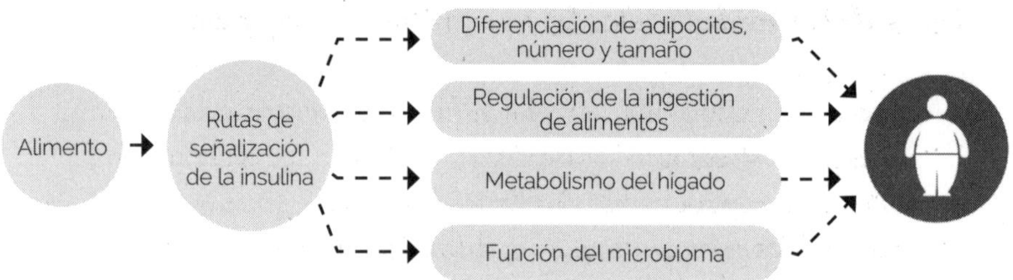

Efectos de las rutas de señalización de la insulina (incluida la TOR) sobre diversas funciones, como los adipocitos (células de la grasa), ingestión de alimentos, hígado y microbioma (los microorganismos que viven en nuestro cuerpo).[32]

Hasta una dieta baja en carbohidratos puede elevar los niveles de insulina si estás comiendo a todas horas; y mantendrá altos esos niveles porque el interruptor de la TOR necesita apagarse. El organismo necesita entrar en modo reparación y supervivencia, y la ingestión constante de alimentos lo mantiene atascado en modo crecimiento.

Ahora bien, es posible que te preguntes, ¿y qué pasa con las denominadas bebidas dietéticas? ¿Qué hay de los sucedáneos del azúcar bajos en calorías? ¿Qué hacen con la insulina?

---

32. Lustig, R. H. *et al.*: «Obesity I: Overview and Molecular and Biochemical Mechanisms». *Biochemical Pharmacology*, vol. 199, 115012 (2022), https://doi. org/10.1016/j.bcp.2022.115012

La mentira de la «dieta»: Por qué los sucedáneos bajos en calorías no ayudan

Sabiendo lo que sabemos ahora –que no es sólo el número de calorías lo que importa, sino la insulina–, convendrá echar un vistazo más de cerca a los alimentos dietéticos. Sin duda que el refresco dietético que pediste tendrá menos calorías, pero ¿qué hace con tus niveles de insulina?

Aquí disponemos de la sabiduría del doctor Fung, autor de *El código de la obesidad* y líder del movimiento por el ayuno:

> A pesar de reducir el azúcar, los refrescos dietéticos no reducen el riesgo de obesidad, de síndrome metabólico, de infartos cerebrales ni de ataques cardíacos. Pero ¿por qué? Porque es la insulina, y no las calorías, lo que en última instancia lleva a la obesidad y al síndrome metabólico.
>
> La pregunta que hay que hacerse es ésta: ¿incrementan los edulcorantes artificiales los niveles de insulina? La sucralosa incrementa la insulina un 20 %, a pesar de que no contiene calorías ni azúcar. Este efecto productor de insulina se ha observado también en otros endulzantes artificiales, incluida la «naturalísima» estevia. Aunque tienen un efecto mínimo sobre los niveles de azúcar en sangre, tanto el aspartamo como la estevia incrementan aún más los niveles de insulina que el azúcar común. Por tanto, cabe esperar que los edulcorantes artificiales que elevan la secreción de insulina sean perjudiciales y no beneficiosos. Los endulzantes artificiales quizás reduzcan las calorías y el azúcar, pero no la insulina. Sin embargo, es la insulina la que nos lleva a engordar y a la diabetes.[33]

La insulina causa la obesidad, y la obesidad causa las enfermedades. Eso es todo.

---

33. Fung, *The Obesity Code, op. cit.*, p. 172.

Además de fomentar la secreción de insulina, los edulcorantes artificiales pueden alterar también el microbioma intestinal e inducir una alteración glucémica que empezamos a comprender.[34]

Es mejor evitar el azúcar y los sucedáneos del azúcar por muchos motivos. Y, una vez más, no basta con controlar lo que comes, sino también cuándo lo haces.

El ayuno: Un reseteo de insulina y de TOR

Estrecha tu ventana de horas de ingestión de alimentos, es decir, el tiempo que pasa entre el momento del día en que comienzas a comer y el momento en que dejas de comer. Necesitarás al menos 12 horas sin comer para quemar la glucosa almacenada en forma de glucógeno en el hígado antes de que tu organismo comience a quemar el exceso de grasa. Éste es el motivo por el cual funciona bien el ayuno intermitente. Cuando dejas de comer y ayunas, el glucógeno del hígado es lo primero que tu organismo comienza a canibalizar.

Hay un estudio en el que se detalla cómo, «cuando un animal está en ayunas, el organismo percibe una caída en la concentración de glucosa en lugares como los islotes pancreáticos y el cerebro, y responde reduciendo la secreción de insulina». Y señala también que «cuando el almacén de glucógeno en el hígado se agota, se liberan en la circulación los triglicéridos almacenados en los tejidos adiposos bajo la forma de ácidos grasos y glicerol».[35]

En otras palabras, en cuanto agotas todo el glucógeno del hígado después de un período de doce horas, tu organismo comienza a extraer grasa para combustible y reduce la producción de insulina, dando efectivamente a tus células un respiro en el baño de insulina, al cual las expone la ingestión constante de alimentos.

Pero quizás digas, «¿Y qué pasa con las personas que limitan sus carbohidratos a 100 g o menos al día? ¿Qué pasa con la gente que

---

34. Suez, J. *et al.*: «Personalized Microbiome-Driven Effects of Non-Nutritive Sweeteners on Human Glucose Tolerance». *Cell,* vol. 185, n.º 18 (2022), https://doi. org/10.1016/j.cell.2022.07.016

35. Ibíd.

sigue una dieta al estilo Atkins, baja en carbohidratos, y come sólo dentro de una ventana de ingestión de seis a ocho horas y, con todo, no pierden peso? ¿Qué pasaría si estuvieran ganando peso?

¿Qué otra cosa que la comida puede contribuir al sobrepeso o la obesidad?

Causantes no nutricionales de la obesidad

Previamente tocamos un factor que no está directamente ligado con lo que comes, y que es la resistencia a la insulina. Pero hasta eso está relacionado con *cómo* comemos, marcando los momentos y dando señales a tu cuerpo para que siga en la fase de crecimiento por la ingestión constante de calorías. Pero ¿qué otros factores pueden tener efectos en la obesidad?

Estrés agudo

El estrés agudo –o severo y súbito– puede traer consigo una pérdida de peso.[36]

Pongamos que tenemos un paciente que está haciendo ayuno. No ha comido nada en las últimas 20 horas. Debido a ello, la TOR probablemente habrá pasado al modo de supervivencia y reparación. Ha agotado el glucógeno del hígado, y su organismo debería estar extrayendo ahora energía de la grasa almacenada. Es probable que la producción de insulina sea baja.

Ahora, sometámoslo a un monitoreo continuo de glucosa (MCG) para ver el aspecto que ofrece. Profundizaremos en lo que hace el MCG en el siguiente capítulo. Pero, por ahora, baste decir que es un dispositivo para consumidores que permite llevar un control continuo de los niveles de glucosa en tiempo real. Es una potente herramienta que todos podemos utilizar para comprender mejor nuestra salud.

---

36. «Acute versus Chronic Conditions: MedlinePlus Medical Encyclopedia Image». MedlinePlus, 20 de enero de 2022, https://medlineplus.gov/ency/imagepages/18126.htm

Así pues, tomemos a nuestro paciente en ayuno y sometámoslo a lo que se ha llegado a describir como el peor dolor que una persona puede sufrir: una piedra en el riñón.

Obsérvese la lectura de la glucosa en el MCG de un paciente con una piedra en el riñón. Hay que tener en cuenta que esta persona ha estado haciendo ayuno durante aproximadamente 20 horas y que no se ha llevado nada a la boca salvo agua.

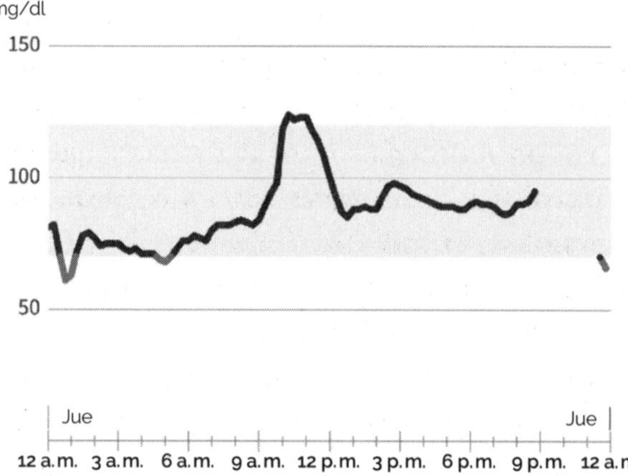

Gráfico del MCG de los niveles de glucosa en el tiempo, donde se muestra el efecto del dolor de una piedra en el riñón en torno a las 9 a.m. en un paciente en ayuno.

El dolor comenzó en torno a las 9:30 a. m. Este hombre no había comido nada, ni había bebido otra cosa que agua. Sin embargo, en ese momento, la glucosa se le disparó hasta los 125 mg/dl y se quedó ahí, hasta que comenzó a recibir morfina por vía intravenosa en la sala de emergencias para aliviarle el dolor.

El paciente no había comido nada, pero la glucosa en sangre se disparó hasta niveles que podríamos considerar como hiperglucémicos.[37]

---

37. Watson, S.: «Blood Glucose (Blood Sugar): How It's Made, How It's Used, Healthy Levels». WebMD, accedido el 3 de agosto de 2022, https://www.webmd.com/diabetes/glucose-diabetes

Trastornos del sueño

La apnea del sueño es un trastorno en el cual la persona deja de respirar durante breves períodos de tiempo mientras duerme, provocando con ello una importante pérdida en la calidad del sueño. Aunque todavía no estamos seguros del objetivo fundamental del sueño, sí que sabemos que es crucial para determinados procesos metabólicos, y quizás conozcas a alguien con este trastorno.

No te sorprenderá saber que la duración media del sueño se ha reducido durante las últimas décadas.[38] La apnea del sueño puede imitar el envejecimiento, el cual, como ya se dijo en el capítulo 2, es una de las funciones que regula el interruptor de la TOR.[39]

Así pues, tampoco debería sorprender a nadie que la apnea del sueño tenga vínculos con la diabetes tipo 2 y con la intolerancia a la glucosa, así como con la obesidad. En un estudio realizado con 11 hombres jóvenes y sanos se encontraron unas sorprendentes alteraciones en la función metabólica y endocrina tras restringirles su tiempo en la cama a 4 horas por noche durante sólo 6 noches.[40]

Dormir suficiente –y tener una buena calidad de sueño– es crucial para la pérdida de peso.[41] De otro modo, se puede desarrollar resistencia a la insulina y ganar aún más peso, aunque se coma adecuadamente.

---

38. Mesarwi, O. *et al.*: «Sleep Disorders and the Development of Insulin Resistance and Obesity». *Endocrinology and Metabolism Clinics of North America,* vol. 42, n.º 3, pp. 617-634 (2013), https://doi.org/10.1016/j.ecl.2013.05.001
39. Cortese, R. *et al.*: «Epigenetic Age Acceleration in Obstructive Sleep Apnoea Is Reversible with Adherent Treatment». *European Respiratory Journal,* vol. 59, n.º 4 (2022), https://doi.org/10.1183/13993003.03042-2021
40. Spiegel, K. *et al.*: «Impact of Sleep Debt on Metabolic and Endocrine Function». *The Lancet,* vol. 354, n.º 9188, pp. 1435-1439 (1999), https://doi.org/10.1016/S0140 6736(99)01376-8
41. Mesarwi *et al.*

Estrés crónico

Vimos arriba que el estrés agudo puede provocar crestas en los registros de glucosa, pero ¿qué ocurre con el estrés crónico? ¿Qué ocurre con esa ansiedad de bajo nivel, pero constante, con la que quizás forcejeas a diario?

Un equipo de investigadores estuvo monitorizando la resistencia a la insulina y midiendo la cantidad de estrés crónico diario que experimentaban unos trabajadores de Pekín, en China. Además de esto, se les hicieron otras muchas pruebas para conocer la presión sanguínea, el perímetro de cintura y los niveles de cortisol.[42] (El cortisol es una hormona asociada con el estrés).

¿Los resultados? Dos escalas del cuestionario del equipo de investigación para estos trabajadores –*exigencias en el trabajo* e *inseguridad laboral*– mostraron una correlación positiva tanto con los niveles de cortisol como con la resistencia a la insulina. Cuanto más elevadas eran las exigencias en el trabajo o más inseguro se sentía el trabajador, más elevado era su estrés y menos respondía el organismo a la insulina. Dado que sabemos que la resistencia a la insulina lleva a una mayor producción de insulina, y que la insulina es uno de los ingredientes clave de la obesidad, este estudio demostró «que el estrés repetido o crónico juega un papel potencial en el desarrollo del sobrepeso y la obesidad».[43]

Obesógenos químicos

Existen cada vez más evidencias que indican que determinados productos químicos de nuestro entorno, conocidos como *obesógenos,* pueden fomentar la obesidad.[44] Estas sustancias químicas están en todas partes: en el agua, el polvo, los envoltorios de comida, los

42. Yan, Y. X *et al.*: «Investigation of the Relationship Between Chronic Stress and Insulin Resistance in a Chinese Population». *Journal of Epidemiology*, vol. 26, n.º 7, pp. 355-360 (2016), https://doi.org/10.2188/jea.je20150183

43. Ibíd.

44. Lustig *et al.*: «Obesity I: Overview and Molecular and Biochemical Mechanisms».

productos de higiene personal, los productos de limpieza del hogar, los muebles y los aparatos electrónicos. Entre ellos se encuentra el bisfenol A (BPA) y los ftalatos, que son aditivos plásticos. Otros obesógenos son los pesticidas, entre los cuales se encuentra el DDT y la tributiltina; los antiguos retardantes del fuego y sus nuevos sustitutos; dioxinas y bifenilos policlorados (PCB); y la contaminación atmosférica. En los estudios también se cita como obesógenos a los compuestos perfluoroalquilados (PFAS), a los que se denomina sustancias químicas eternas por su longevidad en el medioambiente. Todo esto se puede encontrar en los envoltorios de los alimentos, en los utensilios de cocina y en los muebles, incluidas las sillitas para los niños en los automóviles. En un estudio se descubrió que las personas con los niveles más elevados de PFAS recuperaban más peso tras una dieta, sobre todo las mujeres.[45]

El envejecimiento y la «complexión de padre» (o «complexión de madre»)

Puede suceder que no tengas un problema con el sueño, que no sufras de estrés agudo con frecuencia y que puedas evitar el estrés crónico y los obesógenos de tu entorno. Quizás ayunes de forma regular y sigas una dieta tipo Atkins. Con todo, habrá algo que no podrás evitar.

Envejecer.

Puede que recuerdes tus veintitantos años, cuando comías cuanto te apetecía sin ver que aquello «se quedara aferrado a tus costillas», pero ¿y ahora? Ahora tienes que verte comiendo como un pajarillo porque cualquier trozo de pastel perdido aparece en el espejo al día siguiente. Es la temida «complexión del padre» (o «complexión de la madre»).

Existe un motivo para que ocurra esto a medida que envejecemos, y es que, con la edad, nos hacemos más resistentes a la insuli-

45. Liu, G. *et al.*: «Perfluoroalkyl Substances and Changes in Body Weight and Resting Metabolic Rate in Response to Weight-Loss Diets: A Prospective Study». *PLOS Medicine,* vol. 15, n.º 2 (13 de febrero de 2018), https://doi.org/10.1371/journal. pmed.1002502

na, lo cual hace que nuestro organismo tenga unos niveles elevados de insulina de forma permanente. ¿Y qué hace esta insulina? Hace bastantes cosas. Los estudios demuestran que unos elevados niveles de insulina hacen a las células menos sensibles a la hormona, induciendo la resistencia a la insulina en el interior de esas células.[46] Así comienza el ciclo: tus células, ahora resistentes a la insulina, necesitan más insulina para ser eficaces; tu organismo produce más insulina, incrementando así la cantidad de esta hormona en tu cuerpo; y esto a su vez incrementa la resistencia a la insulina. Y se repite el ciclo indefinidamente.

¿Qué aspecto quiero tener en la vida? Cualquier opción es posible, pero la elección es mía.

¿Quiero tener la «figura del padre» o «complexión de padre» (sí, existe una versión «complexión de madre» también)? ¿O quiero tener un aspecto más sano? Yo soy egoísta, y quiero ver a mis nietos. ¿Qué harías tú?

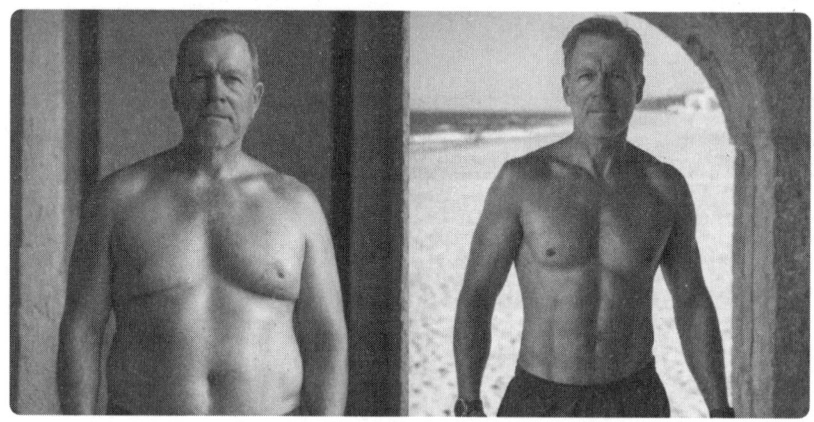

Figura de la complexión del padre (izquierda, también llamada «figura del padre») junto a la figura de aspecto sano.

46. Bano, S. *et al.*: «Prolonged Exposure to Insulin Causes Epigenetic Alteration Leading to Insulin Resistance». *BioRxiv,* 2022, https://doi. org/10.1101/2022.04.28.489884

No es sólo una fuerza de voluntad débil la que te impide perder peso mediante el «come menos y haz más ejercicio». En realidad, nosotros –la clase médica– entendimos mal los mecanismos del aumento de peso. Nos centramos demasiado en contar calorías y no nos fijamos lo suficiente en las auténticas culpables: la insulina y las dietas altas en carbohidratos.

Tras todas estas explicaciones sobre la glucosa y la insulina, echemos un vistazo a la siguiente mentira, y descubramos cuán peligroso es el edulcorante favorito de todos los niños.

Capítulo 4

La mentira de la diabetes

«El azúcar no es perjudicial, salvo por el aumento de peso y las caries dentales»

Una rosa con cualquier otro nombre olería igual de dulce.

—**William Shakespeare**, *Romeo y Julieta*

Ya hemos hablado de una de las mentiras de la diabetes: que la insulina es la mejor manera de tratar la diabetes tipo 2.

Pero hay otra mentira que nosotros, desde la medicina oficial, hemos dicho y que tiene que ver con el azúcar: «El azúcar no es perjudicial, salvo por el aumento de peso y las caries dentales». Según la Asociación Americana de la Diabetes, los diabéticos pueden sustituir la sacarosa, o lo que hemos dado en llamar azúcar de mesa, por otros carbohidratos. Todo cuanto tienen que hacer es añadir más insulina u otros medicamentos para compensarla. «Los alimentos que contienen sacarosa se pueden sustituir por otros carbohidratos en el plan de comidas o, si se añade al plan de comidas, compensar con insulina u otros medicamentos que reduzcan la glucosa».[1]

1. «Nutrition Recommendations and Interventions for Diabetes». *Diabetes Care,* vol. 31, Suplemento 1 (enero de 2008), https://doi.org/10.2337/dc08-s061

Por cierto, este consejo venía justo después de que se recomendara que «se debe tener cuidado para no excederse con la ingestión de energía».[2] ¡Ese molesto modelo de equilibrio energético vuelve a asomar su fea cara!

Voy a argumentar aquí que el azúcar es mucho más perjudicial que el mero hecho de llevarte a aumentar el peso o a generar caries, pues el azúcar activa la TOR (algo que se ha descubierto en estudios recientes)[3] y propicia todas las enfermedades provocadas por la activación crónica de la TOR, todas las enfermedades de las que trata este libro, comenzando por la diabetes.

De modo que abróchate el cinturón.

Información básica sobre el azúcar

En primer lugar, aclaremos de qué estamos hablando cuando pronunciamos la palabra *azúcar.* La taxonomía de la palabra es muy compleja, pero no hay que preocuparse por ello. Como todo lo demás en este libro, lo vamos a simplificar.

El azúcar tiene multitud de formas y aún más nombres. El hecho de que *tenga* tantos nombres es posiblemente una consecuencia del hecho de que la gente está empezando a darse cuenta de lo dañino que es. Así pues, los fabricantes intentan disfrazar el azúcar en las etiquetas de los alimentos dándole nuevos nombres. ¿Ese néctar de agave que has visto en la sección de alimentos sanos? Pues es simplemente azúcar.

---

2. Ibíd.
3. Sangüesa, G. *et al.*: «mTOR Is a Key Protein Involved in the Metabolic Effects of Simple Sugars». *International Journal of Molecular Sciences*, vol. 20, n.º 5, 1117 (mayo de 2019), https://doi.org/10.3390/ijms20051117

Los 97 nombres del azúcar (y sus sustitutivos)

1. Alimentos caramelizados
2. Amazake
3. Azúcar blanco
4. Azúcar castor
5. Azúcar crudo
6. Azúcar de arroz
7. Azúcar de Barbados
8. Azúcar de caña
9. Azúcar de coco
10. Azúcar de corteza
11. Azúcar de dátil
12. Azúcar de manzana
13. Azúcar de palma
14. Azúcar de remolacha
15. Azúcar glasé
16. Azúcar invertido
17. Azúcar moreno
18. Azúcar sin refinar
19. Azúcar turbinado
20. Azúcares caramelo
21. Caña de azúcar
22. Carbitol
23. Cebada malteada
24. Celulosa microcristalina
25. Color caramelo
26. Cristales de Florida
27. D-tagatosa
28. Dextrina
29. Dextrosa
30. Dextrosa anhidra
31. Dextrosa cristalina
32. Diglicéridos
33. Disacáridos
34. Edulcorante de fructosa
35. Edulcorante de maíz
36. Edulcorantes de arroz
37. Eritritol
38. Fructooligosacáridos
39. Fructosa
40. Fructosa líquida
41. Galactosa
42. Glicéridos
43. Glicerina
44. Glucitol
45. Gluconolactona
46. Glucosa
47. Glucosamina
48. Hexitol
49. Inversol
50. Inversol
51. Isomalt
52. Jarabe de arroz
53. Lactosa
54. Levulosa
55. Malta de arroz
56. Malta de cebada
57. Malta dextrina
58. Maltas
59. Maltodextrinas
60. Maltodextrosa
61. Maltosa
62. Manitol
63. Manosa
64. Melazas
65. Miel
66. Miel sin refinar
67. Monoglicéridos
68. Néctares
69. Pentosa
70. Polidextrosa
71. Poliglicéridos
72. Polímeros de glucosa
73. Ribosa
74. Sacáridos
75. Sacarosa
76. Sirope
77. Sirope de arce
78. Sirope de arroz integral
79. Sirope de glucosa
80. Sirope de maíz
81. Sirope de malta
82. Sirope de malta de cebada
83. Sirope de pasas
84. Sirope para pancakes
85. Siropes Karo
86. Sólidos del jarabe de arroz
87. Sorbitol
88. Sorgo
89. Sucanat
90. Sucanet
91. Trisacáridos
92. Xilitol
93. Xilosa
94. Zumo de caña
95. Zumo de caña evaporado
96. Zumo de frutas concentrado
97. Zumo de pasas

Lista de los diferentes nombres que aparecen en las etiquetas de alimentación y que significan azúcar (o sustitutos del azúcar)

Los azúcares, junto con los almidones y la fibra, son un tipo de carbohidratos, y podemos encontrarlos como una única molécula conocida como azúcar simple o monosacárido. La glucosa es un ejemplo de ello. Muchos de estos tipos de azúcar acaban con la terminación *-osa,* como la glucosa, la fructosa o la galactosa.[4]

Los azúcares también pueden presentarse en forma de cadenas de moléculas, conocidas como azúcares complejos o polisacáridos. Muchas moléculas de glucosa se combinan con una cadena polisacárida conocida como *almidón*. Ejemplos de almidones son aquellos producidos por las plantas y que se pueden encontrar en el trigo, las patatas, el maíz y el arroz. Pero, además de los almidones, existen otras formas de polisacáridos, como los polisacáridos no digeribles, que normalmente llamamos *fibra.*

Los carbohidratos y los azúcares que se dan de forma natural (como los recién mencionados del trigo, las patatas, el maíz y el arroz) se dice que son *no refinados* o *no procesados,* lo cual puede ser bueno para nuestra salud. Ejemplos de estos azúcares más saludables y no refinados son los que se encuentran en las verduras, las frutas y los cereales crudos. Estos azúcares los suele absorber la corriente sanguínea de forma relativamente más lenta, lo cual viene bien para que no se den picos de glucosa en sangre (de lo cual hablaremos más tarde). Como quedó reflejado en un artículo al hablar de los carbohidratos complejos, «Éstos precisan de más tiempo de digestión y, por tanto, tienen un efecto gradual en el incremento de azúcar en la sangre».[5]

Pero un carbohidrato también se puede *procesar,* o *refinar,* lo cual es menos saludable; por ejemplo, puliendo y descascarillando el arroz para facilitar la cocción al vapor y la ebullición, o el molido del trigo en harina. Hace poco se desarrolló una nueva tecnología: el tratamiento del maíz con ácidos y enzimas para convertirlo en sirope de maíz. Este procesamiento y refinado supone que la gluco-

---

4. «Physiology, Carbohydrates-StatPearls-NCBI Bookshelf». National Library of Medicine, 26 de julio de 2021, https://www.ncbi.nlm.nih.gov/books/NBK459280/

5. Ibíd.

sa que normalmente se demora (como ocurre con los carbohidratos no refinados mencionados arriba) se absorbe ahora con más rapidez en la corriente sanguínea, dando como resultado picos de glucosa (y por tanto de insulina).

Aunque hemos mencionado que la glucosa es un azúcar simple o monosacárido, tendremos que señalar también que es el principal azúcar que se puede encontrar en la corriente sanguínea. Cuando la gente dice que tienen bajo el azúcar en la sangre, o mencionan simplemente el azúcar en sangre, se están refiriendo a los niveles de glucosa en sangre.

La fructosa es otro de los monosacáridos principales. Este azúcar simple se origina naturalmente en las frutas y es, de hecho, el carbohidrato natural de sabor más dulce. A diferencia de la glucosa, que la utilizan todas las células del organismo, la fructosa sólo la puede metabolizar el hígado. La mayor parte del resto de los tejidos corporales no puede utilizarla para extraer energía.

El consumo de fructosa no cambia significativamente el nivel de glucosa en la sangre porque se trata de un azúcar distinto. A diferencia de la glucosa, la fructosa tiene muy poco efecto directo sobre la insulina. Pero nos centraremos en la fructosa en el siguiente capítulo y veremos por qué no es sólo una inofensiva compinche de la glucosa.

El azúcar de mesa –al menos ese azúcar con el cual estamos todos familiarizados– se conoce también como sacarosa, y consiste en una molécula de glucosa enlazada con una molécula de fructosa (un tipo de polisacárido llamado *disacárido).*

La revolución del jarabe de maíz de alta fructosa

¿Recuerdas cuando mencioné las formas de refinar los carbohidratos y los azúcares para hacerlos menos saludables? Pues en la década de 1970 descubrieron el modo de tratar el maíz con ácidos y enzimas con el fin de crear un jarabe. Éste tiene en torno a un 55 % de fructosa y un 45 % de glucosa, y se deriva del almidón del maíz, que en este caso es una cadena de moléculas de glucosa que se descompone para producir jarabe de maíz, efectivamente, todo glucosa.

Y éste se trata después con enzimas para «convertir» parte de las moléculas de glucosa en fructosa.[6]

El resultado es el ahora infame jarabe de maíz de alta fructosa (JMAF).

Se descubrió que los monosacáridos libres del jarabe de maíz de alta fructosa potenciaban el sabor, la estabilidad, la frescura, la textura, el color, la vertibilidad y la consistencia en comparación con la sacarosa. Y esto lo hacía ideal para los alimentos procesados, que requieren de una larga conservación sin refrigeración.

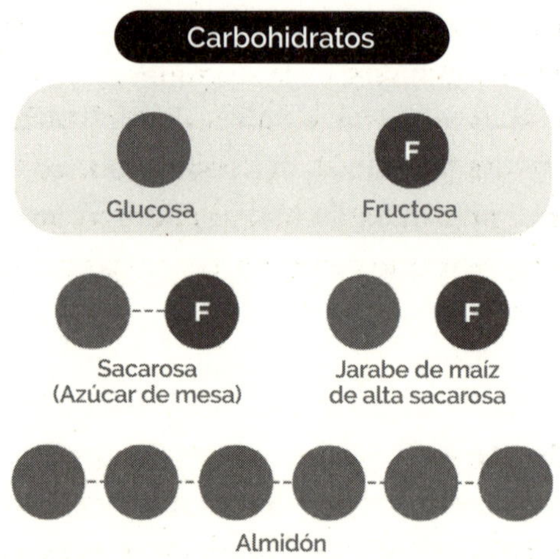

Glucosa y fructosa, y algunas de las combinaciones en las cuales pueden darse para formar azúcar de mesa (sacarosa), jarabe de maíz de alta fructosa y almidones.

El jarabe de maíz de alta fructosa se comenzó a utilizar de forma *explosiva* en cuanto se comercializó, no sólo por sus cualidades «superiores», sino también porque su coste era la mitad de una dosis

6. Center for Food Safety and Applied Nutrition: «High Fructose Corn Syrup Questions and Answers». US Food and Drug Administration, 4 de enero de 2018, https://www.fda.gov/food/food-additives-petitions/high-fructose-corn-syrup questions-and-answers

similar de sacarosa. Esto se debía en gran medida a que Estados Unidos ofrece elevados subsidios por la producción de maíz, subsidios mucho más elevados que para cualquier otro cultivo. Esto hace que se incremente el uso del jarabe de maíz de alta fructosa, junto con las enfermedades resultantes que lo acompañan, como la obesidad, la diabetes, las enfermedades cardíacas, el cáncer y el alzhéimer.

Algunos autores han intentado demonizar el jarabe de maíz de alta fructosa, pero ha sido en vano, pues sigue formando parte de la composición de un montón de alimentos procesados. En tanto que el porcentaje exacto de fructosa y de glucosa puede variar en las diferentes formulaciones (según la Administración de Alimentos y Medicamentos, «Las formas más habituales de JMAF contienen un 42 % o un 55 % de fructosa»), las consecuencias biológicas y de salud de su consumo son similares a las del azúcar de mesa o sacarosa.[7] Esto quiere decir que tiene consecuencias graves que vamos a detallar.

El peligro dulce

¿Por qué es tan dañino el azúcar? Echemos un vistazo a las dos cosas mencionadas en la mentira de arriba: «El azúcar no es perjudicial, *aparte de* por el aumento de peso y las caries dentales».

La obesidad

¿Te acuerdas de lo que hablábamos en el capítulo anterior? Ahora sabemos que la cuestión no estriba en las calorías que entran y en las que salen. La obesidad tiene que ver, más bien, con la insulina, que almacena grasas. Pues bien, el azúcar activa la secreción de insulina, que, a su vez, genera la obesidad.

7. Ibíd.

Las caries

A todos nos han dicho que el azúcar genera caries. «¡No comas demasiados caramelos o te saldrán caries!», nos advertían nuestros progenitores. Y en cráneos antiguos –de personas que vivieron bastante antes de que los carbohidratos refinados fueran de fácil acceso– se ha observado que las caries eran menos comunes. Y esto no era porque los dentistas fueran mejores en la antigua Roma o en Egipto. Simplemente, tenían menos azúcares y carbohidratos refinados, lo cual significa que las bacterias cariogénicas que provocan las caries no podían prosperar.

El *Streptococcus mutans* se tiene por uno de los agentes clave que provocan la caries dental.[8] Tal como lo explican en un artículo académico:

> El análisis de máxima verosimilitud del espectro de frecuencias de emplazamientos sinónimos sugería que la población de *S. mutans* comenzó a expandirse exponencialmente hace 10 000 años (con un intervalo de confianza [IC] del 95 %: entre 3268 y 14 344 años atrás), lo cual vendría a coincidir con el inicio de la agricultura.[9]

En otro informe se analizó la composición del ADN de las bacterias orales de la placa dental de cráneos antiguos y se observó que:

> Dos de los mayores cambios dietéticos de la evolución humana fueron la adopción de dietas del Neolítico (agricultura) ricas en carbohidratos (comenzando [aproximadamente] hace 10 000

8. «Tooth Decay». National Institute of Dental and Craniofacial Research, US Department of Health and Human Services, accedido el 16 de septiembre de 2022, https:// www.nidcr.nih.gov/health-info/tooth-decay
9. Cornejo, O. E. *et al.*: «Evolutionary and Population Genomics of the Cavity Causing Bacteria Streptococcus Mutans». *Molecular Biology and Evolution*, vol. 30, n.º 4, pp. 881-893 (octubre de 2012), https://doi.org/10.1093/molbev/mss278

> años) y la llegada, más reciente, de la harina y el azúcar procesados industrialmente (en [más o menos] 1850) [...]. La composición de la microbiota oral se mantuvo inesperadamente constante entre el Neolítico y épocas medievales, tras lo cual (las ahora ubicuas) bacterias cariogénicas se hicieron dominantes, aparentemente durante la Revolución Industrial.[10]

Pero, además de obesidad y de caries, el azúcar también provoca diabetes.

La diabetes: La pandemia de la que nadie habla

Estamos en los inicios de la mayor epidemia de diabetes que el mundo haya conocido.

Según los Centros de Control y Prevención de Enfermedades, en 1910, 1 de cada 30 personas era diabética, mientras que, al ritmo actual, 1 de cada 3 personas nacidas a partir del año 2000 será diabética. Más de la mitad de todos los adultos de Estados Unidos eran diabéticos o prediabéticos en 2012, y esto va a ir a más.[11]

Pero, antes de profundizar en ello, vamos a ver lo que sabemos de la diabetes.

Existen dos tipos principales de diabetes. Con la diabetes tipo 1, el páncreas es incapaz de fabricar suficiente insulina. Esto se debe a que el sistema inmune ataca y destruye las células beta del páncreas, que son las que elaboran la insulina, por lo que la persona termina sufriendo una deficiencia absoluta de insulina. El resultado es la diabetes autoinmune latente de la edad adulta. Dicho de otro

---

10. Adler, C. J. *et al.*: «Sequencing Ancient Calcified Dental Plaque Shows Changes in Oral Microbiota with Dietary Shifts of the Neolithic and Industrial Revolutions». *Nature Genetics,* vol. 45, n.º 4, pp. 450-455 (2013), https://doi.org/10.1038/ ng.2536
11. Menke, A. *et al.*: «Prevalence of and Trends in Diabetes among Adults in the United States, 1988-2012». *JAMA,* vol. 314, n.º 10, 1021 (agosto de 2015), https://doi. org/10.1001/jama.2015.10029

modo, no se produce suficiente insulina porque el organismo ataca a las células sanas que la producen.[12]

Con la diabetes tipo 2, lo que sucede es lo contrario: que hay demasiada insulina. Esto ocurre en más del 90 % de los casos hoy en día, y la diabetes tipo 2 es lo que está convirtiéndose en una pandemia. La diabetes tipo 2 ocurre cuando se da una resistencia a la insulina. El organismo ralentiza su respuesta a esta hormona, lo cual significa que tiene que producir más para conseguir el mismo efecto. Cuando digamos *diabetes* en este capítulo, nos estaremos refiriendo a la diabetes tipo 2, a menos que se diga otra cosa.

La diabetes es una de las pocas enfermedades que afecta a casi todos los sistemas de órganos, y esto debido a que todas las células tienen receptores de insulina.

La causa número uno de amputaciones es la diabetes.

La causa número uno de fallo renal es la diabetes.

La causa número uno de ceguera, infarto cerebral, ataque cardíaco, infertilidad, lesiones nerviosas y demencia es la diabetes.

El 80 % de los diabéticos mueren por enfermedades cardíacas, y la diabetes incrementa el riesgo de la enfermedad de Alzheimer. De hecho, algunos investigadores afirman actualmente que el alzhéimer podría ser esencialmente una «diabetes tipo 3» en la que el cerebro se hace resistente a la insulina. Es más, «la diabetes tipo 3 tiene lugar cuando las neuronas del cerebro se vuelven incapaces de responder a la insulina, la cual es esencial para tareas básicas, entre las que se incluyen la memoria y el aprendizaje. Algunos investigadores creen que la deficiencia de insulina es clave para el declive cognitivo de la enfermedad de Alzheimer».[13]

---

12. «Tweaking T Cells to Treat Autoimmune Diseases». National Institute of Dental and Craniofacial Research, US Department of Health and Human Services, julio de 2019, https://www.nidcr.nih.gov/news-events/nidcr-news/2019/tweaking-t-cells-treat autoimmune-diseases

13. De Widt, L.: «Researchers Link Alzheimer's Gene to Type 3 Diabetes–Mayo Clinic News Network». Mayo Clinic, 25 de octubre de 2017, https://newsnetwork. mayoclinic.org/discussion/researchers-link-alzheimers-gene-to-type-iii-diabetes/

Y también está asociada al resto de las enfermedades de este libro.

La diabetes tipo 2 aumenta la producción de insulina. Esto hace que se active la TOR, que aumente la resistencia a la insulina y dé lugar a todas las enfermedades metabólicas de las que se habla en este libro.

Es terrible, pero quizás te sorprenda saber que esta dolencia ha estado merodeándonos durante mucho más tiempo del que cabría pensar.

Cómo diagnosticar la diabetes, según los expertos

«La diabetes –escribe un experto– fue detectada por los antiguos egipcios hace 3500 años. Una de las primeras descripciones clínicas fue la de Areteo, que ejerció en Capadocia en torno al 120 d. C. Areteo escribió que esta dolencia era "afortunadamente rara", pero "corta será la vida del hombre en quien la enfermedad se desarrolle plenamente"».[14]

Definimos las enfermedades sobre la base de nuestros conocimientos en fisiología, a partir de las pruebas de las que disponemos. Y lo mismo hacían los griegos, los chinos y los japoneses. «La palabra del griego antiguo con que se designaba la diabetes –escribe una investigadora– significa *expulsión de orina; una gran descarga de orina,* lo cual apunta a la frecuencia de las micciones, que es uno de los síntomas de la diabetes. Tanto la micción frecuente como un elevado nivel de glucosa en la orina pueden ser signos de la diabetes».[15]

Pero, con el tiempo, la gente observó que las moscas se sentían atraídas por la orina de los diabéticos. «Los antiguos médicos chinos

14. King, P., Peacock, I. y Donnelly, R.: «The UK Prospective Diabetes Study (UKPDS): Clinical and Therapeutic Implications for Type 2 Diabetes». *British Journal of Clinical Pharmacology,* vol. 48, n.º 5, pp. 643-648 (1999), https://doi.org/10.1046/ j.1365-2125.1999.00092.x

15. Daniels, P.: «How Diabetes Got Its Name». MSU Extension, Michigan State University, 31 de octubre de 2016, https://www.canr.msu.edu/ news/how_diabetes_got_ its_name

y japoneses se dieron cuenta de que los perros se sentían particularmente atraídos por la orina de la gente y, cuando examinaron la orina, descubrieron que tenía un sabor dulce. Lo que hacía dulce la orina eran los altos niveles de glucosa o azúcar. Este descubrimiento del dulzor de la orina llevó a la denominación de *diabetes mellitus.*»[16] Y sí, determinaron que la orina de los diabéticos sabía dulce del modo en que te estás imaginando. La habían probado.

Desde entonces, hemos desarrollado pruebas más sofisticadas (y más sabrosas), como el test de glucosa en la sangre, que es la prueba que actualmente recomienda la ADA, la Asociación Americana para la Diabetes, para diagnosticar esta dolencia.

Esta prueba recibe el nombre de *glucosa en sangre en ayunas* o *glucosa plasmática en ayunas* (GPA). Normalmente, los niveles de glucosa en sangre fluctúan mucho, dependiendo de lo que se ingiera y de otros factores de los que hablaremos más adelante. Pero podemos minimizar en parte estas variaciones ayunando durante las doce horas previas a la extracción de sangre para obtener los niveles de glucosa sanguínea en ayunas.

También podemos hacer una prueba A1C o HA1C. Esto significa *hemoglobina A1C,* y es otra prueba que se puede hacer en lugar de la prueba de glucosa en ayunas. Aquí se miden los cambios de la glucosa en la hemoglobina de los glóbulos rojos de la sangre. Dado que los glóbulos rojos sólo viven aproximadamente 90 días, esta prueba proporciona un resultado «promedio» de glucosa en sangre en ese plazo de tiempo, en lugar de en un único punto temporal, como ocurre con el test de glucosa en ayunas. Por otra parte, esta prueba no precisa de ayuno, de modo que, a diferencia de la prueba de glucosa en ayunas, ésta se puede obtener en una única visita a la consulta. Además, se puede utilizar tanto para detectar la diabetes como para controlar la respuesta al tratamiento.

La ADA define el diagnóstico de la diabetes en el umbral de un GPA mayor o igual a 126 mg/dl, o un valor A1C (HA1C) mayor o igual al 6,5 %.

---

16. Ibíd.

Prueba de la diabetes	Normal	Prediabetes	Diabetes
Hemoglobina A_{1c} %	< 5,7	5,7-6,4	≥ 6,5
Glucosa en sangre en ayunas	< 100	100-125	> 125

Criterios para el diagnóstico de la diabetes y la prediabetes de la Asociación Americana para la Diabetes.[17, 18]

Por desgracia, es posible tener una evaluación de glucosa plasmática en ayunas o una puntuación HA1C normal y, sin embargo, tener un metabolismo de la glucosa anómalo, lo cual puede indicar que vas camino de la diabetes. Si tu glucosa fluctúa rápidamente tras ingerir alimentos, esto podría indicar una patología y ser potencialmente perjudicial. Pero, dado que esto ocurre sólo después de comer, tu prueba de glucosa en ayunas saldría normal.

Incluso con grandes fluctuaciones en los niveles de glucosa (o alta *variabilidad de glucosa),* todavía es posible tener una HA1C normal debido a que esta prueba sólo mide la glucosa «promedio» durante un período aproximado de 90 días.

Como veremos más adelante, existen evidencias de que los picos de glucosa más elevados pueden ser más dañinos que los niveles promedio. Es algo parecido a conducir un automóvil. Me puedo llevar una multa por ir a 130 km/h, aunque el promedio del viaje entero sea de 90 km/h.

---

17. «Standards of Medical Care in Diabetes–2022; Abridged for Primary Care Providers». *Clinical Diabetes,* vol. 40, n.º 1, pp. 10-38 (enero de 2022), https://doi. org/10.2337/cd22-as01

18. «The A1C Test & Diabetes». National Institute of Diabetes and Digestive and Kidney Diseases, abril de 2018, https://www.niddk.nih.gov/health-information/diagnostic tests/a1c-test

Tres pacientes con el mismo promedio de glucosa en sangre

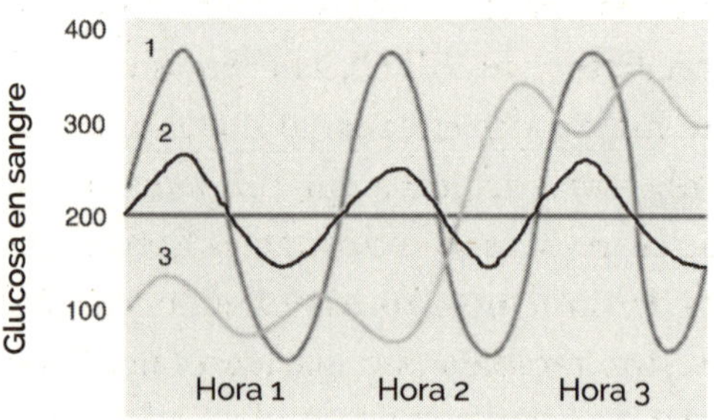

Variabilidad glucémica en tres pacientes diferentes con la misma media (o promedio) de glucosa en sangre.

Para detectar la variabilidad de la glucosa, vamos a necesitar una especie de monitorización continua, en vez de hacer una única prueba en un momento determinado del tiempo. Afortunadamente, existe un dispositivo relativamente nuevo que permite tal monitorización de los valores de la glucosa a lo largo de un período dado (normalmente, 14 días).

Se trata de un monitor de glucosa continuo o CGM por sus siglas en inglés. Se fija de forma indolora al brazo con un sensor que permite frecuentes medidas de glucosa intersticial. Estos datos correlacionan bien con la GPA o la HA1C, pero, a diferencia de estas pruebas, el CGM registra también la variabilidad de la glucosa, incluidos los picos.

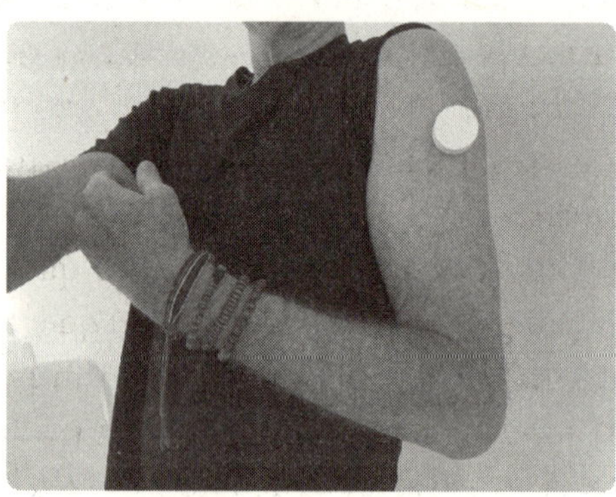

Un CGM en el brazo que ofrece los resultados en el *smartphone*.

Actualmente, los CGM sólo están disponibles mediante prescripción médica en Estados Unidos, y los cubre el seguro sólo para diabéticos y prediabéticos. Muchas personas que no son diabéticas, pero que están interesadas en la salud metabólica, están empezando a usarlos, no obstante, debido a que proporcionan información valiosa acerca de las respuestas individuales hacia la glucosa según los distintos tipos de alimentos. Yo recomiendo los CGM no sólo para los diabéticos, sino también para pacientes no diabéticos que quieran comprender mejor su propia salud metabólica individual.

Pero ¿y si te dijera que existe una prueba sanguínea mejor para la diabetes, una prueba que la mayoría de los médicos ni siquiera utiliza? ¿Y si te dijera que esta prueba puede dar positivo aun cuando los valores de glucosa en GPA, HA1C y CGM se encuentren dentro de los límites? ¿Y si te dijera que esta prueba es anterior en más de una década a los diagnósticos oficiales de la diabetes?

Es un pequeño secreto. La mayoría de las personas ve la diabetes como vemos un interruptor. O la tienes o no la tienes. Pero, evidentemente, las cosas no son así. Se parece más a la obesidad, donde el rango de los valores del peso que puedes tener es muy amplio, aunque a partir de determinado punto se te considera «gordo».

Como vimos arriba, el umbral para el diagnóstico es arbitrario. Recuerda que la ADA establece como criterio del diagnóstico de diabetes un valor de glucosa en ayunas mayor o igual a 126 mg/dl. Pero, hasta 1997, este número era 140 mg/dl. Fue entonces cuando se redujo su valor al valor actual. Quizás esto sea un reflejo de la creciente preocupación por los efectos perjudiciales que unos niveles elevados de glucosa pueden tener (cosa que exploraremos más abajo).

Del mismo modo que ocurre con el CGM, uno puede tener unos resultados «normales» en glucosa en ayunas y en HA1C, y obtener valores anómalos en el CGM, lo cual indicaría que uno va camino de la diabetes. ¿Cuán largo es este camino en el que la mayoría de los estadounidenses adultos ya se hallan, según las últimas cifras?

Este período anterior al verdadero diagnóstico de la diabetes, o incluso la prediabetes (que algunos denominan, *diabetes* in situ) puede prolongarse durante más de una década. Como ya se mencionó aquí, el colectivo de los prediabéticos incluye ahora a 1 de cada 3 adultos, de los cuales sólo el 20 % son conscientes de su situación.

La diabetes: qué la define *verdaderamente*

¿Cuál es la hormona maestra que controla la TOR y la obesidad y que, en nuestra descripción sobre el diagnóstico de la diabetes, aún no hemos mencionado? Y, curiosamente, no forma parte de los criterios de diagnóstico de la ADA para la prediabetes o la diabetes.

¿Te acuerdas que dijimos que la diabetes es, principalmente, una enfermedad de la insulina que se manifiesta mediante anomalías en las proporciones de glucosa en la sangre? La diabetes es, por encima de todo, un problema de exceso de insulina y, *después,* es un problema de exceso de glucosa. No estás viendo el elefante en la habitación –la insulina– mientras te fijas en el chico bajito: la glucosa. Si esperas a un elevado nivel de glucosa para hacer el diagnóstico, te estarás perdiendo una prolongada ventana de oportunidad para el tratamiento.

En la diabetes tipo 2, el páncreas todavía produce insulina, pero el organismo ralentiza su respuesta ante la hormona debido a la resistencia a ésta. Muchos son los que equiparan la diabetes tipo 2 con la resistencia a la insulina, y Reaven, que fue el que primero describió el síndrome metabólico (llamándolo *síndrome X),* lo consideraba equiparable a un «síndrome de resistencia a la insulina».[19]

La hormona que gritaba «¡Que viene el lobo!»: ¿Qué es la resistencia a la insulina?

La diabetes tipo 2 se conoce también como resistencia a la insulina, un síntoma del síndrome metabólico. Antes estuvimos hablando ya, aunque de forma breve, de la resistencia a la insulina, pero ¿qué es realmente?

19. Reaven, G. M.: «Why Syndrome X? from Harold Himsworth to the Insulin Resistance Syndrome». *Cell Metabolism,* vol. 1, n.º 1, pp. 9-14 (2005), https://doi. org/10.1016/j.cmet.2004.12.001

La resistencia a la insulina guarda relación con una reducción de la respuesta del organismo ante la hormona de la insulina. Parece bastante claro, ¿no? Es un fenómeno de acomodación en el que nos habituamos a algo tras un prolongado tiempo de exposición a eso.

Es como el niño que gritaba «¡Que viene el lobo!». La primera vez que lo hizo, todo el mundo se puso en marcha. Pero, al cabo de unas cuantas veces de hacerlo y que no viniera el lobo, la gente se acostumbró, o se hizo «resistente» a sus gritos de alarma, y ya nadie acudía a sus llamadas.

Pues lo mismo sucede con las respuestas de nuestro organismo ante la insulina. Un nivel elevado crónico incrementa la tolerancia, pues exige al páncreas que elabore más insulina como respuesta. Y un nivel elevado de insulina incrementa la resistencia, lo cual supone que el organismo va a necesitar *todavía más* insulina, con lo que entraremos en un bucle de retroalimentación, un círculo vicioso. Cualquier cosa que eleve la insulina reducirá ligeramente nuestra respuesta ante ella, lo cual, con el tiempo, requerirá de aún más insulina para conseguir los mismos efectos.

Pero ¿qué activa la producción de insulina (y, a través de ella, de la TOR)?

Lo que comes es una de esas cosas. Hay determinados macronutrientes que incrementan poderosamente la producción de insulina (y, por tanto, la resistencia a la insulina). Los carbohidratos son los más agresivos, y las proteínas los siguen de cerca. Las grasas vienen al final, pues son las que menos activan la producción de insulina de los tres macronutrientes.

El *cuándo* comes también puede activar la producción de insulina. Comer, en sí, genera resistencia a la insulina, y el picoteo frecuente de alimentos mantiene a la TOR activa. Sin embargo, lo opuesto también es cierto; el ayuno apaga la TOR, y también tiende a bajar la resistencia a la insulina.

El envejecimiento, en sí mismo, está asociado también con la resistencia a la insulina. A medida que nos hacemos mayores, nuestro cuerpo se hace más resistente a esta hormona. ¿Te acuerdas de aquella comida que ingerías en la universidad sin preocuparte por el peso, esa comida que ahora te hace engordar? Toda una vida de picos de insulina incrementa la resistencia. Y con la resistencia a esta hormona, los niveles básicos de insulina se incrementan, lo cual da la señal a tu organismo para que almacene calorías en forma de grasa, entre otras cosas.

Existen otras cosas que incrementan la producción de insulina, como ya explicábamos en capítulos anteriores, como el estrés, los trastornos del sueño, ¡incluso un dolor agudo! Cualquier cosa que incremente la insulina puede contribuir a la resistencia a la insulina.

Aplicación desigual de la resistencia a la insulina

Pero la cosa no termina ahí. Existe todavía otro aspecto más de la resistencia a la insulina que la mayoría de la gente no tiene en cuenta y que, sin embargo, es decisivo. Y es que la resistencia a la insulina no se aplica de forma uniforme a todas las funciones de esta hormona. Se aplica sólo a determinados aspectos de la función insulínica, en tanto que otros aspectos no se ven afectados.

Como sugiere un experto:

> Aunque la actividad glucorregulatoria de la insulina queda mitigada durante una hiperinsulinemia al amortiguar la eficacia de la señalización insulínica («resistencia a la insulina»), no ocurre lo mismo con la mayor parte del resto de las intervenciones hormonales de la insulina, incluidas la promoción de la síntesis proteica, la lipogénesis de novo y la proliferación celular; la inhibición de la lipólisis, del reemplazo celular dependiente de la autofagia y de la antioxidación dependiente del factor nuclear E2 (Nrf2); y otros mecanismos de defensa. De ahí que no podamos hablar de una resistencia general a la insulina, sino de una deficiencia selectiva de señalización insulínica, lo cual provoca

una menor absorción de glucosa de la sangre y del óxido nítrico sintasa endotelial (eNOS).[20]

Efectos desiguales de la resistencia a la insulina

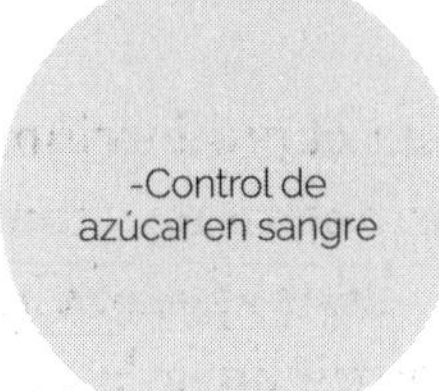

+ Almacenamiento de grasa
+ Crecimiento / proliferación
+ Inflamación
+ Activación de la mTOR

La resistencia a la insulina no afecta por igual a todas las funciones de la insulina.

Dicho de otro modo, en tanto que la resistencia a la insulina significa que necesitamos más insulina para regular el azúcar en la sangre a medida que nuestro organismo se desensibiliza a esta hormona, ya *no* necesitamos más grasas. De hecho, nuestro organismo no se desensibiliza ante las funciones de crecimiento que gestiona la insulina. Este mismo experto señala también: «Debido a una señalización insulínica sin restricciones en su mayor parte, la hiperinsulinemia incrementa el riesgo de obesidad, la diabetes tipo 2 y las enfermedades cardiovasculares, al tiempo que reduce el tiempo de salud y de esperanza de vida».[21]

Esto tiene sentido. Si la resistencia a la insulina fuera generalizada, aunque necesitaras más insulina para controlar la glucosa en sangre, también necesitarías más para ganar peso. Pero los investigadores señalan que «durante la resistencia a la insulina, la señalización a través de las quinasas AKT está parcialmente alterada. No todas las vías dependientes de AKT están afectadas, al igual que otras vías de señalización,

---

20. Kolb, H. *et al.*: «Insulin: Too Much of a Good Thing Is Bad». *BMC Medicine,* vol. 18, n.º 1 (2020), https://doi.org/10.1186/s12916-020-01688-6
21. Ibíd.

lo que indica que la resistencia a la insulina es selectiva. Por lo tanto, la hiperinsulinemia, en presencia de resistencia a la insulina promueve actividades celulares anabólicas a través de la vía MEK-ERK y a través de mTORC1».[22] ¿Recuerdas que estuvimos hablando de anabolismo y catabolismo en el capítulo de la TOR? La actividad anabólica es uno de los senderos que la resistencia a la insulina no obstruye.

Pero estos investigadores siguen diciendo: «Aunque la ruta PI3K/AKT queda afectada durante la resistencia a la insulina, y sólo proporciona una translocación insuficiente de GLUT4 para la captación de glucosa y una activación deficiente de eNOS, parece haber una activación normal de mTORC1».[23] Por decirlo de manera sencilla, a pesar de verse «afectado» el procesamiento de la glucosa, la activación de la mTOR (o TOR) sigue su curso normal para la insulina.

La «resistencia» a los efectos de la insulina se da principalmente en el procesamiento de absorción de la glucosa. Sin embargo, el resto de efectos anabólicos y de la TOR de la insulina, como la proliferación celular, la inhibición de la autofagia, la síntesis de grasas y la inflamación se activan al máximo de su potencial.

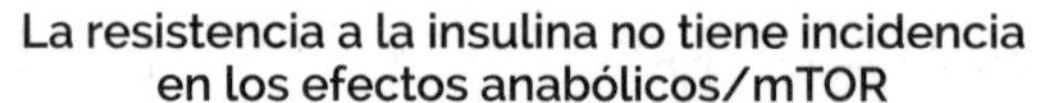

La resistencia a la insulina no tiene incidencia en los efectos anabólicos/mTOR

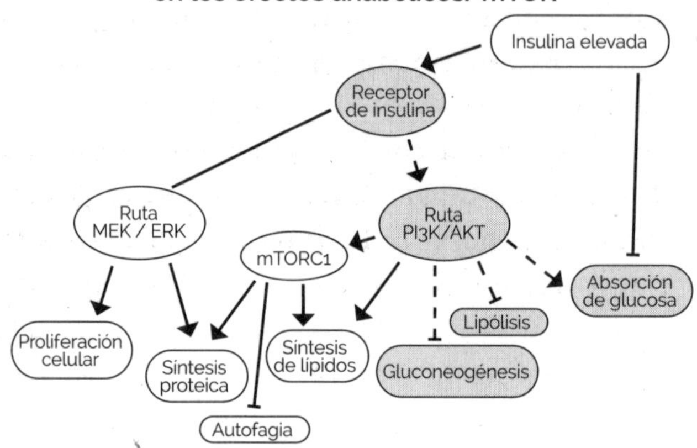

Los diversos efectos de la insulina en las vías descendentes.[24]

22. Ibíd.
23. Ibíd.
24. Ibíd.

En esta misma investigación se señalaba: «La hiperinsulinemia reduce la captación de glucosa no sólo mediante la inhibición de la ruta PI3K/AKT («resistencia a la insulina»), sino también por otras vías aún desconocidas».[25] Esta resistencia insulínica puede darse con anterioridad a las anomalías de la glucosa –como los niveles de glucosa en ayunas, los niveles HA1C o incluso las anomalías captadas por el CGM– y la diabetes o la prediabetes ¡en más de una década!

Si la insulina (y la resistencia insulínica) define la diabetes y es anterior a otras anomalías de la glucosa, ¿por qué no utilizar los niveles de insulina para diagnosticar la diabetes? Una insulina elevada en ayunas puede diagnosticar una resistencia insulínica más de una década antes de que tengan lugar los valores anormales en los niveles de glucosa, de modo que ¿por qué los médicos no hacen el diagnóstico rutinariamente con la insulina?

Ésa es una buena pregunta.

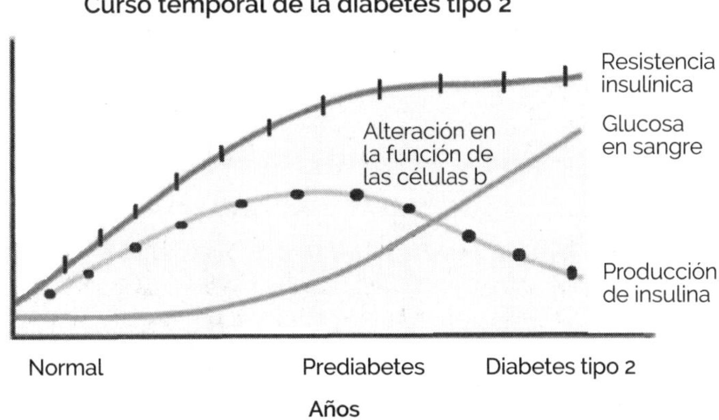

La resistencia a la insulina tiene lugar mucho antes que cualquier anomalía en los niveles de glucosa.[26]

25. Ibíd.
26. Shannon, C. E. *et al.*: «Effects of Sustained Hyperglycemia on Skeletal Muscle Lipids in Healthy Subjects». *The Journal of Clinical Endocrinology & Amp; Metabolism*, vol. 107, n.º 8 (2022), https://doi.org/10.1210/clinem/dgac306

Al igual que ocurre con la glucosa, la variabilidad de la insulina es aún más difícil de establecer por medio de mediciones estáticas. Por desgracia, no disponemos de un CGM equivalente para la insulina. Pero tenemos una prueba denominada test de tolerancia a la glucosa oral para los niveles de insulina. Aquí se mide la glucosa en sangre en ayunas y los niveles de insulina, para, después de ingerir una solución dulce y esperar unas horas, hacer nuevas mediciones de glucosa en sangre y de insulina.[27] Esto es lo que se necesita para detectar una dinámica anómala de la insulina, y rara vez se lleva a cabo.

Si más de la mitad de los adultos estadounidenses son prediabéticos o diabéticos, y el 88 % tiene anomalías metabólicas, habrá que concluir que la mayoría de los estadounidenses tiene resistencia a la insulina en mayor o menor grado. Quizás no se manifieste aún como una prediabetes o una diabetes. Quizás ni siquiera tengamos un nivel elevado de insulina en ayunas, pero la variabilidad insulínica puede ser el único indicador. Y, sin embargo, rara vez nos realizan tal medición.

La diabetes tipo 2 es resistencia insulínica. El síndrome metabólico es resistencia insulínica. Un elevado nivel de glucosa en ayunas es resistencia insulínica. La variabilidad en la glucosa es resistencia insulínica. Un valor elevado en HA1C es resistencia insulínica. Un elevado nivel de insulina en ayunas es resistencia insulínica. Las anomalías en la variabilidad de la insulina en un test de tolerancia a la glucosa oral es resistencia insulínica.

Yo asumiría que, con el envejecimiento, la mayoría de las personas tenemos cierto grado de tolerancia a la insulina, por lo que en capítulos posteriores voy a recomendar algunos cambios en el estilo de vida que pueden mitigar la resistencia insulínica y reducir el riesgo de contraer, o incluso revertir, otras enfermedades que se mencionan en este libro.

---

27. «Glucose Tolerance Test». Mayo Clinic, 24 de marzo de 2022, https://www.mayoclinic. org/tests-procedures/glucose-tolerance-test/about/pac-20394296

Glucosa en sangre: El veneno es la dosis

El médico renacentista Paracelso dijo en cierta ocasión: *«Dosis sola facit venenum»*, o «La dosis, por sí sola, hace el veneno». Dicho de otro modo, la *cantidad* de algo presente determina normalmente si es perjudicial.

Tanto la glucosa como la fructosa tienen la misma fórmula química $C_6H_{12}O_6$, y ambas son monosacáridos. Pero tienen estructuras químicas diferentes y se manejan de forma diferente en términos metabólicos. Pero, de momento, nos vamos a centrar en la glucosa, para abordar la fructosa en el siguiente capítulo.

Se necesita un poco de glucosa en la sangre. Pero, cuidado, he dicho *en la sangre,* no en la dieta. Recuerda que los carbohidratos no son esenciales en la dieta, y que no necesitamos ingerir glucosa. El organismo puede elaborar glucosa suficiente como para satisfacer sus necesidades. Si recuerdas el capítulo 3, cuando hablábamos de Angus Barbieri, el hombre que estuvo haciendo ayuno durante más de un año, su nivel de glucosa en sangre se mantuvo en el extremo inferior del rango normal debido a que su organismo elaboraba la glucosa que necesitaba a partir de la grasa.

Nuestro organismo se esfuerza por mantener los niveles de glucosa en sangre dentro de un estrecho rango. Por encima de determinado nivel, el cuerpo se apresura en eliminar el exceso de glucosa de la corriente sanguínea para que no provoque efectos perjudiciales, de los cuales hablaremos en breve.

Por otra parte, si falta glucosa en la sangre, tendremos lo que se denomina *hipoglucemia* (donde *hipo* significa «por debajo» y *glucemia* significa «azúcar en sangre»). Cuando una persona está hipoglucémica, el organismo hará también lo justo para satisfacer sus necesidades. Barbieri estuvo elaborando la glucosa justa durante más de un año sin tener ninguna hipoglucemia grave.

Si hay un exceso de glucosa en sangre, tendremos lo que llamamos *hiperglucemia* (donde *hiper* significa «por encima»). El organismo hará lo que sea para eliminar de la sangre con rapidez ese exceso de glucosa con el fin de evitar los daños que puede causar. Y lo hace liberando insulina, que le dice al cuerpo que elimine glucosa de la sangre y la almacene como grasa, entre otras cosas.

Si estos procesos fallan, y la glucosa en sangre se incrementa, tendremos una diabetes.

Pero ¿cuál es la cantidad exacta de glucosa en sangre que debemos tener? Ya hemos hablado de lo que la ADA considera una diabetes, pero no hemos hablado de lo que se supone que es lo normal. Ese número es bastante pequeño.

¿Cuál es la cantidad ideal? En los seres humanos, los niveles normales de glucosa en sangre se hallan en torno a los 90 mg/dl, que es el equivalente a 5mM (o milimoles por litro, mmol/L).[28] Y dado que el peso molecular de la glucosa, $C_6H_{12}O_6$, es de alrededor de 180 g/mol, cuando se calcula, la cantidad total de glucosa que circula normalmente por la sangre será de alrededor de 4 g (si nos basamos en el volumen normal de sangre de un adulto, que es de 5 litros); es decir, el equivalente a una cucharadita de glucosa.

Toda cantidad por encima de este nivel va a suponer un esfuerzo para nuestro organismo, que va a intentar eliminarlo con rapidez.

Y dado que el azúcar que ingerimos se disuelve directamente en la corriente sanguínea, cualquier azúcar o carbohidrato refinado que consumamos por encima de esa cucharadita va a disparar las alarmas y va a activar los sistemas insulínicos de nuestro organismo para que nos protejan de los picos tóxicos de un exceso de azúcar en la sangre.

Así pues, bastará con la ingestión de una cucharadita de azúcar para que se active la respuesta insulínica. ¿Cuánto es eso en términos de comida? Una rebanada de pan contiene alrededor de cinco cucharaditas. Con una de ellas satisfacemos las necesidades de nuestro organismo, de modo que las otras cuatro activan la respuesta insulínica para eliminar el exceso de glucosa de la sangre y evitar así una prolongada hiperglucemia.

---

28. Hoffman, M.: «Blood Sugar Levels: How Glucose Levels Affect Your Body». WebMD, 6 de diciembre de 2020, https://www.webmd.com/diabetes/how-sugar-affects diabetes

Pero ¿qué pasa con la hiperglucemia? ¿Qué peligro tiene un exceso de azúcar en la sangre?

En primer lugar, no hay un mecanismo de transporte seguro en la sangre para tal cantidad de azúcar como la que se deriva de la dieta actual. La glucosa y la fructosa son rápidamente absorbidas por los intestinos y se disuelven en la sangre en su mayor parte. Esto no tiene nada que ver con el sistema de transporte seguro que mueve grasas y proteínas en la sangre mediante toda una gama de lipoproteínas de diversos tamaños. Tal como lo explicaban en un informe, «El colesterol y los triglicéridos no pueden circular libremente por la sangre, de manera que viajan en unos «paquetes redondos» llamados lipoproteínas. Las lipoproteínas contienen una mezcla especial de grasas y proteínas que les permiten fluir libremente por la sangre».[29]

Pero, además de esto, un exceso de glucosa es problemático por otros motivos.

Una hiperglucemia aguda puede dar como resultado agitación, fatiga, sed y un aumento de las ganas de orinar (de ahí la palabra *diabetes,* por *diabetes mellitus).* Una hiperglucemia aguda extrema puede provocar trastornos como el del síndrome hiperosmolar (en el que el incremento en las micciones lleva a una deshidratación severa y puede dar como resultado convulsiones, un estado de coma o la muerte)[30] en diabéticos tipo 2 o a una cetoacidosis diabética en diabéticos tipo 1.

Obsérvese que la *cetoacidosis diabética* no es lo mismo que la *cetosis nutricional* de la que hablábamos antes. La cetosis nutricional es un estado natural que se da durante el ayuno o con la restricción de carbohidratos, y de la que hablaremos más tarde. De momento,

---

29. «Blood Fats Explained». Heart UK–The Cholesterol Charity, junio de 2018, https:// www.heartuk.org.uk/downloads/health-professionals/publications/blood-fats explained.pdf

30. «Hyperosmolar Hyperglycemic Syndrome». Cleveland Clinic, 13 de noviembre de 2019, https://my.clevelandclinic.org/health/diseases/21147-hyperosmolar-hyperglycemic syndrome

quedémonos con la idea de que ha sido el estado normal del metabolismo humano durante los millones de años previos a la Revolución de la Agricultura y la Revolución Industrial. Éstas pusieron a nuestra disposición, de forma permanente, alimentos procesados altos en carbohidratos, que son los que nos han llevado a un incremento en la producción de insulina y a la activación de la TOR, apagando así la cetosis. De hecho, la gestión de la cetosis forma parte de un enfoque novedoso en el tratamiento de la diabetes tipo 2.[31] La cetoacidosis diabética, en cambio, es una peligrosa dolencia que pueden contraer los diabéticos tipo 1 y que, incluso, puede suponer un riesgo para la vida. Algunos profesionales de la atención sanitaria confunden la cetosis con la cetoacidosis.

Sin embargo, con la hiperglucemia crónica se puede dar un fenómeno denominado *glicación* o *glucación,* que puede dañar los tejidos y los órganos del cuerpo. Casi todos los procesos metabólicos del organismo precisan de enzimas para poder llevar a cabo sus reacciones. Pero hay una excepción importante, la glicación, en la cual las moléculas de azúcar (o glucosa) se adhieren a las proteínas sin necesidad de la participación de una enzima, interfiriendo así con las funciones de las proteínas.

El mecanismo que da lugar a tal efecto tóxico del azúcar ha sido denominado *reacción de Maillard,* que es lo que hace que podamos hacer caramelo con el azúcar y lo que le da su sabor a la carne asada.[32] En estos casos, la glucosa se liga a la proteína merced al efecto del calor. Es el mismo proceso que tiene lugar al tostar el pan. En el organismo, la glucosa en tan alto nivel se liga a las proteínas merced al calor corporal y trae consigo una importante inflamación al «tostar» literalmente los tejidos. El resultado de este proceso se conoce

---

31. Hallberg, S. J. *et al.*: «Effectiveness and Safety of a Novel Care Model for the Management of Type 2 Diabetes at 1 Year: An Open-Label, Non-Randomized, Controlled Study». *Diabetes Therapy,* vol. 9, n.º 2, pp. 583-612 (2018), https://doi. org/10.1007/s13300-018-0373-9

32. «What Is the Maillard Reaction?» Science of Cooking, accedido el 16 de septiembre de 2022, https://www.scienceofcooking.com/maillard_reaction.htm

con el nombre de *productos finales de glicación avanzada,* o AGE, por sus siglas en inglés, que provoca el envejecimiento de los tejidos.

Unos elevados niveles de glucosa pueden llevar también a la conversión de parte de esa glucosa en fructosa vía los polioles, lo cual puede provocar también inflamación. Esto sucede cuando la glucosa, en niveles elevados, satura las vías normales a través de las cuales puede metabolizarse.[33] Nos fijaremos en esto en el siguiente capítulo.

Pero ¿y la glicación? Ya hemos tocado un ejemplo que nos resulta familiar. Es la prueba HA1C, que mide directamente los daños que provoca la glicación en los glóbulos rojos de la sangre (también conocidos como *eritrocitos)* debido al exceso de azúcar.

Los efectos de la glicación por exceso de azúcar se sienten, sobre todo, en el órgano más grande del cuerpo, que no es la piel, como muchos suponen, sino un sistema de órganos crucial, aunque en gran medida oscuro, dado que muchos médicos ni siquiera son conscientes de él: el *glucocáliz endotelial.* Se trata de una capa parecida a un gel que cubre el lado luminal (o interior) de los vasos sanguíneos y de otras superficies endoteliales. Se dice de él que es «el revestimiento protector antiadherente de las arterias», porque ésa es exactamente su función.

Los daños en este revestimiento interno de los vasos sanguíneos se hallan en la base de las enfermedades provocadas por la diabetes. Entraremos más en detalle en cómo tienen lugar estos daños y sus resultados concretos en un capítulo posterior.

Sin embargo, en el cerebro, estos daños pueden llevar a la demencia o a los infartos cerebrales. ¿Te acuerdas que dijimos que, según algunos expertos, la enfermedad de Alzheimer era una diabetes tipo 3? Pues los daños provocados por la glicación están estrechamente relacionados con eso. Los daños en los vasos sanguíneos causan lesiones subsecuentes en la retina, que es lo que hace que la diabetes puede ser la causa última de una ceguera. Pero este mismo

---

33. «Polyol Pathway». Polyol Pathway–an overview, ScienceDirect Topics, accedido el 16 de septiembre de 2022, https://www.sciencedirect.com/topics/medicine-and-dentistry/ polyol-pathway

daño puede afectar a los riñones, lo cual convierte a la diabetes en la principal causa de la insuficiencia renal. La inflamación y los efectos en el aporte sanguíneo provocados por la glicación pueden llevar a un diabético a tener que sufrir la amputación de algún miembro.

Si los picos de glucosa pueden provocar tales efectos, la pregunta que deberíamos formularnos es la siguiente: un control más estricto de la glucosa en casos de diabetes, ¿será capaz de limitar los picos de glucosa y, por tanto, reducir las complicaciones subsiguientes a la diabetes, como las enfermedades crónicas?

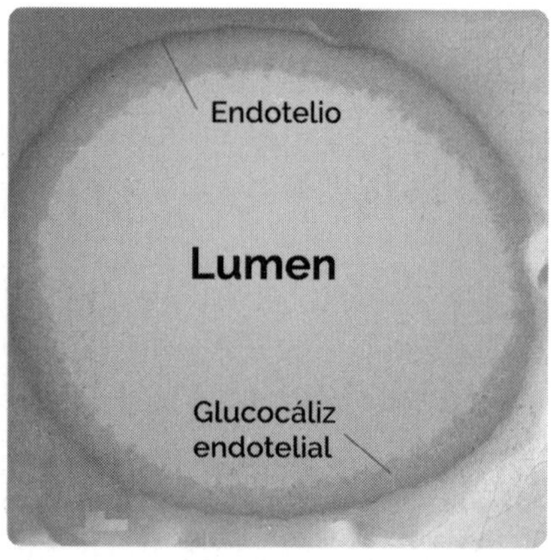

Una micrografía del glucocáliz endotelial.[34]

El Ensayo sobre el Control y las Complicaciones de la Diabetes (ECCD), que se realizó entre 1982 y 1993, se llevó a cabo con el fin de responder a esta misma pregunta. En este ensayo, a los pacientes con diabetes tipo 1 (que tenían niveles bajos de insulina, en lugar de la resistencia a la insulina de los diabéticos tipo 2) se les administró insulina de forma intensiva con la intención de controlar estricta-

34. Pillinger, N. L. y Kam, P. C.: «Endothelial Glycocalyx: Basic Science and Clinical Implications». *Anaesthesia and Intensive Care,* vol. 45, n.º 3, pp. 295-307 (2017), https://doi. org/10.1177/0310057x1704500305

mente los niveles de glucosa en sangre y minimizar así los picos de azúcar.[35]

¡Este estudio tuvo un rotundo éxito! En él se demostró que «una terapia intensiva retrasa de forma eficaz el inicio de la retinopatía diabética, la nefropatía (insuficiencia renal) y la neuropatía, y ralentiza también su progresión, en pacientes con DMID», o diabetes mellitus insulino-dependientes.[36, 37] Pero tal éxito tenía un precio, pues el principal de los efectos adversos fue que la hipoglucemia severa se duplicó o, incluso, se triplicó en algunos casos.

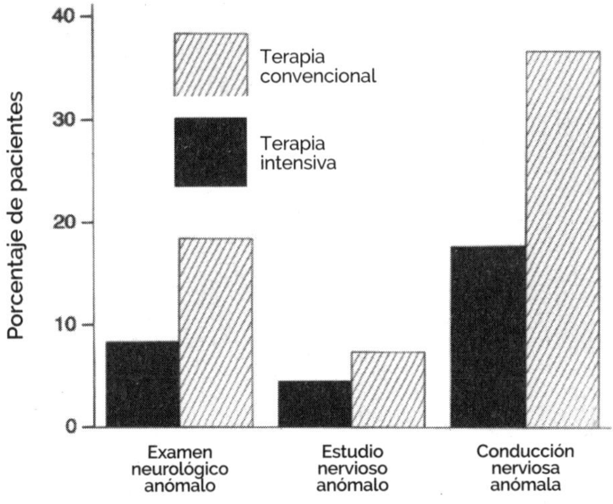

La prevalencia de hallazgos anómalos en los pacientes diabéticos tipo 1 tras recibir terapia intensiva (barras sólidas) o bien terapia convencional (barras sombreadas).[38]

35. «The Effect of Intensive Treatment of Diabetes on the Development and Progression of Long-Term Complications in Insulin-Dependent Diabetes Mellitus». *New England Journal of Medicine,* vol. 329, n.º 14, pp. 977-986 (1993), https://doi.org/10.1056/ nejm199309303291401

36. «Diabetic Nephropathy (Kidney Disease)». Johns Hopkins Medicine, 19 de noviembre de 2019, https://www.hopkinsmedicine.org/health/conditions-and-diseases/diabetes/diabetic-nephropathy-kidney-disease

37. «The Effect of Intensive Treatment of Diabetes». *New England Journal of Medicine. Op. cit.*

38. Ibíd.

Pero ¿qué tienen de malo los picos de glucosa en los pacientes no diabéticos? ¿Qué niveles de glucosa podemos considerar peligrosos? Estas preguntas todavía se están investigando, aunque podríamos dar por seguro que evitar alimentos que provoquen picos de glucosa en sangre va a ser bueno para tu salud y tu longevidad.

Lo que nos puede dar un indicio de lo importante que es evitar los picos de glucosa es un fármaco llamado acarbosa. Es un medicamento aprobado por la Administración de Alimentos y Medicamentos de Estados Unidos para los diabéticos, y lo que hace es demorar la digestión de los carbohidratos en los intestinos. Esto da lugar a una menor variabilidad en los índices de glucosa en sangre y a un menor número de picos de glucosa. Administrado a ratones (no diabéticos), dio lugar a una mejora media en longevidad del 17 %. Veremos con más detenimiento la acarbosa y otros destacados efectos que tiene sobre la longevidad en próximos capítulos.[39]

El efecto indirecto: Los daños por exceso de insulina

Sabemos que los picos de glucosa pueden ser perjudiciales. Pero ¿qué sabemos de la insulina, del elefante en la habitación?

Cuando la glucosa tiene un pico, la insulina también tiene un pico, pues es el principal mecanismo que utiliza nuestro organismo para protegerse de los daños que provocan los picos de glucosa.

Sin embargo, como ya hemos visto, aunque la insulina reduce los niveles de azúcar en la sangre, también puede hacernos daño debido a la resistencia a la insulina. Por otra parte, nos lleva a almacenar grasa y por tanto a la obesidad, y hace que la TOR se ponga en modo crecimiento. Así, de manera indirecta, nos lleva a todos los efectos negativos subsiguientes y a las enfermedades crónicas.

---

39. Harrison, D. E. *et al.*: «Acarbose Improves Health and Lifespan in Aging Het3 Mice». *Aging Cell,* vol. 18, n.º 2 (2019), https://doi.org/10.1111/acel.12898

Los índices altos de insulina y la resistencia insulínica son positivos para la supervivencia en aquellas situaciones en las que es necesario almacenar grasa y ganar peso con rapidez, como ocurre antes de hibernar, durante prolongados períodos en los que los alimentos están restringidos o durante el embarazo. Pero, como hemos visto, sin unas condiciones precipitantes como éstas, esos mismos resultados nos llevan a un peso poco saludable, a la obesidad y a todos los trastornos subsiguientes. Al «encender» la TOR, activamos el crecimiento, la proliferación celular y la inflamación, además del almacenamiento de grasas.

Como ya se ha dicho anteriormente, los investigadores han observado que la resistencia a la insulina sólo afecta a la glucorregulación, no al resto de las funciones de la insulina.[40] De modo que regresemos al último estudio del que estuvimos hablando y a la pregunta a la cual respondía. ¿Será bueno controlar los picos de glucosa en pacientes con poca o ninguna insulina endógena (en otras palabras, DMID o diabetes tipo 1) administrándoles insulina extra? La respuesta fue que sí, que mitigaba las complicaciones subsiguientes de las enfermedades crónicas.[41]

Así pues, permítaseme hacer una pregunta similar, pero esta vez utilizando un grupo con elevados niveles de insulina (y de resistencia insulínica), es decir, personas con diabetes tipo 2. ¿Qué beneficios para la salud podemos obtener limitando los picos de glucosa mediante una terapia agresiva con un incremento de insulina o de otros fármacos? En este segundo grupo, controlamos los picos de glucosa, pero estaremos incrementando también sus ya elevados índices de insulina con aún más insulina y otros fármacos.

---

40. Kolb, H. *et al.*: «Insulin: Too Much of a Good Thing Is Bad». *BMC Medicine,* vol. 18, n.º 1 (2020), https://doi.org/10.1186/s12916-020-01688-6

41. «The Effect of Intensive Treatment of Diabetes on the Development and Progression of Long-Term Complications in Insulin-Dependent Diabetes Mellitus». *New England Journal of Medicine,* vol. 329, n.º 14, pp. 977-986 (1993), https://doi.org/10.1056/ nejm199309303291401

Pues, bien, hubo un estudio en el que se hizo esto, observando a 3867 pacientes recién diagnosticados con diabetes tipo 2. Y se descubrió que un tratamiento intensivo del control de glucosa mantuvo una HA1C un 11 % inferior, con una mediana del 7 %. Era lo que cabía esperar, y era una noticia buena. La intervención redujo también sustancialmente la frecuencia de puntos terminales microvasculares, como hemorragias retinianas que requieren fotocoagulación, o cirugía láser utilizada para destruir estructuras anómalas en la retina.[42] ¡Sin duda es una magnífica noticia![43]

Pero la mortandad vinculada con la diabetes no mejoró, ni tampoco el índice de infartos de miocardio. Y esto es una mala noticia.[44]

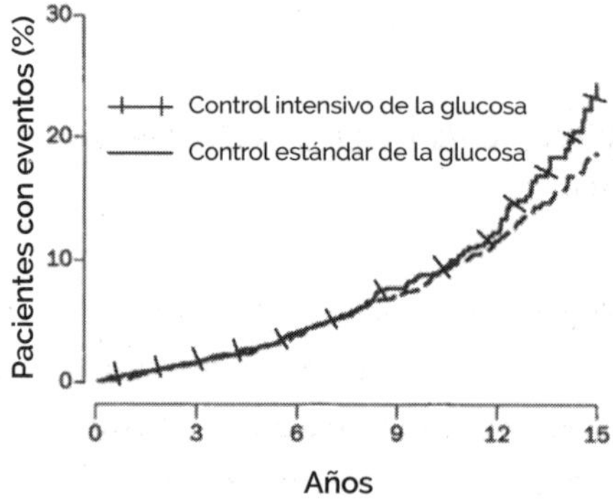

Un gráfico Kaplan-Meier de la mortandad vinculada con la diabetes al comparar un grupo de control intensivo de la glucosa con otro de control estándar de la glucosa.[45]

---

42. «Laser Photocoagulation–Eye: MedlinePlus Medical Encyclopedia». MedlinePlus, accedido el 16 de septiembre de 2022, https://medlineplus.gov/ency/article/007664.htm

43. «Intensive Blood-Glucose Control with Sulphonylureas or Insulin Compared with Conventional Treatment and Risk of Complications in Patients with Type 2 Diabetes (UKPDS 33)». *The Lancet,* vol. 352, n.º 9131, pp. 837-853 (1998), https://doi.org/10.1016/ s0140-6736(98)07019-6

44. Ibíd.

45. Ibíd.

Si los índices de insulina son bajos, como en el primer estudio con diabéticos tipo 1, pequeñas cantidades de insulina para controlar los picos de glucosa serán beneficiosos en lo relativo a las complicaciones a largo plazo. Podríamos reducir los picos de glucosa con pequeñas cantidades de insulina, disminuyendo así las complicaciones provocadas por la glucosa.

Pero, en el segundo estudio, donde los pacientes tenían ya altos índices de insulina debido a que eran diabéticos tipo 2, la administración de insulina para controlar los picos de glucosa no fue tan positiva. Los beneficios del control de la glucosa se vieron oscurecidos por los daños que provocaron los altos niveles de insulina. Y, aunque se redujeron los picos de glucosa, estábamos ante diabéticos tipo 2 con resistencia insulínica, de modo que el tratamiento no hizo otra cosa que incrementar los ya altos índices de insulina.

El azúcar debería llevar una etiqueta de advertencia

Los índices elevados de glucosa son perjudiciales, pero también lo son los índices elevados de insulina. Un exceso de glucosa puede provocar una glicación, pero un exceso de insulina puede provocar todas las enfermedades que provienen de una activación crónica de la TOR.

La diabetes tipo 2 es una enfermedad de toxicidad e intolerancia a los carbohidratos. La solución para esto consiste en reducir al máximo los hidratos de carbono refinados en la dieta y no sólo comenzar a tomar medicación. ¡De hecho, con sólo este cambio dietético se han logrado remisiones de la diabetes en algunos estudios![46] Me pregunto cuántas personas precisarían de insulina si renombráramos la enfermedad como *intolerancia a los carbohidratos*, en vez de

46. «Type 2 Diabetes Remission». Diabetes Australia, octubre de 2021, https://www. diabetesaustralia.com.au/wp-content/uploads/2021_Diabetes-Australia-Position Statement_Type-2-diabetes-remission_2.pdf

llamarla *diabetes tipo 2.* Hay países en los que el mensaje se capta mejor que en otros. Podríamos aprender algo de Sri Lanka, por ejemplo, como se ve en la foto de abajo.

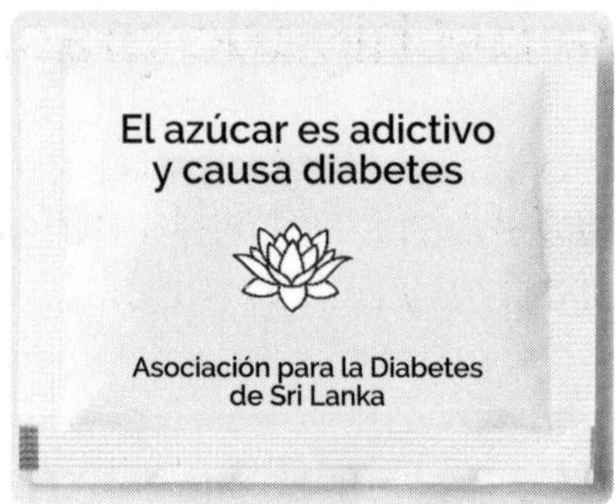

Representación de un sobrecito de azúcar típico como los que te puedes encontrar en Sri Lanka gracias a una organización para la diabetes de aquel país.

La solución es obvia. Las dietas bajas en carbohidratos funcionan, y estamos comenzando a ver finalmente algunas evidencias de ello, a pesar de la reluctancia de la Asociación para la Diabetes Americana o de la medicina oficial para asumirlo de forma plena.

Ahora, hablemos de la compinche pequeña de la glucosa, la fructosa, y veremos que no es tan inocua como parece.

Capítulo 5

La mentira del hígado graso

«No existe tratamiento para la enfermedad del hígado graso no alcohólico»

Il n'y a de Nouveau que ce qui est oublié.
(No hay nada nuevo, salvo lo que se había olvidado).

–Marie Antoniette

En el capítulo anterior, estuvimos hablando de la diabetes y del problema del exceso de glucosa. Ahora pondremos nuestra atención en la compinche de la glucosa, la no tan inocente fructosa, y en los daños que puede provocar a través de lo que se conoce como *enfermedad del hígado graso no alcohólico.* Pero, antes de sumergirnos en este tema, ¿cuál es exactamente la posición actual de la comunidad médica sobre este tema?

«La enfermedad del hígado graso no alcohólico (EHGNA) se ha convertido en la enfermedad hepática más extendida en el mundo, y sin embargo no existen todavía terapias farmacológicas para prevenir ni tratar esta dolencia», se dice en un artículo académico. En otro dicen, «No existe actualmente ningún tratamiento establecido para la EHGNA o ENA (esteatohepatitis no alcohólica, o hígado graso), aunque se recomienda la pérdida de peso y una dieta baja en grasas».[12]

Un triste pronóstico. La enfermedad hepática más difundida y no existe tratamiento para ella. Pero ahí radica la mentira, por desgracia. Sí que *existen* tratamientos para la enfermedad del hígado graso no alcohólico.

«Pero, ¡espera! –quizás digas–. El cáncer y las enfermedades cardíacas son terribles, y lo sabemos. Pero ¿qué tiene de malo un hígado graso? ¿Qué pasa con él?».

Para empezar, es la enfermedad hepática más común en el mundo occidental. Actualmente, una de cada tres personas la tienen, y es la principal causa de trasplantes de hígado en las mujeres. Se lo denomina enfermedad del hígado graso *no alcohólico* para diferenciarlo del otro tipo de enfermedad del hígado graso provocado por el consumo de alcohol, que era anteriormente la causa más común de hígado graso.

De hecho, la EHGNA es una enfermedad relativamente nueva, pues hace 30 años no se oía hablar de ella. Esto explica en parte por qué este capítulo es diferente. Casi todas las enfermedades crónicas de las que hablamos en este libro vienen asolando a la humanidad a lo largo de toda su historia, aunque con una menor incidencia. Sin embargo, con esta enfermedad no ocurre lo mismo.

La EHGNA es algo de lo que probablemente no hayas oído hablar nunca. Pocas personas han oído hablar de ella, incluso en época moderna, pero deberíamos haberla oído. La EHGNA es un caso extraño, pues no *existía* con anterioridad a 1980. Sin embargo, es actualmente la principal causa de insuficiencia hepática y un indicio que apunta a un posible trasplante de hígado. De hecho, en un es-

---

1. Ferguson, D. y Finck, B. N.: «Emerging Therapeutic Approaches for the Treatment of NAFLD and Type 2 Diabetes Mellitus». *Nature Reviews Endocrinology,* vol. 17, n.º 8, pp. 484-495 (2021), https://doi.org/10.1038/s41574-021-00507-z

2. Utzschneider, K. M. y Kahn, S. E.: «The Role of Insulin Resistance in Nonalcoholic Fatty Liver Disease». *The Journal of Clinical Endocrinology &Amp; Metabolism,* vol. 91, n.º 12, pp. 4753-4761 (2006), https://doi.org/10.1210/jc.2006 0587

tudio reciente con casi 12 000 adultos asintomáticos se descubrió que ¡más del 50 % tenía la enfermedad del hígado graso![3]

Al igual que el sobrepeso, la obesidad, la prediabetes, la diabetes y la disfunción metabólica, la EHGNA está a punto de convertirse en una enfermedad que padecen la mayoría de los adultos. Es la nueva normalidad. Pero hay que tener una cosa en cuenta: las personas que tienen estas dolencias no son el mismo 50 %, aunque compartan una base común. Unas personas pueden estar obesas, otras pueden ser prediabéticas y otras pueden tener el hígado graso. Y, aunque tú no padezcas ninguna de estas dolencias, estaremos de acuerdo en una cosa: en que esta nueva normalidad nos está matando a todos.

¿Qué ocurrió en la década de 1980 que pudo llevar a la aparición de la EHGNA? Exploremos los conceptos básicos del hígado graso antes de profundizar en los detalles.

El hígado graso a través de la historia: *Bon appétit!*

Si bien la EHGNA emergió en la década de 1980, el hígado graso aparece en los registros históricos en el lejano pasado. No obstante, no se habla de él como de una enfermedad en un principio, sino como un *deleite culinario.*

Como ocurre con muchos alimentos deliciosos, se le ha dado un nombre francés: *foie gras,* que significa literalmente *hígado graso.* Y es que resulta que el hígado con una cantidad abundante y anormal de grasas es delicioso, y también caro, pues tiene un coste de entre 90 y 180 dólares el *kilo.*[4]

---

3. Graffy, P. M. *et al.*: «Automated Liver Fat Quantification at Nonenhanced Abdominal CT for Population-Based Steatosis Assessment». *Radiology,* vol. 293, n.º 2, pp. 334-342 (2019), https://doi.org/10.1148/radiol.2019190512

4. «Buying Foie Gras». GourmetFoodStore.com, accedido el 16 de septiembre de 2022, https:// www.gourmetfoodstore.com/buying-foie-gras-15159

Las primeras referencias sobre el hígado graso nos llegan de Plinio el Viejo, en el siglo I d. C., que cuenta que un gastrónomo romano, Marco Gavio Apicio, había hecho un plato con hígados grasos de ganso.

El hígado graso era una exquisitez, algo que había que preparar con mucho cuidado. Y, de algún modo, los seres humanos nos hemos estado preparando de la misma manera. Pero volveremos sobre esto más tarde, para mostrar exactamente cómo se prepara a estos pobres gansos para hacer con ellos un plato de *gourmet.* De momento, vamos a ver qué hace el hígado graso.

La patología de la EHGNA

La grasa en el hígado –y los trastornos que causa tal acumulación de lípidos– causa inflamación, resistencia a la insulina y daños hepáticos. Y es que no se trata simplemente de una cantidad extra de células grasas, pues la grasa se acumula en forma de gotas dentro de las células del hígado mediante mecanismos que exploraremos más abajo.

Respecto a la inflamación, nos encontramos con un proceso en tres fases.

La primera fase es la *esteatosis,* o deposición hepática. Esta fase se caracteriza por la acumulación de grasa en el hígado, con un ligero agrandamiento y resultados anómalos en los análisis de sangre en el hígado. En este punto, el paciente no es normalmente consciente de la anomalía, a menos que aparezca algún indicio en algún tipo de prueba por imágenes. Sin embargo, en este estadio, la mayoría de los pacientes muestran ya resistencia a la insulina.

La segunda fase es la *esteatohepatitis,* que es una ligera inflamación de hígado que evoluciona a lo largo del tiempo y que, como la fase anterior, tampoco muestra síntomas normalmente.

La tercera fase es la *fibrosis hepática,* o cirrosis e insuficiencia hepática. Por desgracia, con una inflamación persistente, hasta el 50 % de los pacientes desarrollará una fibrosis hepática, y un 20 % desarrollará una forma de cirrosis aún más severa, que dará lugar a una insuficiencia hepática. Llegado este punto, el paciente va a necesitar un trasplante para sobrevivir.

A estas alturas, la ausencia de síntomas se invierte. La persona puede experimentar confusión, temblores, una acumulación anormal de fluidos en el vientre *(ascitis)* y ocasionales sangrados intestinales. Es en este punto cuando el trasplante se hace necesario, pero aquellas personas que no tienen insuficiencia hepática corren el riesgo de contraer un cáncer de hígado.

Desarrollo de la enfermedad hepática comenzando por una EHGNA

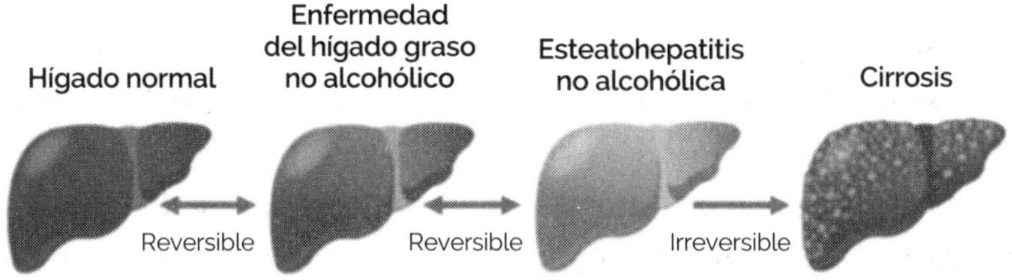

Las diversas fases de la enfermedad hepática, comenzando por una EHGNA.[5]

¿Temblores? ¿Sangrado intestinal? Son síntomas que no deberíamos esperar a que aparecieran. Deberíamos prevenirlos. De modo que, ¿cómo podemos diagnosticar el problema a tiempo?

---

5. Decker, C.: «Confronting the Hidden Epidemic of Fatty Liver Disease». Holistic Primary Care, 12 de junio de 2019, https://holisticprimarycare.net/topics/chronic-disease/confronting-the-hidden-epidemic-of-fatty-liver-disease/

Cómo diagnosticar la EHGNA

El problema con la EHGNA es que, normalmente, no presenta síntomas hasta una fase tardía. Y a diferencia de la obesidad o el sobrepeso, no se hace evidente de inmediato.

Podemos recurrir hasta cierto punto a los análisis de sangre para detectarla en fases posteriores. Estos análisis de sangre, conocidos como *pruebas de la función hepática,* detectan aquellas enzimas que las células hepáticas liberan en la corriente sanguínea cuando están dañadas o enfermas.[6]

Sin embargo, estas pruebas no son del todo infalibles, pues detectan las enzimas en la sangre, pero no podemos estar seguros de que la causa de tales enzimas es un hígado graso.[7] De modo que, si bien estas pruebas de la función hepática pueden ser un indicador, no constituyen un diagnóstico seguro.

La regla de oro tiene que ser una biopsia hepática, que supone extraer una pequeña muestra de tejido del hígado y examinarla bajo el microscopio.[8] Como puedes imaginar, se trata de una prueba muy invasiva, pero nos proporciona un método infalible para el diagnóstico de la EHGNA.

Sin embargo, no hay por qué recurrir automáticamente a procedimientos invasivos, pues las tecnologías médicas por imágenes nos pueden ser útiles en estos casos. La grasa del hígado se puede detectar con pruebas por imágenes y no invasivas tales como los ultrasonidos, la tomografía computarizada o TAC o incluso las imágenes por resonancia magnética (IRM). ¿Recuerdas el estudio del que hablé un poco más arriba con 12 000 pacientes para detectar hígados grasos? Pues, para detectar el hígado graso, en lugar de biopsias hepáticas, los investigadores utilizaron tomografías

---

6. «Liver Function Tests». Mayo Clinic, 18 de agosto de 2021, https://www.mayoclinic.org/ tests-procedures/liver-function-tests/about/pac-20394595
7. Ibíd.
8. «Liver Biopsy». Mayo Clinic, 24 de noviembre de 2020, https://www.mayoclinic.org/tests procedures/liver-biopsy/about/pac-20394576

computarizadas realizadas originalmente para la detección del cáncer de colon.[9]

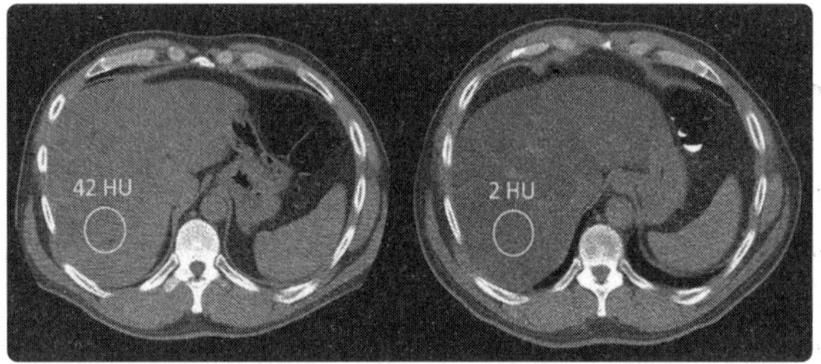

Hígado normal **Hígado graso**

Tomografías computarizadas de un hígado normal y un hígado graso. Cuanto menor sea el valor de HU mayor será la cantidad de grasa.

Ésta no es una situación en la que, por estar engordando, el hígado se nos haga también más gordo. En tanto que la disfunción metabólica subyacente *guarda relación* con ambas situaciones, el hígado graso y la obesidad son dos manifestaciones distintas de esa disfunción. La correlación del hígado graso con el índice de masa corporal es débil. Hay personas obesas que pueden no tener el hígado graso, y hay personas con el hígado graso que pueden estar delgadas.

Obsérvense los TAC de la imagen superior. En dos personas con un índice de masa corporal similar, las unidades Hounsfield (o HU, que miden la densidad del hígado) nos indican el grado de grasa en el hígado.[10] La grasa del hígado de la derecha viene indicada por los tonos más oscuros en la imagen.[11]

---

9. Graffy, P. M. *et al.*: «Automated Liver Fat Quantification at Nonenhanced Abdominal CT for Population-Based Steatosis Assessment». *Radiology*, vol. 293, n.º 2, pp. 334-342 (2019), https://doi.org/10.1148/radiol.2019190512
10. DenOtter, T. D. y Schubert, J.: «"Hounsfield Unit"». StatPearls, NCBI bookshelf, National Library of Medicine, 9 de marzo de 2022, https://www.ncbi.nlm.nih. gov/books/NBK547721/
11. Graffy *et al.*

Así pues, si las técnicas de imágenes nos pueden mostrar un hígado graso, ¿por qué no hemos oído hablar de esta dolencia hasta recientemente? Si el hígado graso se puede detectar durante una exploración de cáncer de colon, ¿por qué los radiólogos no lo han estado gritando a los cuatro vientos?

El problema con las técnicas de imágenes para la detección del hígado graso estriba en que los radiólogos no suelen señalar la existencia de un hígado graso.

El hecho de que te hagan un TAC o un IRM del hígado y que el médico no mencione nada acerca de tener el hígado graso no significa que el problema no esté ahí. De hecho, en un estudio se descubrió que el 25 % de los pacientes de urgencias mostraban hígado graso en los escáneres por imágenes. Sin embargo, los informes radiológicos originales sólo lo mencionaron en el 10 % de los casos, en los casos más severos.[12]

Quizás el motivo de que no se informe de ello es porque es una observación demasiado habitual. Quizás los radiólogos ya no lo consideran anormal, a menos que sea severo (y quizás irreversible, por tanto). Así, sólo uno de cada diez casos es diagnosticado desde las salas de radiología.

Si tú fueras uno de esos casos severos, uno de ese 10 % de casos mencionado en el estudio de arriba, es posible que ningún médico hiciera mención de ello. En aquel estudio, «ninguno de los 48 pacientes con incidencias de hígado graso tuvo un posterior seguimiento documentado de análisis de sangre, imágenes, pruebas o visitas clínicas en el año que siguió al hallazgo inicial de la dolencia merced al TAC».[13]

Esta dolencia, con lo importante que es, siendo la principal causa de enfermedades hepáticas y de trasplantes de hígado, y siendo

12. Wells, M. M. *et al.*: «Computed Tomography Measurement of Hepatic Steatosis: Prevalence of Hepatic Steatosis in a Canadian Population». *Canadian Journal of Gastroenterology and Hepatology* (2016) pp. 1-7, https://doi. org/10.1155/2016/4930987

13. Ibíd.

un indicador de la salud metabólica, está «fuera del radar» para muchos médicos, y no recibe la atención que merece.

Las causas del hígado graso

Si esta enfermedad es tan importante, convendrá que sepamos sus causas. Si el hígado graso está provocado por algo que podamos evitar y prevenir, será conveniente que lo sepamos.

El hígado graso alcohólico antes de 1980

Con anterioridad a 1980, si un paciente tenía la enfermedad del hígado graso era debido al consumo de alcohol, concretamente del alcohol etílico (ETOH) o etanol, el alcohol que ingerimos habitualmente.[14] Caso cerrado. Antes de entonces no había enfermedad del hígado graso no alcohólico porque todas las enfermedades del hígado graso eran producto de la ingestión de etanol.

Entonces, ¿cómo se produce el hígado graso?

El hígado es uno de los órganos más grandes del cuerpo, y una de sus funciones más importantes consiste en procesar y metabolizar toxinas. Y el etanol es una de tales toxinas.

¿Cómo metabolizamos el etanol?

Lo hacemos a través de un proceso denominado *metabolismo hepático del etanol.* Cuando ingerimos alcohol etílico, alrededor del 80 % de éste va a parar al hígado. Este alcohol induce una lipogénesis de novo («desde el principio» en latín) y una *dislipidemia,* que «es el desequilibrio de lípidos tales como el colesterol, el colesterol de lipoproteínas de baja densidad (LDL-C), los triglicéridos y la lipoproteína de alta densidad (HDL)».[15] También activa las quinasas c-

---

14. «What Is ETOH?» Landmark Recovery, 20 de junio de 2019, https://landmarkrecovery. com/what-is-etoh

15. Pappan, N. y Rehman, A.: «Dyslipidemia». StatPearls, NCBI Bookshelf, National Library of Medicine, 11 de julio de 2022, https://www.ncbi.nlm.nih.gov/books/ NBK560891

Jun N-terminal, un tipo de quinasas que está vinculado con la muerte, la regeneración y la senescencia celular.[16]

Tal activación es capaz de desactivar los receptores de insulina (concretamente, el sustrato-1 del receptor hepático de insulina, o IRS-1) mediante su *fosforilación,* es decir, combinándolos con fosfatos. Dicho de otra manera, el consumo de alcohol interfiere con determinados procesos metabólicos, como se señala en un artículo,[17] y favorece la resistencia a la insulina en el hígado, lo cual lleva a una *hiperinsulinemia* (altos niveles de insulina en la sangre), lo cual transmite a tu organismo el mensaje de que almacene grasas. Esto es la causa de la formación de gotas de grasa, que lleva a la *esteatosis,* a partir de la cual los *hepatocitos* –las células del hígado– se llenan de estas gotas. Y esto estimula también la ruta de gratificación del organismo, que te urge a seguir consumiendo.

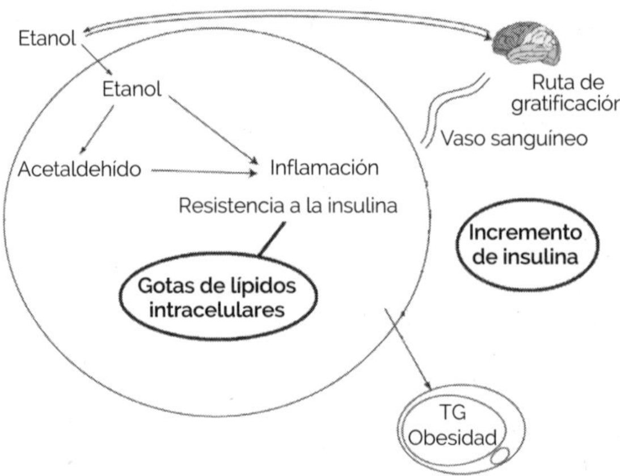

Metabolismo del etanol, un factor clave en la formación de gotas de lípidos.

16. Yarza, R. *et al.*: «C-Jun N-Terminal Kinase (JNK) Signaling as a Therapeutic Target for Alzheimer's Disease». *Frontiers in Pharmacology,* vol. 6 (diciembre de 2016), https://doi.org/10.3389/fphar.2015.00321

17. Zakhari, S.: «Overview: How Is Alcohol Metabolized by the Body?» *Alcohol Research & Health: The Journal of the National Institute on Alcohol Abuse and Alcoholism,* vol. 29, n.º 4, pp. 245-254 (2006), https://www.ncbi.nlm.nih.gov/pmc/articles/PMC6527027/

Así es como descubrimos lo relativo al hígado graso y los efectos del alcohol en su génesis.

La enfermedad misteriosa: El hígado graso después de 1980

Pero, como ya señalé, todo cambió en la década de 1980, cuando las personas empezaron a contraer la enfermedad del hígado graso y comenzaron a morir por enfermedades hepáticas.

El gráfico siguiente muestra la tasa de fallecimientos por enfermedades hepáticas en comparación con otras enfermedades en el Reino Unido. Pero esto no se limitó al Reino Unido, pues ocurrió algo muy parecido en todos los países. Cuando los médicos se dieron cuenta de que estos casos se habían disparado, supusieron que se debía a la causa habitual del hígado graso: el consumo de alcohol.

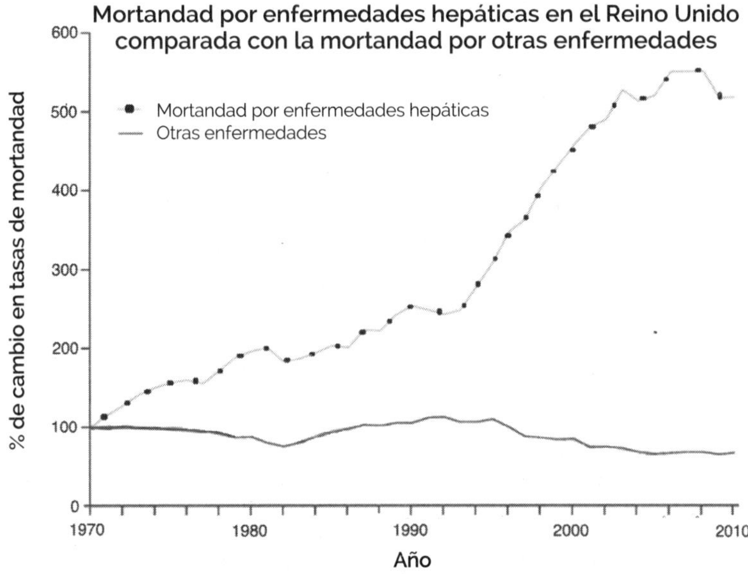

Mortandad estandarizada en el Reino Unido de varias enfermedades entre 1970 y 2010, donde se muestra un drástico incremento en los fallecimientos por enfermedades hepáticas.[18]

18. Ibíd.

Pero el consumo de alcohol no se había disparado. De hecho, había *caído* durante aquellos años en determinadas áreas. ¡Y aparecían muchos pacientes con hígado graso que negaban incluso beber alcohol etílico!

Como podrá imaginarse, esto generaba situaciones bastante tensas y violentas, al tiempo que generaba problemas de credibilidad por parte de los profesionales de la atención sanitaria. Después de todo, ellos *sabían* que el hígado graso era causado por el consumo de alcohol.

Pero todo cambió cuando el hígado graso comenzó a aparecer en *niños*. En estos casos, era evidente que no había un historial de alcohol, y ni siquiera tenían acceso a bebidas alcohólicas.

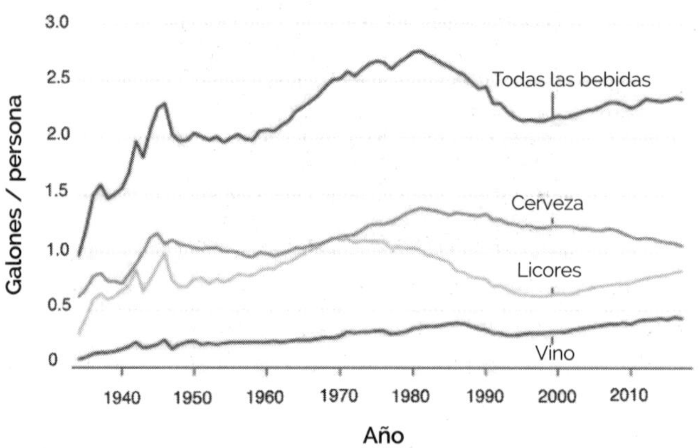

El consumo anual de alcohol en Estados Unidos fue relativamente constante, o bien decreció ligeramente entre 1970 y 2010.[19]

Entonces, ¿qué estaba ocurriendo? ¿Existía otra toxina que pudiera estar envenenando nuestro hígado, una toxina que se hubiera comenzado a consumir en la década de 1980?

---

19. Williams, R. y Horton, R.: «Liver Disease in the UK: A Lancet Commission», *The Lancet* 382, n.º 9904 (2013): 1537-1538, https://doi.org/10.1016/s0140-6736(13)62152-2

Para averiguar la respuesta –aunque probablemente tengas ya una idea de lo que es por lo visto en el capítulo anterior– echemos un vistazo de nuevo al *foie gras*. ¿Cómo hacemos para que los gansos o los patos desarrollen hígado graso? ¿Cómo *hace* la gente *foie gras?*

Veamos lo que nos cuenta la historia. Aquí tenemos un relieve mural del antiguo Egipto, de finales de la VI Dinastía o posterior (entre el 2323 y el 2150 a. C.).[20] Echa un vistazo a la parte inferior izquierda de la imagen.

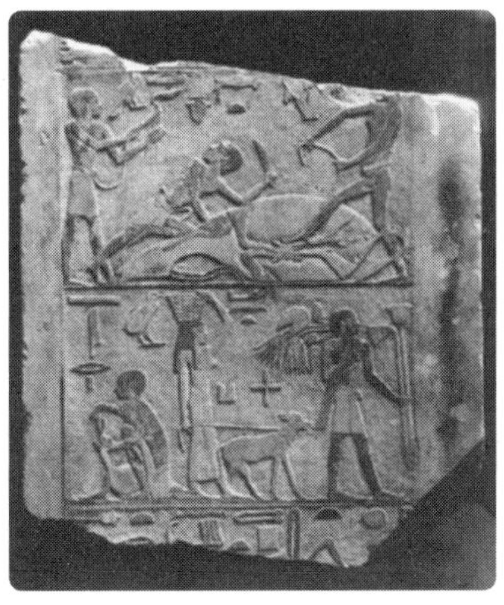

Fragmento de un relieve mural pintado en una tumba del antiguo Egipto, finales de la VI Dinastía o posterior, *circa* 2323 a 2150 a. C., Guiza, Egipto.[21]

Parece que esa persona está forzando a un ganso a comer. Éste puede que sea el registro más antiguo que tenemos de la creación de hígado graso, porque el primer paso para la creación del *foie gras* consiste en hacer comer al pato o al ganso algo que normalmente no comería, para luego hacérselo comer en cantidades superiores a lo normal.

20. «Foie Gras in the Ancient World, and More». Roman History Books and More, 26 de diciembre de 2008, https://romanhistorybooks.typepad.com/roman_history_books_and_m/2008/12/fois-gras-in-the-ancient-world-and-more.html

21. Ibíd.

Pero ¿qué es lo que les obligan a ingerir a estos animales? Pues no les obligan a ingerir alcohol, aunque eso también podría funcionar, en teoría.

Sin duda, les obligan a ingerir algún macronutriente, sean grasas, proteínas o carbohidratos. A primera vista, se podría pensar que, para conseguir un hígado graso en estos animales, los romanos y los egipcios los habrían alimentado con grasas. Pero, como veremos, no parece que esto vaya a funcionar, del mismo modo que no funciona ingerir colesterol y grasas saturadas, que no hace otra cosa que acumular *placas ateromatosas* en los vasos sanguíneos, grasas que pueden acabar obstruyendo los vasos y provocar ataques cardíacos.[22]

Plinio nos ofrece la clave con el nombre que le da a esta exquisitez, a la que no llama *foie gras,* sino *iecur ficatum,* en latín. *Iecur* guarda relación con el hígado, y *ficatum* proviene del término *ficus,* que significa «higo». En vez de grasas, y mucho menos proteínas, el ingrediente clave era el higo, concretamente, el azúcar de los higos. Es decir, los culpables eran los carbohidratos.

¿Y si nos fijamos en el consumo de azúcar? Éste se disparó en la década de 1980, debido en gran medida a la introducción del jarabe de maíz alto en fructosa.

¿Recuerdas que dijimos que el jarabe de maíz alto en fructosa es una mezcla diversa en la que casi la mitad es glucosa y la otra mitad es fructosa? Echemos un vistazo a ambas sustancias para ver dónde radica el problema.

Antes hablábamos de los peligros de unos niveles altos de glucosa en la corriente sanguínea, pero ahora nos vamos a centrar en el hígado, pues sólo en torno al 10 % de la carga de glucosa que ingerimos es metabolizada por el hígado; del resto se encargan las otras células del organismo. Y de ese 10 % que procesa el hígado, la mayor parte se almacena como glucógeno, en vez de como grasa en

22. Doyle, D. y Herrington, S.: «Atherosclerosis and Atheroma». Pathologia, accedido el 18 de septiembre de 2022, https://pathologia.ed.ac.uk/topic/atherosclerosis-and atheroma

gotas de lípidos. Y en tanto que la glucosa no es del todo inocente en la situación de nuestro síndrome metabólico, aquí está en fuera de juego.

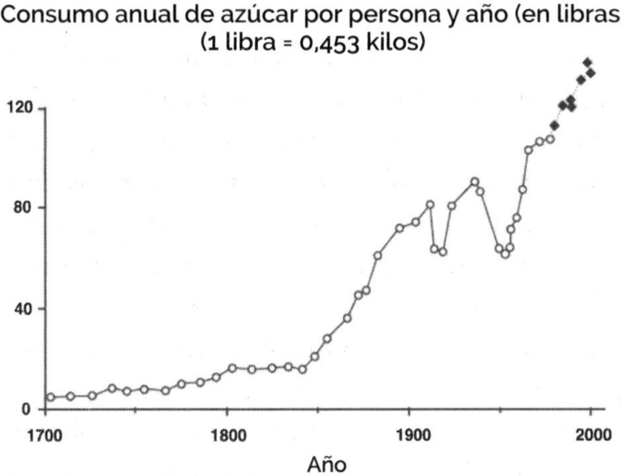

Estimación de azúcar consumido por persona y año desde 1700 al 2000.

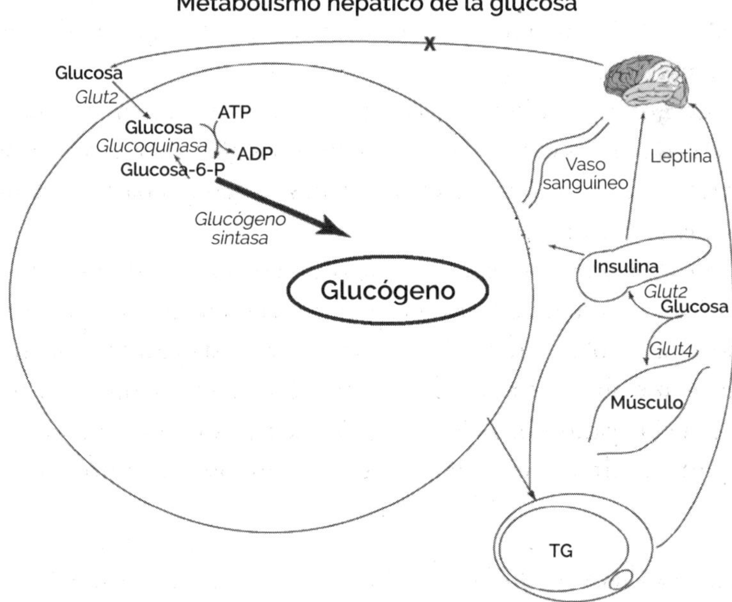

Metabolismo de la glucosa y sus distintos efectos en cadena.

¿Pero qué pasa con la otra mitad de la molécula de sacarosa? ¿Qué pasa con la fructosa?

Pues resulta que la fructosa es muy parecida al etanol, ¡y es una toxina! Y no debería sorprendernos que casi el 100 % de la fructosa sea metabolizada por el hígado.[23] De hecho, la mayoría de las células de nuestro organismo son incapaces de *utilizar* la fructosa. Sólo el hígado puede metabolizarla. Y resulta que los higos de los que habla Plinio cuando habla del *iecur ficatum* son los que más contenido en fructosa tienen de todas las frutas.

Y, además, la fructosa, que la metaboliza el hígado casi en un 100 %, termina siendo almacenada en forma de gotas de lípidos. ¡Bingo! ¡Encontramos a la culpable!

Tanto la fructosa como el alcohol los procesa el hígado de manera similar. Un exceso de ambas toxinas puede provocar la muerte celular, a menos que se aplique una contramedida. Ese mecanismo es lo que denominamos la *lipogénesis de novo,* un proceso en el que los carbohidratos extra se convierten en grasa. Por tanto, el azúcar extra no permanece en el organismo en forma de azúcar, pues es perjudicial y puede causar daños.

La fructosa tiene efectos similares al etanol tanto en el hígado como en el cerebro. En primer lugar, la forma en que se metabolizan ambos es muy parecida, dado que provocan una lipogénesis de novo. Durante este proceso, «ambos fortalecen la resistencia hepática a la insulina, la dislipidemia y la esteatosis hepática».[24]

En segundo lugar, ambos producen sustancias inflamatorias para el hígado. En el caso de la fructosa, esto tiene lugar mediante un proceso en el que ésta reacciona con *superóxidos,* un tipo de molécu-

---

23. Dholariya, S. J. y Orrick, J. A.: «Biochemistry, Fructose Metabolism». National Center for Biotechnology Information, US National Library of Medicine, 25 de octubre de 2021, https://www.ncbi.nlm.nih.gov/books/NBK576428/

24. Lustig, R. H.: «Fructose: Metabolic, Hedonic, and Societal Parallels with Ethanol». *Journal of the American Dietetic Association*, vol. 110, n.º 9, pp. 1307-1321 (2010), https://doi.org/10.1016/j.jada.2010.06.008

la de oxígeno que actúa como un metabolito.[25] Con el alcohol, ésta puede formar acetaldehído, un metabolito intermediario.[26]

Por último, la fructosa, al igual que el alcohol, estimula la vía hedónica del cerebro, «genera hábito, y posiblemente dependencia; de forma paralela al etanol».[27] Esto hace que tu organismo anhele la fructosa, al igual que le ocurre a un alcohólico con el etanol, llevándote a un mayor consumo y, de ahí, a aquellas enfermedades asociadas con el síndrome metabólico.

Las necesidades alimentarias mínimas diarias de hidratos de carbono refinados y azúcar es de 0 gramos, en tanto en cuanto no tenemos procesos biológicos que *requieran* de la ingestión de azúcar. El hígado humano tiene una pequeña y finita capacidad para metabolizar azúcar. Un poquito está bien, pero, si sobrecargamos el hígado, van a ocurrir cosas desagradables. El azúcar, observa un médico, lleva a «una disfunción en el uso de la energía y a enfermedades crónicas».[28]

El etanol y la fructosa son muy parecidos. Ambos son *hepatotoxinas* (toxinas para el hígado). Ambos desarrollan hígado graso. Ambos son adictivos. Ambos son inflamatorios. Pero el consumo de uno de éstos, y no del otro, es lo que se disparó en las últimas décadas.

Normalmente, el intestino metabolizará los primeros cinco gramos o así de fructosa para proteger al resto del organismo. Pero, después de eso, el resto de la fructosa irá al hígado y pondrá en marcha la lipogénesis de novo.

Pero ¿qué pasa después? Sobre determinada cantidad de sacarosa ingerida, el hígado metaboliza en torno al 20 % de la glucosa y el 100 % de la fructosa, pero para el cerebro significa que vivimos en la abundancia, que llegó el momento de consumir.

---

25. «Superoxide». National Center for Biotechnology Information, PubChem Compound Database, US National Library of Medicine, 16 de septiembre de 2004, https://pubchem.ncbi.nlm.nih.gov/compound/Superoxide
26. Lustig: «Fructose: Metabolic, Hedonic, and Societal Parallels with Ethanol».
27. Ibíd.
28. Ibíd.

Una pequeña cantidad de fructosa se convierte en glucógeno, pero una importante cantidad de ésta se transforma en alcohol a través de la vía aldehídica. El subproducto es ácido úrico, que da lugar a la gota, las piedras en el riñón y la inflamación generalizada de los tejidos. Ahondaremos en esto en los próximos capítulos.

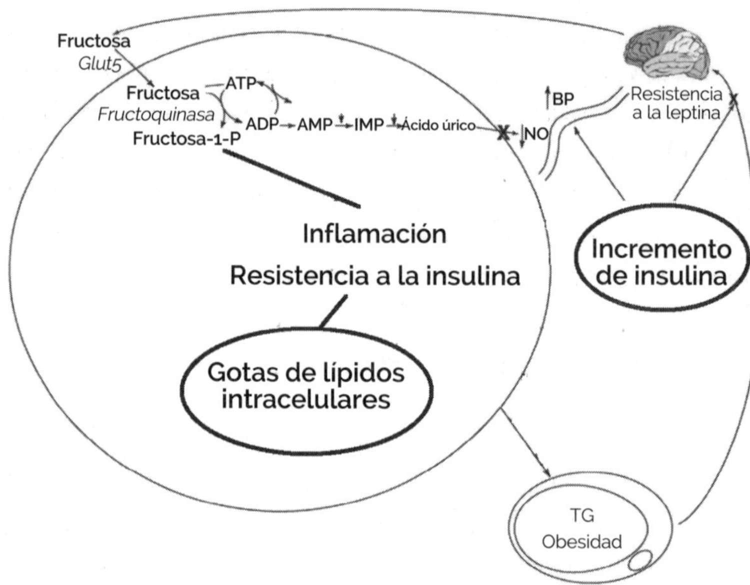

Metabolismo de la fructosa, donde se muestran las complejas interacciones, con la importante formación de gotas de lípidos en el hígado que pueden derivar en EHGNA.

El ácido úrico inhibe también otras sustancias químicas en el organismo, lo cual puede llevar a la demencia, la hipertensión y a un deterioro de la función del sistema inmunitario, reduciendo la movilidad de los glóbulos blancos de la sangre y causando mayores tasas de infección e, incluso, cáncer.

La fructosa potencia la resistencia a la insulina en los músculos y en el hígado. También potencia la resistencia a la leptina en el hipotálamo, en el cerebro. La leptina es la hormona que da la señal de saciedad al cerebro; de ahí que se la llame a veces la hormona de la saciedad.[29] Esto significa que vas a tener que segregar más cantidad de esta hormona para sentirte lleno. También estimula la ghrelina, que aumenta el apetito.[30] Es lo que hace que te ruja la barriga, lo que te da hambre.

La fructosa se trasporta en forma de colesterol LDL, o lipoproteínas de baja densidad, y provoca daños por glicación que son entre siete y diez veces mayores que los daños que provoca la glucosa. Pero no aparece en los índices glucémicos, en tanto que los CGM no registran siquiera la fructosa. Además, la fructosa es más de dos veces más dulce que la glucosa, y se ha estado promocionando como un azúcar saludable para los diabéticos, cuando no puede haber nada más lejos de la verdad.

En un estudio se llega a decir que «Colectivamente, los datos demuestran que la fructosa introduce la lipogénesis cuando su ingestión es superior a la capacidad de limpieza intestinal. En el contexto moderno de disponibilidad inmediata de alimentos, el desbordamiento de fructosa resultante lleva al síndrome metabólico».[31]

La sacarosa tiene un 50 % de fructosa y el jarabe de maíz alto en fructosa varía en función de la proporción exacta de fructosa que contiene, aunque con frecuencia supera el 50 %. En 1984, tanto Coca-Cola como Pepsi cambiaron la sacarosa por jarabe de maíz alto en fructosa. De hecho, la mayoría de los refrescos tienen al menos un 58 % de fructosa, y las tres marcas más populares –Coca-Cola, Sprite y Pepsi– ¡llegan a tener un 65 % de fructosa!

---

29. Wiginton, K.: «Leptin Hormone & Supplements: Do They Work for Obesity & Weight Loss?» Nourish by WebMD, 19 de mayo de 2022, https://www.webmd.com/diet/obesity/features/the-facts-on-leptin-faq

30. «Ghrelin Hormone: Function and Definition». Cleveland Clinic, 21 de abril de 2022, https://my.clevelandclinic.org/health/body/22804-ghrelin #function

31. Jang, C. *et al.*: «The Small Intestine Shields the Liver from Fructose-Induced Steatosis». *Nature Metabolism,* vol. 2, n.º 7, pp. 586-593 (2020). https://doi.org/10.1038/ s42255-020-0222-9

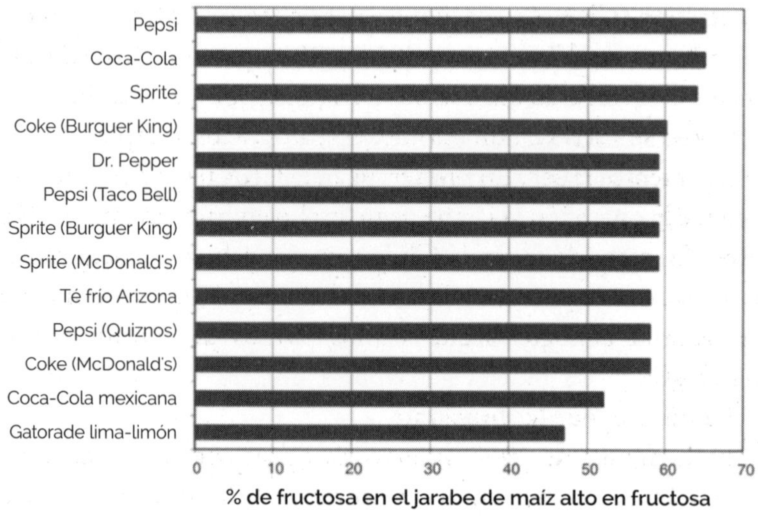

Porcentaje relativo de fructosa en el jarabe de maíz alto en fructosa de algunas bebidas comunes.[32]

Sin embargo, en cuanto comenzaron a filtrarse los problemas existentes con la fructosa, se inició una campaña para convencer a la opinión pública de que la fructosa no era perjudicial.

La situación actual: El jarabe de maíz alto en fructosa y los culpables del consumo de fructosa

Hablemos del doctor James Rippe, profesor adjunto de Medicina en Tufts de 1994 a 2012, si bien trabajó previamente en el Laboratorio de la Fisiología y la Nutrición del Ejercicio de la Facultad de Medicina de la Universidad de Massachusetts. La Corn Refiners

32. Ventura, E. E., Davis, J. N. y Goran, M. I.: «Sugar Content of Popular Sweetened Beverages Based on Objective Laboratory Analysis: Focus on Fructose Content». *Obesity*, vol. 19, pp. 868-874 (2012), https://doi.org/10.1038/oby.2010.255

Association (CRA, Asociación de Refinadores de Maíz) le concedió 10 millones de dólares entre 2010 y 2014 para que investigara los efectos del jarabe de maíz alto en fructosa sobre la salud humana.[33]

Como se señaló en un estudio, esta asociación «empleó dos tipos de argumentos falsos. En primer lugar, la CRA tergiversó oportunistamente la oposición al jarabe de maíz alto en fructosa tachándola de torpe. En segundo lugar, la CRA opto por refutar estratégicamente las acusaciones que eran más fáciles de combatir, mientras mantenía una actitud ambigua acerca de los puntos de controversia más complejos».[34]

Lo triste es que les funcionó.

En la década de 1900, la mayoría de las personas consumía en torno a 15 gr de fructosa al día, normalmente de forma saludable, como la fruta. Esto equivale a una pieza de fruta o una taza de arándanos. En la actualidad, esta cifra casi se ha cuadruplicado hasta más de 55 gr al día, en gran medida a partir de fuentes no naturales de jarabe de maíz alto en fructosa.

Por explicarlo de otro modo, fuimos desde un consumo cero de jarabe de maíz alto en fructosa en 1970 hasta los 27 kilos por persona. ¡Eso equivale a la mitad de nuestro consumo anual de azúcar![35]

---

33. Lipton, E.; «Rival Industries Sweet-Talk the Public». *The New York Times,* 12 de febrero de 2014, https://www.nytimes.com/2014/02/12/business/rival-industries-sweet-talk-the public.html

34. Heiss, S. N. y Bates, B. R.: «When a Spoonful of Fallacies Helps the Sweetener Go Down: The Corn Refiner Association's Use of Straw-Person Arguments in Health Debates Surrounding High-Fructose Corn Syrup». *Health Communication,* vol. 31, n.º 8, pp. 1029-1035 (2016), https://doi.org/10.1080/10410236.2015.1 027988

35. Popkin, B. M. y Hawkes, C.: «Sweetening of the Global Diet, Particularly Beverages: Patterns, Trends, and Policy Responses». *The Lancet Diabetes &Amp; Endocrinology*, vol. 4, n.º 2, pp. 174-186 (2016), https://doi.org/10.1016/s2213 8587(15)00419-2

Restringir la fructosa podría no ser suficiente

Sí, quizás estés diciendo, «Lo he entendido. Tengo que evitar la ingestión de fructosa para prevenir enfermedades potenciales».

Pero hay un problema con esto, y es la *ruta de los polioles,* una serie de reacciones metabólicas del organismo que convierte hasta el 30 % de los carbohidratos que ingieres en fructosa. Comienza todo con la glucosa, que se transforma en sorbitol, para finalmente convertirse en fructosa.

Quizás reconozcas en el sorbitol a ese edulcorante artificial que se utiliza en los alimentos sin azúcar. Pues, bien, no es bueno para ti, dado que tu organismo lo va a convertir en fructosa.

De modo que, aunque no consumieras fructosa nunca, tu organismo podrá, no obstante, elaborarla. De hecho, hay investigadores que creen que la fructosa (tanto la que se ingiere como la que se elabora a partir de la glucosa por la ruta de los polioles) podría ser en sí misma el principal motivo de la resistencia a la insulina y de la enfermedad metabólica. Es ésta un área de investigación en desarrollo.

Sin embargo, no es sólo la glucosa, pues la sal también puede ser un problema. Como se señala en un estudio, «Una elevada ingestión de sal es habitual en las dietas occidentales, y es muy probable que contribuya al desarrollo de la hipertensión y de las enfermedades cardiovasculares. Recientemente se ha descubierto que una ingestión elevada de sal puede estar vinculada con, y podría predecir, el desarrollo de la obesidad, la resistencia a la insulina y el síndrome metabólico».[36]

Los médicos nos advierten del peligro de un exceso de sal en la dieta, pero ¿de qué modo nos perjudica la sal? ¡Pues resulta que po-

---

36. Lanaspa, M. A. *et al.*: «High Salt Intake Causes Leptin Resistance and Obesity in Mice by Stimulating Endogenous Fructose Production and Metabolism». *Proceedings of the National Academy of Sciences,* vol. 115, n.º 12, pp. 3138-3143 (2018), https://doi. org/10.1073/pnas. 1713837115

dría estar estimulando la creación de fructosa! «Mostramos aquí que una dieta alta en sal activa la ruta de la aldosa reductasa (un poliol) en el hígado, dando como resultado la producción endógena de fructosa, que posteriormente inducirá una resistencia a la leptina y el desarrollo del síndrome metabólico y del hígado graso».[37]

De hecho, estos investigadores llegan a decir que «si bloqueamos el metabolismo de la fructosa bloquearemos los efectos de una dieta alta en sal. Una elevada ingestión de sal es también un predictor de la diabetes y de la enfermedad del hígado graso no alcohólico en adultos japoneses. Así, una dieta alta en sal, un micronutriente esencial sin valor calórico intrínseco, puede estar contribuyendo al desarrollo de la obesidad y de la diabetes».[38]

Volvamos a la mentira

Pero éste no es sólo un libro sobre el metabolismo, pues aquí estoy yo recorriendo todas las mentiras que enseñé en la facultad de medicina. De modo que, ¿cuál es la mentira del hígado graso?

La mentira es que no existe tratamiento para esta dolencia.

La enfermedad del hígado graso no alcohólico «se ha convertido en la enfermedad más difundida en el mundo; sin embargo, no existen aún terapias farmacológicas que hayan sido aprobadas para prevenir o tratar esta enfermedad». Esto es lo que dice un artículo, que a continuación añade: «Aunque el desarrollo de la EHGNA hacia una esteatohepatitis no alcohólica se está convirtiendo en la principal causa de insuficiencia hepática en fase final, las causas que llevan a la muerte a los pacientes con EHGNA son las complicaciones de la enfermedad cardiometabólica».[39]

En otro artículo son también pesimistas en cuanto a su prognosis. «Actualmente, no hay un tratamiento establecido para la EHG-

37. Ibíd.

38. Ibíd.

39. Ibíd.

NA, aunque la pérdida de peso y una dieta baja en grasas es lo más recomendable».[40]

Afortunadamente, estos investigadores están equivocados.

Cómo revertir la EHGNA

Si la enfermedad del hígado graso alcohólico viene causada por un consumo excesivo de alcohol, ¡dejar de consumir alcohol debería detener, o incluso revertir, esta enfermedad! Y lo hace en la mayoría de los casos, a menos que el daño esté tan avanzado que el órgano no pueda sanarse.

Así pues, si ése fuera el caso, y si sabemos también que el hígado graso no alcohólico está causado por la toxicidad de la fructosa, ¿qué ocurrirá con la EHGNA si dejamos de consumir fructosa?

En un estudio, se proporcionó durante nueve días a niños y adolescentes de entre 9 y 18 años con hígados grasos comidas idénticas a sus dietas habituales en lo relativo a contenido energético y de macronutrientes, «pero sustituyendo el azúcar por almidón»,[41] y se les realizaron sucesivos exámenes. Recuerda que el azúcar es glucosa + fructosa y que el almidón es glucosa + glucosa, de tal manera que los investigadores estaban reemplazando las dietas de fructosa con dietas de glucosa.

El estudio descubrió que el hígado graso tuvo una mejoría en todos los casos, con independencia de la cantidad de grasa en el hígado que tuvieran los jóvenes en un principio. Y esto ocurrió tan sólo en nueve días de restricción de fructosa, reemplazándola con almidón basado en glucosa. Sin restricciones calóricas; sin cambios en los macronutrientes.

---

40. Utzschneider y Kahn: «The Role of Insulin Resistance in Nonalcoholic Fatty Liver Disease», *op. cit.*

41. Schwarz, J. M. *et al.*: «Effects of Dietary Fructose Restriction on Liver Fat, De Novo Lipogenesis, and Insulin Kinetics in Children with Obesity». *Gastroenterology*, vol. 153, n.º 3, pp. 743-752 (2017), https://doi.org/10.1053/j.gastro.2017.05.043

Y tiene sentido que sucediera esto, pues la mitocondria ve del mismo modo tanto al etanol como a la fructosa. Con ambos se pone en marcha la lipogénesis de novo.

Pero esto se aplica igualmente a los adultos. En un estudio en el que se indujo una dieta baja en carbohidratos a un grupo de adultos, se observó una «reducción [...] significativa en grasa hepática».[42]

Exposición crónica al etanol	Exposición crónica a la fructosa
• Trastornos hematológicos • Alteraciones electrolíticas • Hipertensión • Dilatación cardíaca • Cardiomiopatía • Dislipidemia • Pancreatitis • Obesidad (resistencia insulínica) • Malnutrición • Disfunción hepática (esteatohepatitis alcohólica) • Síndrome alcohólico fetal • Adicción	• Hipertensión (ácido úrico) • Infarto de miocardio (dislipidemia, resistencia insulínica) • Dislipidemia (lipogénesis de novo) • Pancreatitis (hipertrigliceridemia) • Obesidad (resistencia insulínica) • Malnutrición (obesidad) • Disfunción hepática (esteatohepatitis no alcohólica) • Habituación, si no adicción

Similitudes y diferencias entre la exposición crónica al etanol y a la fructosa.

¡Esto tiene pleno sentido! Si la fructosa funciona del mismo modo que el alcohol etílico en el organismo, y perpetra el mismo tipo de daños, ¿se podrá utilizar el mismo mecanismo para reducir los daños?

42. Hollingsworth, K. G. *et al.*: «Low-Carbohydrate Diet Induced Reduction of Hepatic Lipid Content Observed with a Rapid Non-Invasive MRI Technique». *The British Journal of Radiology*, vol. 79, n.º 945, pp. 712-715 (2006), https://doi.org/10.1259/ bjr/23166141

El problema con esta mentira –la de que no hay tratamiento para la EHGNA– es que, en tanto que la cura es simple (dejar de consumir grandes cantidades de fructosa, que tu organismo no puede gestionar), no se hace nada por diagnosticar el problema. Los médicos se creen la mentira de que no hay tratamiento para esta enfermedad y, si tú también te lo crees, nadie va a hacer nada.

Claro está que, como el resto de las enfermedades metabólicas, el hígado graso está vinculado también con la TOR o mTOR. Como se señala en un artículo académico, «Mediante la señalización mTOR, un consumo excesivo de azúcares simples (como la fructosa o la glucosa) es capaz de modular la gluconeogénesis hepática, la lipogénesis y la ingestión de ácidos grasos y el catabolismo, y por tanto la deposición de lípidos en el hígado».[43]

Pero ése no es el único peligro metabólico de la fructosa, pues es capaz de provocar la reacción de Maillard entre siete y diez veces más rápido que la glucosa. (¿Te acuerdas de lo que decíamos en el capítulo anterior acerca de este proceso, en el cual el calor provoca reacciones químicas?). ¿Y qué pasa con esa vía de los polioles, que convierte en torno al 3 % de la glucosa en fructosa? Si la resistencia a la insulina se incrementa, esto puede significar la conversión de hasta un 30 % de la glucosa.

En vez de denominar a esta enfermedad la *enfermedad del hígado graso no alcohólico,* ¿qué tal si la llamamos *enfermedad del hígado graso por fructosa?* Quizás menos personas tomarían fructosa si supieran que ésta es su causa.

Pero dejemos a un lado de momento el hígado graso y la fructosa para echar un vistazo a la hipertensión y por qué la solución a la presión arterial alta no consiste en pasarse la vida con un cóctel de fármacos.

---

43. Sangüesa, G. *et al.*: «MTOR Is a Key Protein Involved in the Metabolic Effects of Simple Sugars». *International Journal of Molecular Sciences,* vol. 20, n.º 5, 1117 (2019), https://doi.org/10.3390/ijms20051117

Capítulo 6

La mentira de la hipertensión

«La presión arterial alta se trata mejor con fármacos»

> La primera riqueza es la salud.
>
> **—Ralph Waldo Emerson**

Estamos llegando a la mitad de este libro, pero todavía nos queda mucho por recorrer… y las mentiras empeoran. Todavía tenemos que hablar de enfermedades aún más mortales, dolencias de las que la gente está muy mal informada y que son, en muchos casos, enfermedades que la gente se inflige a sí misma sin saberlo.

Vamos a hacer cálculos de lo que tenemos hasta el momento: el 50 % de los adultos tienen sobrepeso o son obesos, el 50 % son prediabéticos o diabéticos, y el 50 % tienen la enfermedad del hígado graso. Y, como supongo que te habrás dado cuenta ya, estas dolencias pueden darse a la vez, cosa que a menudo sucede. Esto significa que más de la mitad de los adultos en Estados Unidos tiene al menos una de estas enfermedades crónicas. Y las cosas se han puesto tan mal como para hacer emerger un trastorno hepático que *nunca antes en la historia se había visto.* La enfermedad del hígado graso no alcohólico significa que los seres humanos estamos convirtiendo nuestro propio hígado en *foie gras,* para que se lo coman los gusanos y las hormigas tras nuestro precoz fallecimiento.

Pero te estarás equivocando, y mucho, si crees que esto se limita a las personas que tienen sobrepeso. Hasta las personas delgadas contraen la EHGNA, dado que los hábitos de alimentación están muy difundidos. Por otra parte, hay mucha gente que ha ganado un montón de peso, pero que no tiene diabetes; se pueden sentir afortunados, pero no por mucho tiempo.

Y las cosas empeoran todavía más. Vamos con la *hipertensión,* conocida también como presión arterial alta.

De forma muy parecida a las enfermedades crónicas mencionadas hasta aquí, la hipertensión afecta al 47 % de los adultos en Estados Unidos; es decir, a un total de 116 millones de personas... y la tienen *por añadidura* a otras enfermedades. La hipertensión se define como una presión sistólica mayor que 130mmHg o una presión diastólica mayor que 80 mmHg. La hipertensión no suele ir acompañada de tumores, quimioterapia ni vacunas, por lo que es una enfermedad que resulta fácil pasar por alto. Pero no te equivoques: es tan terrible para ti como la diabetes o cualquier otra enfermedad de larga duración.

Sin embargo, lo más triste es que las cosas no tendrían por qué ser de esta manera.

En 1900, la hipertensión no era habitual, al igual que pasaba con la obesidad y la diabetes. Menos del 5 % de la población estaba aquejada de hipertensión, porque las dietas eran distintas a las de ahora. El jarabe de maíz todavía no había conquistado el país. Sin embargo, actualmente, esa cifra casi se ha multiplicado por diez, y no muestra señales de que vaya a decrecer. Y, como todas estas dolencias, su causa se halla en nuestro comportamiento.

¿Qué es la presión arterial?

La presión arterial es la fuerza con la que se mueve la sangre a través del sistema circulatorio. Gracias a la acción de bombeo del corazón, la sangre es llevada a todos los rincones del organismo, desde el cerebro hasta las puntas de los dedos de los pies. Hasta las células grasas reciben sangre. Y los tubos que portan esta sangre, denominados vasos sanguíneos, tienen los más diversos grosores, incluso de tamaño microscópico.

La presión que se genera con el bombeo del corazón es importantísima, porque la sangre contiene no sólo oxígeno, sino también nutrientes, agua e incluso desperdicios. Todos los órganos del cuerpo necesitan sangre, y la fuerza que aplica el corazón para mover esa sangre por todo el cuerpo es la garantía de que llegará suficiente líquido vital allá donde se necesite.

Si el corazón está sano, bombeará cinco litros de sangre por minuto,[1] latiendo más de cien mil veces al día. Con esto no sólo se mantiene el flujo de oxígeno y la hidratación del cuerpo, sino que se mantiene también el estado de consciencia, pues muchos de los vasos más grandes dirigen la sangre al cerebro. Si este flujo se cortara, podrías morir.

Éste es el motivo por el cual los problemas con la presión arterial pueden ser tan peligrosos.

Si hay que forzar el paso de la sangre a través de los vasos sanguíneos, entonces es que algo no anda bien con los propios vasos. O es que está discurriendo menos sangre a través de ellos, obligando al corazón a bombear con más fuerza. Esto somete a tensión al corazón y puede llevar a diversos problemas, como un infarto cerebral, una demencia vascular o enfermedades renales, entre otras muchas cosas.

Hipertensión significa que la presión arterial es demasiado alta, del mismo modo que *hiperglucemia* significa que la glucosa en sangre es demasiado elevada, y un exceso de cualquier cosa nunca es bueno.

Además, no sólo deberías preocuparte por las afecciones potencialmente mortales, pues la hipertensión está vinculada con la inflamación, la resistencia insulínica y el aumento de peso. Como veremos, esto último tiene mucho que ver con el fuerte vínculo existente entre la presión arterial alta y la resistencia a la insulina.

---

1. «How Your Heart Works». Understanding How Your Heart Functions, NHS Inform, 13 de febrero de 2020, https://www.nhsinform.scot/illnesses-and-conditions/heart-and-blood-vessels/about-the-heart/understanding-how-your-heart-functions

Pero lo que asusta más de la hipertensión es que la mayoría de la gente ni siquiera sabe que la padecen.

Cómo se mide la presión arterial

La presión arterial se mide con un manguito hinchable enrollado en torno al brazo, en el cual se bombea aire para que apriete con fuerza el brazo; de este modo, se puede medir el flujo a través de los vasos sanguíneos.

Esta presión se mide en mmHg, o milímetros de mercurio. Se trata de una unidad definida como la presión que ejerce una columna de mercurio de 1 mm de altura a 0 grados Celsius (32 grados Fahrenheit) bajo la gravedad normal de la Tierra.

Sin embargo, cuando se toma la presión arterial, se registran los dos números y se escriben en forma de fracción. Si tomamos la presión arterial normal, 120/80 mmHg, el primer número representará la presión *sistólica* –que es la fuerza que la sangre ejerce sobre las paredes de las arterias cuando el corazón late–, mientras que el segundo representará la presión *diastólica* –que es la fuerza que la sangre ejerce sobre las paredes de las arterias cuando el corazón descansa entre latido y latido.[2]

Medidas de la presión arterial

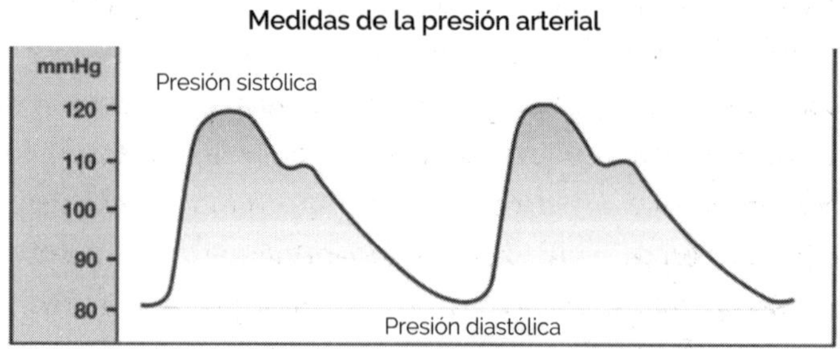

Un diagrama donde se muestran las medidas de presión sistólica y presión diastólica.

2. «Understanding Blood Pressure Readings». American Heart Association, 9 de septiembre de 2022, https://www.heart.org/en/health-topics/high-blood-pressure/understanding blood-pressure-readings

Respecto a la hipertensión, los médicos se fijan más en la presión sistólica debido a que los problemas en las arterias obligan al corazón a esforzarse más. Sin embargo, la presión diastólica no deja de ser importante, y un ascenso en ella nos estaría indicando que algo no va bien. El riesgo de una enfermedad cardíaca para personas de más de 40 años de edad se incrementa con cada 20 mmHg de incremento en la presión sistólica o 10 mmHg de incremento en la presión diastólica.[3] Dicho esto, los menores de 40 años no deberían perder de vista la presión arterial tampoco, porque la hipertensión es perjudicial, sea cual sea la edad.

¿Por qué es perjudicial la hipertensión?

La hipertensión no es como otras enfermedades o dolencias, pues no exhibe síntomas visibles, como lo pueden hacer la COVID-19 o el cáncer. Puedes pasarte la vida sin preocuparte por nada y no tener ni idea de que estás a las puertas de la muerte hasta que tu corazón se rinde. Por este motivo se conoce a la hipertensión como a *la asesina silenciosa.*

La hipertensión endurece las arterias, lo cual provoca que fluya menos sangre hasta el corazón, debilitándolo y provocando problemas en cascada en el flujo sanguíneo. Este bucle de realimentación propicia ataques cardíacos, que se producen un necrosamiento de los músculos del corazón debido a la falta de oxígeno. También puede producir dolores en el pecho, así como daños cerebrales, dado que la disrupción del flujo sanguíneo también afecta al cerebro.[4]

Del mismo modo, la presión arterial alta provoca daños en los riñones, pues, al estrecharse los vasos sanguíneos, estos órganos reciben menos sangre de la que precisan, debilitándose con ello. Así, los

3. Ibíd.
4. «High Blood Pressure Symptoms and Causes». Centers for Disease Control and Prevention, 18 de mayo de 2021, https://www.cdc.gov/bloodpressure/about.htm

riñones pierden una buena parte de su capacidad para filtrar los desperdicios, con lo que se acumulan fluidos extra y se incrementa aún más la presión arterial. Este bucle de realimentación –un círculo vicioso en este caso– trae como consecuencia una insuficiencia renal.[5]

Pero la hipertensión también puede ser causa de demencia si daña los minúsculos vasos sanguíneos del cerebro.[6] Una lesión cerebral no tiene por qué ser tan grave como una apoplejía o infarto cerebral, pero la destrucción lenta, aunque progresiva, del cerebro tiene efectos devastadores en sí misma. Y dado que el cerebro no puede repararse de forma tan fácil como la mayoría del resto del cuerpo, los efectos de los daños en el cerebro son permanentes. No existe cura para la mayor parte de tipos de demencia.[7]

Pero, por mala que sea, la hipertensión no actúa sola, pues es uno de los cinco criterios de diagnóstico del síndrome metabólico. Las personas que tienen hipertensión tienen normalmente otras anomalías, como la obesidad, la diabetes o registros anormales en los triglicéridos de la sangre. Se sabe que la dieta típica moderna, repleta de carbohidratos y de jarabe de maíz alto en fructosa, es una de las causas de estos problemas, y millones de personas están pagando el precio tanto en facturas médicas como con una pobre salud.

¿Pero qué es lo peor de todo esto? Que los problemas se amontonan. Una combinación de hipertensión con diabetes tipo 2 puede tener un horrible efecto en el volumen del hipocampo.[8] El hipo-

---

5. «High Blood Pressure & Kidney Disease». National Institute of Diabetes and Digestive and Kidney Diseases, marzo de 2020, https://www.niddk.nih.gov/health information/kidney-disease/high-blood-pressure
6. «Blood Pressure and Alzheimer's Risk: What's the Connection?». Johns Hopkins Medicine, 10 de marzo de 2022, https://www.hopkinsmedicine.org/health/conditions-and-diseases/alzheimers-disease/blood-pressure-and-alzheimers-risk-whats-the connection
7. «Is There a Cure for Dementia?» Dementia Guide, NHS, 8 de abril de 2021, https:// www.nhs.uk/conditions/dementia/cure/
8. Guan, Y. *et al.*: «Association of Diabetes and Hypertension with Brain Structural Integrity and Cognition in the Boston Puerto Rican Health Study Cohort». *Neurology,* vol. 98, n.º 15 (12 de abril de 2022), https://doi.org/10.1212/WNL.0000000000200120

campo es la parte del cerebro que se ocupa de la memoria; y la hipertensión, además de provocar un envejecimiento acelerado del cerebro, puede dañar su funcionamiento, aunque sea en menor medida de lo que lo haría la demencia. Si hubiera un motivo por el cual convendría que vigilaras lo que comes, éste sería el más importante, pues sólo tienes un cerebro; no lo eches a perder.

Cómo funcionan los vasos sanguíneos

En promedio, hay casi 100 000 kilómetros de vasos sanguíneos por todo el cuerpo humano,[9] alcanzando todos los tejidos del organismo y asegurándose de que estén bien alimentados para que puedan realizar sus funciones.

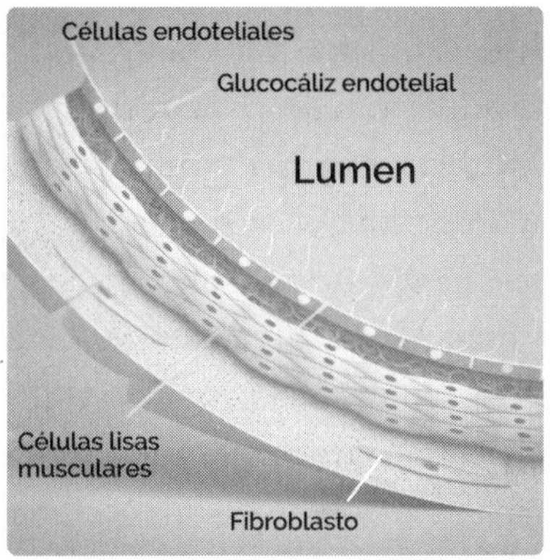

Diagrama de la pared de un vaso sanguíneo con sus diversos componentes.

Las arterias, los vasos sanguíneos musculares que portan la sangre desde el corazón, tienen tres capas: la túnica íntima, la túnica media y la túnica adventicia.[10]

---

9. «How Does Blood Flow Through Your Body». Heart & Blood Vessels: Blood Flow, Cleveland Clinic, 30 de abril de 2019, https://my.clevelandclinic.org/health/ articles/17059-how-does-blood-flow-through-your-body
10. «Classification & Structure of Blood Vessels». SEER Training Module, National Cancer Institute, accedido el 18 de septiembre de 2022, https://training.seer.cancer.gov/anatomy/cardiovascular/blood/classification.html

La túnica íntima es el revestimiento de células que conforma la pared interna del vaso. Su principal función consiste en proporcionar soporte al endotelio vascular, que protege las paredes del vaso de cualquier sustancia que pueda fluir por la corriente sanguínea. Sin embargo, el endotelio no es una barrera pasiva, pues controla toda relajación y constricción del vaso sanguíneo, y dirige a las células blancas de la sangre para que defiendan a todo el sistema de infecciones. También controla el flujo de plaquetas, que son los materiales con los que se reparan los vasos sanguíneos dañados. Como un órgano en sí mismo, de su adecuado funcionamiento depende la salud general del organismo.[11]

La segunda capa es la túnica media, y está hecha de células musculares lisas y de tejido elástico, conformando la porción más grande de la pared del vaso. Es la que realiza el verdadero bombeo dentro de las arterias, por lo que controla la presión arterial.[12] Los estiramientos y contracciones que realiza esta capa son los que mide el manguito que el médico te pone en el brazo para controlar tu presión arterial.

La capa externa es la túnica adventicia, conocida también como túnica externa. Está hecha de colágeno y de fibras de elastina, y está conectada tanto con el sistema nervioso como con el sistema linfático. Ciertamente, esta capa es la principal conexión entre el sistema vascular y el resto del organismo. Además, impide que las arterias se expandan demasiado.[13]

¿Qué, entonces, causa la hipertensión?

---

11. «18.1A: Blood Vessel Structure». LibreTexts Medicine, 14 de agosto de 2020, https://med.libretexts.org/Bookshelves/Anatomy_and_Physiology/Book:_Anatomy_and_Physiology_(Boundless)/18:_Cardiovascular_System:_Blood_Vessels/18.1:_Blood_Vessel_Structure_and_Function/18.1A:_Blood_Vessel_Structure
12. Ibíd.
13. Ibíd.

Las causas de la hipertensión

En algunos casos, la hipertensión tiene una causa directa: una enfermedad renal, el abuso de drogas, problemas de tiroides, arterias endurecidas o enfermedades similares. Pero la mayor parte de las veces, la hipertensión se acumula con el tiempo. Ni siquiera ahora conocemos las causas de la mayoría de las hipertensiones.[14] Dicho esto, existen algunas pistas acerca de cómo puede darse la hipertensión.

Aunque son muchos los factores que controlan la presión arterial, la hipertensión comparte muchos de los factores metabólicos que caracterizan la obesidad y la diabetes. Suelen aparecer juntos, indicando un síndrome metabólico más amplio. Pero ¿qué mecanismos inciden en este proceso? La respuesta se halla en el endotelio vascular y en una sustancia llamada óxido nítrico. Esta sustancia es crucial para el adecuado funcionamiento no sólo de los vasos sanguíneos, sino también del cerebro.

La importancia del óxido nítrico

No debe confundirse el óxido nítrico con el óxido nitroso, N_2O. El *óxido nítrico* (NO) es una sustancia que envía señales por todo el cuerpo, y la revista *Science* lo nombró «Molécula del Año» en 1992, aunque tuvieron que pasar otros seis años más hasta que los responsables de su descubrimiento fueran galardonados con el Premio Nobel. Se trata de la molécula más pequeña y ligera conocida que cumple con el papel de mensajera biológica. Tiene tres funciones principales: activar las células nerviosas, asistir al sistema inmune y controlar la dilatación de los vasos sanguíneos.

---

14. «High Blood Pressure (Hypertension)». Mayo Clinic, 15 de septiembre de 2022, https://www.mayoclinic.org/diseases-conditions/high-blood-pressure/symptoms-causes/syc 20373410

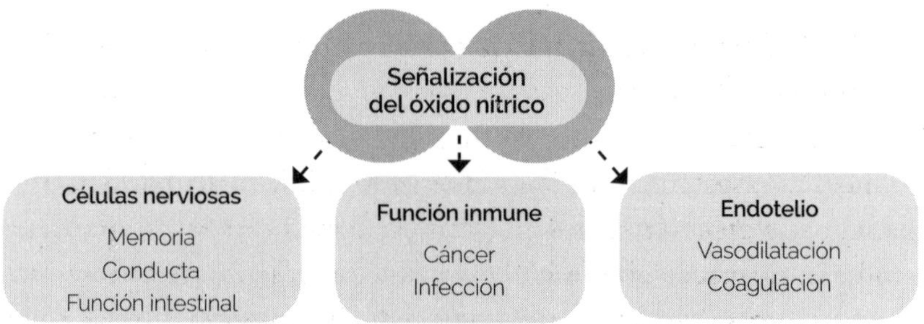

La señalización del óxido nítrico afecta a tres áreas clave: las células nerviosas, la función inmune y el endotelio.

El óxido nítrico se origina en las células nerviosas y, una vez formado, se difunde en todas direcciones a través de las células adyacentes.[15] Es especialmente valioso para las células nerviosas, pues les permite retener recuerdos, pero además lo utilizan para influir en el sistema digestivo, porque el intestino humano tiene más de 100 millones de células nerviosas, convirtiéndose así en nuestro segundo cerebro.

El óxido nítrico ayuda también al sistema inmune a combatir las infecciones, controlando los procesos autoinmunes. Lo utilizan los macrófagos del organismo para impedir que los patógenos se repliquen, facilitando su eliminación, pero también controla el crecimiento, las acciones y la muerte de estos macrófagos y de otras células inmunitarias.[16]

Por último, y lo más importante de todo para el tema que nos ocupa, el óxido nítrico es la principal sustancia responsable de la dilatación de los vasos sanguíneos. Se sintetiza en las células endoteliales (la capa celular interna), y se difunde por los músculos lisos que controlan la presión de la arteria. Hace que el músculo se relaje, dilatando la arteria y reduciendo la presión de la sangre.[17]

---

15. Esplugues, J. V.: «NO as a Signaling Molecule in the Nervous System». *British Journal of Pharmacology*, vol. 135, n.º 5, pp. 1079-1095 (2002), https://doi.org/10.1038/ sj.bjp.0704569

16. Tripathi, P.: «Nitric oxide and immune response». *Indian Journal of Biochemistry and Biophysics*, vol. 44, n.º 5 (octubre 2007).

17. Chen, K. *et al.*: «Nitric Oxide in the Vasculature: Where Does It Come from and Where Does It Go? A Quantitative Perspective». *Antioxidants*

Por otra parte, el óxido nítrico también puede incrementar el flujo sanguíneo hacia determinados tejidos y órganos. Pero, por encima de todo, previene la formación de coágulos en el interior de la arteria.[18]

Los comportamientos tan útiles y versátiles del óxido nítrico llamaron la atención de los fabricantes de medicamentos, que desarrollaron fármacos que imitaban el funcionamiento de esta sustancia. Con estos fármacos se pretendía reducir la presión arterial, pero, cuando se pusieron a prueba en pacientes, ocurrió algo extraño: los pacientes se olvidaban de dónde habían puesto los fármacos de óxido nítrico. Y, aún más extraño, la memoria de los pacientes no se veía afectada en nada más que en dónde habían dejado las pastillas.

A los experimentadores se les ocurrió una solución cuando se dieron cuenta de que todos los pacientes que tenían este extraño comportamiento eran varones, y que el fármaco afectaba al flujo sanguíneo. Este fármaco, el sildenafilo, se conocería posteriormente como Viagra.

Los problemas con este fármaco demuestran que el óxido nítrico puede tener un comportamiento impredecible. Pero, del mismo modo que la aplicación de esta sustancia puede causar problemas, eliminarla también puede provocarlos… que es lo que hace el ácido úrico.

El ácido úrico: una de las causas de la hipertensión

Como hemos dicho, el óxido nítrico es crucial para la dilatación de los vasos sanguíneos, y existe una enzima en las células endoteliales denominada *óxido nítrico sintasa,* u ONS, que genera el óxido nítrico necesario para llevar a cabo esta misión.

Pero si este proceso se interrumpe, es más probable que aparezcan enfermedades cardiovasculares. Una sustancia que sabemos que

---

& Redox Signaling, vol. 10, n.º 7, pp. 1185-1198 (2008), https://doi.org/10.1089/ars.2007.1959

18. Freedman, J. E. y Loscalzo, J.: «Nitric Oxide and Its Relationship to Thrombotic Disorders». *Journal of Thrombosis and Haemostasis*, vol. 1, n.º 6, pp. 1183-1188 (2003), https://doi.org/10.1046/j.1538-7836.2003.00180.x

hace esto es el *ácido úrico,* que bloquea la acción de las ONS, necesaria para crear óxido nítrico y permitir que las arterias se dilaten.[19] Esto mantiene las arterias en un estado de tensión (de ahí la hipertensión), incrementando la presión arterial al tiempo que restringe el flujo sanguíneo.

Pero ¿qué es lo que incrementa el ácido úrico? La respuesta se halla en nuestra buena amiga la fructosa.

El factor fructosa

¿Recuerdas que dijimos que el hígado metaboliza el 10 % de la glucosa, pero el 100 % de la fructosa? Este azúcar siniestro no sólo es responsable del aumento de peso, sino que también genera ácido úrico, que se interpone en el camino de las ONS. La hiperuricemia, los altos niveles de ácido úrico, es un factor de riesgo para la diabetes tipo 2, así como para el declive cognitivo. Y esto último tiene sentido porque el óxido nítrico se genera también en las neuronas. En cambio, aunque parte de la glucosa se convierta en fructosa, no lo hace en cantidad suficiente como para incrementar los niveles de ácido úrico.

Efectos de la fructosa sobre el óxido nítrico y la presión arterial

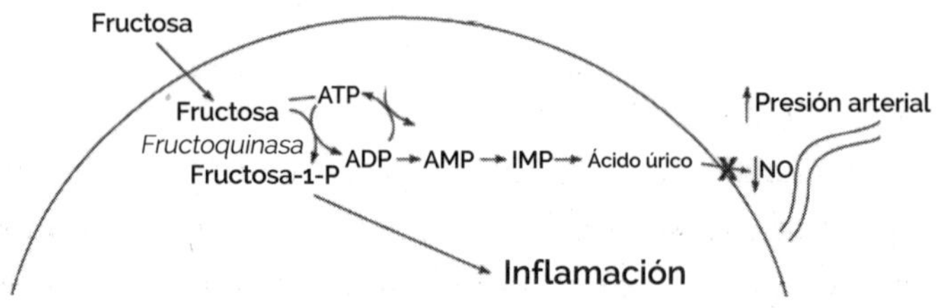

El metabolismo de la fructosa en el hígado con la resultante inflamación y formación de ácido úrico, que bloquea la función del óxido nítrico e incrementa la presión arterial.

---

19. Park, J-H. *et al.*: «Uric Acid Attenuates Nitric Oxide Production by Decreasing the Interaction Between Endothelial Nitric Oxide Synthase and Calmodulin in Human Umbilical Vein Endothelial Cells: A Mechanism for Uric Acid-Induced Cardiovascular Disease Development». *Nitric Oxide,* vol. 32, pp. 36-42 (2013), https://doi. org/10.1016/j. niox.2013.04.003

No obstante, téngase en cuenta que la sacarosa, el azúcar de mesa, es una mezcla de glucosa y fructosa. El hígado metaboliza el 20 % de la glucosa, junto con toda la fructosa. La ingestión frecuente de azúcar ha llevado a unos elevados niveles de ácido úrico en los países industrializados, contribuyendo probablemente a la elevación de las tasas de hipertensión y diabetes.

El papel de la insulina

Hablando de la diabetes, la insulina juega también su papel en el aumento de la hipertensión. No olvides que no existe tal cosa como una resistencia general a la insulina, y que este término sólo se aplica a una regulación insuficiente de la glucosa en la sangre. Y, aunque la insulina no esté controlando la glucosa, sigue haciendo otras cosas, como construir proteínas y generar grasas.[20] Dicho esto, sigue habiendo menos captación de glucosa, pero también se genera menos óxido nítrico.

Toda la insulina extra procede del exceso de glucosa que, combinada con el ácido úrico de la fructosa, incrementa el riesgo de enfermedades cardiovasculares y reduce la esperanza de vida.

Y si añades alcohol a la mezcla, la situación se vuelve todavía peor.

El papel del alcohol

Aunque el alcohol tiene efectos relajantes, su uso excesivo provoca hipertensión. Sin duda, recordarás que el alcohol es la principal causa del hígado graso, pero es que además contribuye a la formación de ácido úrico. Antes de seguir adelante, vamos a detenernos unos instantes en la gota.

La gota es una enfermedad que provoca un gran dolor y que tiene lugar cuando se forman cristales de ácido úrico en las articulaciones. Las bebidas alcohólicas basadas en cereales, como la cerveza

---

20. Kolb, H. *et al.*: «Insulin: Too Much of a Good Thing Is Bad». *BMC Medicine,* vol. 18, n.º 1 (2020), https://doi.org/10.1186/s12916-020-01688-6

y el *whisky,* tienen un alto contenido de purinas, que el organismo transforma en ácido úrico. En la mayoría de los casos, el ácido úrico se expulsa a través de la orina, pero, si hay un exceso de ácido úrico, éste se acumulará por todas partes, provocando importantes problemas.[21] Y las articulaciones es uno de los lugares donde se amontona, aunque también se almacena en los vasos sanguíneos.

Si el ácido úrico es tan abundante como para formar cristales en las articulaciones, imagina el caos que puede provocar en tus vasos sanguíneos. Y, combinado con la fructosa, va a incrementar aún más la presión arterial, poniendo en peligro la salud de la persona e, incluso, su propia vida.

Pero el alcohol, el azúcar de mesa y el jarabe de maíz alto en fructosa no son las únicas cosas que pueden destrozar tus arterias, pues la sal también puede hacerlo.

El asalto de la sal

El cloruro de sodio, o sal de mesa, se ha asociado siempre con la hipertensión, hasta el punto que a las personas a quienes se les hace este diagnóstico se les sugiere siempre que reduzcan la ingestión de sal.

Al principio, este paso parece contrario a la intuición. La sal no es azúcar, y los elementos que contienen no se parecen en nada. (El azúcar contiene carbono, hidrógeno y oxígeno). ¿Cómo puede ser que la sal no sólo sea peligrosa, sino que sea tan peligrosa como para ser el factor más importante asociado con la hipertensión?

La respuesta se halla en la ruta de los polioles.

Como ya se explicó anteriormente, no sólo ingerimos fructosa, sino que elaboramos también fructosa en el hígado mediante la transformación de la glucosa. La ruta de los polioles, que es la que produce esta fructosa, se activa cuando los niveles de sal son elevados, incrementando la transformación de glucosa en fructosa y causando todos los problemas que sabemos que ésta provoca. De he-

---

21. «Can the Foods You Eat Help to Control Gout?». Mayo Clinic, 25 de junio de 2022, https://www.mayoclinic.org/healthy-lifestyle/nutrition-and-healthy-eating/in-depth/gout-diet/art-20048524

cho, si se bloquea este mecanismo de transformación, los efectos negativos de una dieta alta en sal se pueden atajar.[22]

La fructosa nos lleva al ácido úrico; el ácido úrico nos lleva a la supresión de las ONS; y la supresión de las ONS nos lleva a la hipertensión, por no decir nada del resto de los efectos metabólicos que tiene un exceso de fructosa. A pesar de su carencia en calorías, la sal causa un montón de daños de forma indirecta.

Pero ¿podemos decir esto con toda seguridad? Porque no todo el mundo está de acuerdo en que la sal sea tan peligrosa como se sostiene.

Gary Taubes explicó en 2012, en un artículo aparecido en el *The New York Times,* que las investigaciones que afirmaban que había un vínculo entre la ingestión de sal y la hipertensión procedían de estudios mal dirigidos y de un experimento sesgado con ratas en el que se sobrealimentó a estos animales con sal. Taubes decía en este artículo que todo el modelo de recomendaciones sobre ingestión de sodio del Departamento de Agricultura de Estados Unidos se basaba en un informe de 2001 que posteriores estudios habían demostrado que era poco fiable. Si algo provocaba la ingestión de sal era que *reducía* los mismos problemas de salud que se suponía que causaba un exceso de ingestión de sal.[23]

Además, la ingestión de sal era muy superior hace 150 años. Antes de que los refrigeradores se hicieran comunes, los alimentos se preservaban en sal, y no era extraño que se consumieran 15 gramos de sal al día; sin embargo, la hipertensión y la obesidad no eran tan habituales entonces. Si el exceso de sodio desencadenara un exceso de elaboración de fructosa, ¿por qué tiene lugar entonces este efecto debilitador?

---

22. Lanaspa, M. A. *et al.*: «High Salt Intake Causes Leptin Resistance and Obesity in Mice by Stimulating Endogenous Fructose Production and Metabolism». *Proceedings of the National Academy of Sciences,* vol. 115, n.º 12, pp. 3138-3143 (mayo de 2018), https://www.pnas.org/doi/full/10.1073/pnas.1713837115

23. Taubes, G.: «Salt, We Misjudged You». *The New York Times,* 2 de junio de 2012, https://www. nytimes.com/2012/06/03/opinion/sunday/we-only-think-we-know-the-truth-about salt.html

Se podría argumentar que, aunque la ingestión de sodio era elevada en aquellos tiempos, la ingestión de azúcar no lo era. Aunque la gente tuviera una dieta alta en sal, el hígado disponía de menos materia prima para elaborar fructosa.

Sin embargo, la principal teoría que vincula al sodio con la hipertensión es que unos niveles de insulina elevados impiden a los riñones excretar el sodio, haciendo así que se acumule en el organismo y provoque alteraciones.[24] La dieta de la era del Salvaje Oeste no tenía jarabe de maíz alto en fructosa, de modo que un exceso de sal no constituía un gran problema.

Existen evidencias que apoyan esta teoría. En un estudio del año 2012 se señaló que una elevada tasa de insulina llevaba a perros y ratas a retener el sodio en niveles superiores a lo habitual.[25] No es que la sal genere necesariamente fructosa, es que la sal permanece cuando hay un exceso de fructosa en el organismo. Tomando en consideración el promedio de la dieta típica estadounidense alta en azúcar, reducir la ingestión de sodio puede ser, ciertamente, una sabia decisión.

Pero no sólo tienes que fijarte en lo que comes. También tienes que fijarte en lo que respiras.

El papel de la contaminación

Cuando se habla de la hipertensión, la mayoría de la gente discute sobre la dieta, dado que existen muchos alimentos que afectan a las funciones corporales. Sin embargo, lo que respiramos es tan importante como lo que comemos. Existen evidencias que sugieren que unos niveles elevados de partículas finas pueden llevar a enfer-

---

24. Horita, S. *et al.*: «Insulin Resistance, Obesity, Hypertension, and Renal Sodium Transport». *International Journal of Hypertension*, 2011, pp. 1-8 (2011), https://doi. org/10.4061/2011/391762

25. Brands M. W. y Manhiani, M. M.: «Sodium-Retaining Effect of Insulin in Diabetes». *American Journal of Physiology-Regulatory, Integrative and Comparative Physiology*, vol. 303, n.º 11 (enero de 2012), https://doi. org/10.1152/ajpregu.00390.2012

medades cardiovasculares,[26] y sabemos también que el ozono puede elevar la presión arterial, sobre todo si la persona tiene ya hipertensión.[27]

También se ha demostrado que la presión arterial alta debida a contaminantes medioambientales es peligrosa para las mujeres embarazadas que viven cerca de avenidas o carreteras con mucho tráfico. Las mujeres que viven a menos de medio kilómetro de una avenida o carretera importante tienen un mayor riesgo de padecer hipertensión, y esto hace que sus probabilidades de tener un parto precoz sean más elevadas.[28]

En una investigación realizada en China, un país conocido por la pobre calidad de su aire, se observa también un vínculo entre contaminación e hipertensión –y obesidad también–. Dicho esto, la contaminación afectó más a las mujeres que a los hombres.[29]

La contaminación provoca daños en el glucocáliz endotelial de las paredes interiores de las arterias.[30] Y dado que el óxido nítrico que las arterias necesitan se produce aquí, los daños en esta capa

---

26. Giorgini, P. *et al.*: «Air Pollution Exposure and Blood Pressure: An Updated Review of the Literature». *Current Pharmaceutical Design,* vol. 22, n.º 1, pp. 28-51 (2015), https://doi.org/10.2174/1381612822666151109111712
27. Choi, Y-J. *et al.*: «Short-Term Effects of Air Pollution on Blood Pressure Scientific Reports». *Nature,* 30 de diciembre de 2019, https://doi.org/10.1038/s41598 019-56413-y
28. «Pregnancy Hypertension Risk Increased by Traffic-Related Air Pollution». National Institutes of Health, 18 de diciembre de 2019, https://www.nih.gov/news-events/newsreleases/pregnancy-hypertension-risk-increased-traffic-related-air-pollution
29. Wang, Q. *et al.*: «Evidence Linking Air Pollution and Blood Pressure Mediated by Body Weight in China». *Air Quality, Atmosphere & Health,* vol. 13, n.º 5, pp. 585-592 (julio de 2020), https://doi.org/10.1007/s11869-020-00821-x
30. Bartosch, A. M. *et al.*: «Endothelial Glycocalyx-Mediated Nitric Oxide Production in Response to Selective AFM Pulling». *Biophysical Journal,* vol. 113, n.º 1, pp. 101-108 (2017), https://doi.org/10.1016/j.bpj.2017.05.033

provocan una merma de óxido nítrico, lo cual lleva a una deficiente dilatación de las arterias, con lo que la presión se mantiene alta. La sangre, que está en contacto directo con las paredes de las arterias, está llena de sustancias diversas que introducimos en nuestro organismo –no sólo a través de lo que ingerimos, sino también de lo que respiramos–.

Lo que todo esto debería hacernos entender es que las causas raíz de la hipertensión no pueden tratarse simplemente con una pastilla.

Contrarrestando la propia mentira: ¿Deberíamos tratar la hipertensión con fármacos?

Tanto si hablamos de la fructosa, como si hablamos de la sal, del alcohol o de la contaminación del aire, una cosa es cierta: los problemas que causa la hipertensión no tienen su origen en las propias arterias, sino fuera de ellas. Una dieta desequilibrada y un estilo de vida sedentario pueden llevar a una disfunción de las células de nuestro organismo, dando lugar a cantidades tóxicas de sustancias que serían valiosas en su justa medida. La relación entre hipertensión, obesidad y diabetes tipo 2 pone en evidencia que gran parte de los problemas de presión arterial que padecemos tienen un origen externo.

Así pues, tratar muchas de estas alteraciones con fármacos no va a resolver el problema subyacente, un problema que es potencialmente resoluble.

Míralo de este modo: tienes una gotera en el techo y está lloviendo. Te percatas de que hay un charquito en el suelo, de manera que lo limpias. El suelo está limpio de nuevo y, con el tiempo, la lluvia cesa. Pero la gotera no se ha arreglado, y tienes que repetir la faena cada vez que llueve. Mientras tanto, los daños que provoca el agua en el techo y en las paredes se van acumulando y, no mucho después, aparece moho. Si esto continúa así, toda la parte de la casa afectada deberá de reconstruirse.

Tomar fármacos para la hipertensión es, en muchos casos, como limpiar el agua del suelo. Probablemente no va a resolver el problema subyacente, y se irán acumulando daños más graves hasta que sea demasiado tarde para arreglarlo.

Pero, por malo que esto sea, la hipertensión suele ser sólo un síntoma de un problema metabólico mayor. El tratamiento exclusivo de la hipertensión no va a resolver la obesidad, la diabetes, el hígado graso o cualquier otra enfermedad que menoscabe tu salud.

Pero no son sólo problemas metabólicos, pues la hipertensión está asociada con un incremento en el riesgo de cáncer de próstata, cáncer de pecho y cáncer renal también.[31] Y la mayoría de los cánceres no se curan con una pastilla. La mitad de los pacientes con artritis tienen también hipertensión, y los fármacos antiinflamatorios no esteroideos que se utilizan para tratarla *incrementan* la presión arterial, empeorando aún más la situación.[32]

Hablando con claridad, si tienes la presión arterial alta, los medicamentos pueden ser útiles –y necesarios– para rebajarla hasta niveles seguros. Pero de lo que hablamos aquí es del control a largo plazo. Antes de pasarte el resto de tu vida tomando medicinas para la presión arterial, considera la posibilidad de corregir otros factores a fin de no tener que recurrir a los fármacos o de recurrir a ellos mínimamente.

Cuando yo mismo tuve hipertensión, se me hizo la vaga advertencia de que controlara mi dieta, comiera menos e hiciera más ejercicio. Pero el énfasis para abordar el problema lo puso el médico en que me tomara los medicamentos. Me los tomé por un tiempo y la presión arterial se redujo, pero sin haber cambiado mi estilo de vida, de modo que los problemas subyacentes siguieron ahí. Seguía te-

---

31. Mohammed, T. *et al.*: «Etiology and Management of Hypertension in Patients with Cancer». *Cardio-Oncology,* vol. 7, n.º 1 (junio de 2021), https://doi.org/10.1186/ s40959-021-00101-2

32. Weber, M. A.: «Treatment of Patients with Hypertension and Arthritis Pain: New Concepts». *The American Journal of Medicine,* vol. 122, n.º 5 (2009), https://doi. org/10.1016/j.amjmed.2009.03.004

niendo unos altos índices de azúcar en sangre, el ácido úrico se incrementó hasta llevarme a la gota y también tenía más grasa en la sangre.

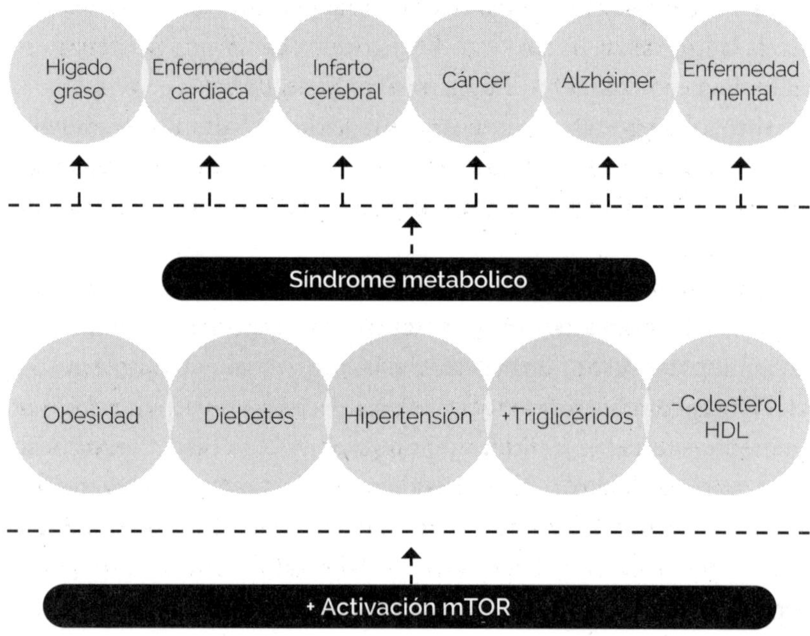

Factores metabólicos complejos que fomentan las subsiguientes enfermedades crónicas.

Con cada nuevo síntoma que aparecía, me prescribían un fármaco nuevo. Y, al igual que con el medicamento de la hipertensión, lo único que hacían esos fármacos era mitigar los síntomas, no la causa raíz, que era el estilo de vida que yo había decidido llevar.

Sin embargo, para no tener que depender de medicamentos, lo más inteligente será cambiar el estilo de vida. ¿Quieres evitar el hígado graso? Ingiere menos azúcar. ¿Quieres mantener bajo el sodio? Ingiere menos sal. ¿No quieres que suba tu presión arterial? No bebas. Reduciendo el consumo de alcohol y reduciendo el consumo de alimentos procesados vas a reducir la posibilidad de desarrollar el síndrome metabólico, que es la causa de todos estos problemas.

Claro está que no debes descuidar la actividad física ni el sueño. El hecho de que los tejidos musculares quemen las calorías con más rapidez hace que el ejercicio sea una manera muy eficaz de mantener la salud de tu organismo. Una forma sencilla de comenzar es saliendo a caminar 30 minutos unos cuantos días a la semana.[33]

Sin embargo, en aquel momento, nadie me dio estos consejos tan sencillos; no porque los médicos me lo estuvieran ocultando, sino porque el sistema no está diseñado para dar estos mensajes de forma eficaz.

Nuestro actual sistema médico está optimizado para recetar fármacos y hacer operaciones quirúrgicas, no para ofrecer recomendaciones sobre el estilo de vida. Pero lo peor es que los médicos no hacen otra cosa que responder al mercado. Son los pacientes los que quieren un remedio rápido; y, si no lo obtienen con un médico, se van con otro. Además, el paciente y el médico no se pasan mucho tiempo hablando de los problemas que aquejan al primero. La duración media de una visita es de 17,4 minutos. El paciente quiere saber qué fármacos tomar, y el médico tiene que extender la solicitada receta. Punto.

El problema es que las pastillas suelen tratar exclusivamente los síntomas y detienen el dolor de inmediato. Normalmente, no abordan las causas del dolor, de modo que no curan. Sólo un cambio en el estilo de vida puede hacer eso, pero supone mucho esfuerzo para la mayoría de los pacientes. En un capítulo posterior intentaremos mitigar ese esfuerzo; intentaremos hacerlo más fácil de lo que haya sido jamás.

---

33. «Metabolic Syndrome». Johns Hopkins Medicine, 8 de agosto de 2021, https://www.hopkinsmedicine.org/health/conditions-and-diseases/metabolic-syndrome

Capítulo 7

La mentira de las enfermedades cardiovasculares

«Las estatinas son buenas para prevenir las enfermedades del corazón»

> Es difícil que un hombre comprenda algo cuando su salario depende de no comprenderlo.
>
> **—Upton Sinclair**

Permíteme que te cuente la historia de cierto hombre. Como le ocurre a todo el mundo llegado el momento, el hombre se hizo viejo y su salud comenzó a fallar. Para ver lo que los estragos de la edad le habían hecho, le hicieron un análisis de sangre y descubrieron que tenía dislipidemia, unos índices anómalos de lípidos. Dicho de otro modo, que tenía mucha grasa en la sangre y, dado que esta condición se considera un riesgo de ataque cardíaco e infarto cerebral, se le recetó determinado fármaco para, como dicen, ayudarle en su dolencia.

Pero, según el médico, el tratamiento farmacológico no era suficiente, de modo que le sugirió que hiciera más ejercicio y que controlara lo que comía. Así pues, adoptó una dieta baja en grasas y alta en hidratos de carbono, reemplazando las grasas saturadas por aceites de semillas procesados –el consejo habitual en estas situaciones–. El hombre se mantuvo a distancia de las grasas saturadas y del colesterol, e incluso le quitaba la grasa a cualquier pedazo de carne que comía.

Pero no le sirvió de nada todo eso. No porque se muriera (todos lo haremos algún día), sino porque murió de un ataque cardíaco y un infarto cerebral: exactamente las dolencias que tanto su dieta como su medicación se suponía iban a prevenir.

Este hombre no era cualquier hombre, y el fármaco no era cualquier fármaco. Ese hombre era mi padre, y el fármaco estaba basado en las estatinas. De manera que entre *esta* mentira y yo hay algo personal; me refiero a la mentira de que las estatinas son buenas para prevenir las enfermedades cardiovasculares. Otras muchas familias han tenido que dirimir con tragedias como ésta y, aunque mi aportación sea pequeña, me gustaría formar parte de la solución.

Los verdaderos hechos en las enfermedades cardiovasculares

Las enfermedades cardiovasculares, que son alteraciones de los vasos sanguíneos, son la principal causa de muerte en todo el mundo, siendo responsables de 17,9 millones de muertes cada año.[1] Y, aunque cubren un amplio rango de problemas de salud relacionados con la corriente sanguínea, la mayoría de las personas sólo está familiarizada con dos de sus más conocidos efectos: el ataque cardíaco y la apoplejía o infarto cerebral.

Un ataque cardíaco tiene lugar cuando no llega sangre suficiente a los músculos del corazón, provocando con ello que parte del cora-

1. «Cardiovascular Diseases». World Health Organization, accedido el 18 de septiembre de 2022, https://www.who.int/health-topics/cardiovascular-diseases

zón muera. Por este motivo, el nombre científico para esta enfermedad es *infarto de miocardio.* El prefijo *myo* significa «músculo», en tanto que *cardium* significa «corazón». Por otra parte, el término *infarto* se aplica a la muerte de un tejido debido a la falta de oxígeno que porta la sangre.

Esta enfermedad viene provocada por una *cardiopatía isquémica,* en la cual un bloqueo impide a la sangre llegar a los músculos del corazón. Y dado que las arterias bloqueadas proceden del músculo del corazón, a esto se lo denomina también *enfermedad arterial coronaria.*

La apoplejía, por otra parte, es como el ataque cardíaco, con la diferencia de que, en este caso, es el cerebro el que no obtiene suficiente oxígeno de la sangre, por lo que *sus* tejidos mueren. Y dado que el cerebro es tan vital como el corazón, esto también puede provocar la muerte.

Los órganos vitales mueren de este modo debido a una alteración llamada *ateroesclerosis.* Con esta enfermedad, la placa de grasa se acumula en las arterias, provocando no sólo una estrechez en su interior, sino también que se hagan menos flexibles a medida que la placa se endurece. La placa está compuesta de colesterol, y puede ser tan perjudicial que pueden desgajarse trozos de ella y, deambulando con la corriente sanguínea, provocar un bloqueo en cualquier arteria.[2]

La enfermedad se desarrolla con el tiempo y, aunque el énfasis se suele poner en los bloqueos en el corazón y el cerebro, la ateroesclerosis puede afectar a cualquier vaso sanguíneo. Por ejemplo, si se bloquean los riñones, nos encontraremos con una insuficiencia renal. Si ocurre en la retina, nos llevará a la ceguera. Si tiene lugar en las extremidades, puede llevar a una amputación. Según la American Heart Association (AHA, Asociación Americana del Corazón), las enfermedades cardíacas tienen una tasa de falleci-

---

2. «Arteriosclerosis/Atherosclerosis». Mayo Clinic, 1 de julio de 2022, https://www.mayoclinic.org/diseases-conditions/arteriosclerosis-atherosclerosis/symptoms-causes/syc-20350569

mientos de más del doble que la tasa de fallecimientos por infartos cerebrales.[3]

De estas terribles enfermedades se suele acusar a un exceso de grasas en la dieta. Pero ¿qué tal si te digo que la grasa que ingerimos tiene menos que ver con estas enfermedades de lo que crees?

La hipótesis dieta-corazón

La idea más difundida es que una dieta alta en colesterol y grasas saturadas es la causa de las enfermedades cardíacas que vemos hoy en día. Esta idea, conocida como *hipótesis dieta-corazón* o *hipótesis lipídica,* se difundió a través del biólogo Ancel Keys y el márquetin, como en los programas especiales de televisión emitidos por la AHA.

A principios del siglo xx, las enfermedades cardíacas sólo acababan con la vida de en torno a un 10 % de la población en Estados Unidos, pero hacia 1950, esa cifra se había triplicado. En 1954, un investigador llamado David Kritchevsky publicó un artículo acerca de un experimento en el que alimentó a conejos con colesterol, reproduciendo el trabajo de Nikolai Anichkov mencionado en el capítulo 1. El doctor Kritchevsky publicó posteriormente otro artículo en el que explicaba que las grasas polisaturadas, como las que se encuentran en los aceites de semillas, reducían los niveles de colesterol.

Tomando en consideración las tasas crecientes de enfermedades cardíacas, esta investigación proporcionaba una respuesta directa: ingiere menos colesterol, come menos productos animales y come más productos con aceites vegetales y sus «saludables» grasas. La

3. «2021 Heart Disease and Stroke Statistics Update Fact Sheet At-a-Glance». American Heart Association, accedido el 18 de septiembre de 2022, https://www.heart.org/-/media/phd-files-2/science-news/2/2021-heart-and-stroke-stat-update/2021_heart_disease_ and_stroke_statistics_update_fact_sheet_at_a_glance.pdf

hipótesis dieta-corazón acababa de nacer, y la gente adoptó la idea con rapidez.

Diversos estudios de investigadores de todo el mundo mostraban índices similares con las enfermedades cardíacas, tanto si los investigados comían carne como si comían vegetales. Pero el notorio estudio de Kritchevsky (al igual que el de Anichkov antes que él) se llevó a cabo con conejos, que son herbívoros, no con seres humanos, que son omnívoros. Las enfermedades cardíacas parecían más ser parte del proceso de envejecimiento que el resultado de la ingestión de grasas.

Pero la hipótesis dieta-corazón prendió con rapidez y todas las discusiones en torno a ella comenzaron a difundirse en los medios de comunicación. Los doctores Irving Page y Jeremiah Stamler, de la AHA, junto con Ancel Keys, explicaban al público la hipótesis lipídica, junto con su solución: la denominada «dieta prudente».

Esta dieta, la precursora de las dietas del «comer sano» de las décadas posteriores, reemplazó los alimentos básicos tradicionales, como la mantequilla, la manteca de cerdo, la carne de vacuno y los huevos, por aceite de maíz, margarina, pollo y cereales fríos. Y gracias al poder de la televisión, esta dieta terminó arrasando en Estados Unidos.

¿Te acuerdas de aquellos anuncios de cereales en el desayuno de los años noventa, donde, junto a los cereales aparecía la leche y el zumo de naranja? Eran un reflejo de la dieta prudente.

Pero no todo el mundo estaba de acuerdo. Paul Dudley White, el cardiólogo más reconocido de la época (médico personal del presidente Eisenhower tras su ataque cardíaco), cuestionó a los miembros de la AHA señalando la relativa ausencia de enfermedades cardíacas en la década de 1900, cuando los alimentos tradicionales estaban más difundidos. White no podía soportar la dieta prudente porque, a medida que los hábitos de alimentación de los estadounidenses iban dejando de lado los alimentos tradicionales, las enfermedades cardíacas se incrementaban.

Pero White, con su defensa de los hábitos culinarios de antaño, no pudo detener la nueva locura de la «comida sana». Ni tampoco pudo hacerlo la literatura científica. En 1957, Norman Jolliffe, director de la Oficina de Nutrición del Departamento de Salud de Nueva York, creó un «Club Anticoronario» para un grupo de empresarios de mediana edad para que adoptaran la dieta prudente, mientras la industria empujaba a las masas con la publicidad hacia el consumo de aceite de maíz y alimentos bajos en grasas.[4]

Setenta años después seguimos pagando por ello con nuestra salud y con facturas médicas.

Un ejemplo de que lo que se difundió entonces como verdad absoluta sigue operando entre la gente es el número de cereales anunciados como *sanos para el corazón* o *certificados por la American Heart Association.* Y la gente piensa: «Estos cereales son buenos para ti. Después de todo, una organización como la AHA no respaldaría *algo* sin plenas garantías, ¿no?».

¿Y qué pasaría si yo te dijera que la AHA recibe dinero a cambio de sus avales? Su distintivo de *Heart-Check (Comprobado para el corazón)* ha aparecido en alimentos básicos «saludables» como los Cocoa Puffs, los Frosted Mini-Wheats y zumos de frutas repletos de azúcar. También ha permitido que su distintivo *Heart-Check* lo utilice la marca Campbell's en sus sopas, que tienen un alto contenido en sodio, según una demanda del año 2013.[5]

Pero la AHA no es el infractor más notorio. Ese premio se lo lleva la Fundación Nacional del Corazón de Australia. En 2011, los pillaron dando su respaldo de corazón sano a los filetes de pescado de McDonald's y al pollo de McNuggets. Antes de esto, en 2008, el *The Sunday Telegraph* informó que *pizzas,* pasteles y rollos de salchicha habían sido avalados por la fundación. Estos escándalos acaba-

---

4. Fallon, A. y Enig, M. G.: «The Oiling of America». The Weston A. Price Foundation, 29 de marzo de 2006, https://www.westonaprice.org/oiling-of-america-in new-york/

5. Watson, E.: «The AHA Defrauds Consumers by Permitting Heart-Check Logo on Foods High in Sodium, Claims Lawsuit vs. Campbell Soup, AHA,» Food Navigator, 16 de agosto de 2013, https://www.foodnavigator-usa.com/Article/2013/08/16/The-AHA-defrauds-consumers-by-permitting-Heart-check-logo-on-foods-high-in sodium-claims-lawsuit-vs-Campbell-Soup-AHA

ron con su credibilidad, y tuvieron que dejar de lado sus avales a la comida rápida con el fin de recuperarla.[6]

Los incidentes de arriba son una muestra del poder de la industria alimentaria, que puede dar forma al campo de la salud pública a su antojo, recalificando como «saludable» la comida basura en beneficio propio.

Pero lo que dicen no siempre es así.

El colesterol en la sangre

El colesterol en la dieta no es tan malo como se afirma. Muchos están aceptando este hecho de nuevo y están comiendo huevos sin sentirse culpables. Pero si el colesterol de los alimentos no es el culpable de las enfermedades cardíacas, ¿qué pasa con el colesterol que está ya en la sangre? Sin duda, tiene que desempeñar algún papel.

Cuando se habla del colesterol, normalmente se hace referencia al LDL, o colesterol «malo», y al HDL, o colesterol «bueno». Según la hipótesis lipídica, unos niveles altos de LDL incrementan el riesgo de enfermedades cardíacas, en tanto que unos niveles altos en HDL reducen tal riesgo. Pero miremos más de cerca el colesterol LDL.

La idea que respalda la medicina moderna es que el LDL es perjudicial para las personas y, según los Centros para la Prevención y el Control de las Enfermedades de Estados Unidos, el colesterol «malo», o LDL, constituye la mayor parte del colesterol que circula por el cuerpo humano. Pero, afirman, si los niveles son demasiado elevados, formarán placas en las arterias y provocarán enfermedades cardíacas e infartos cerebrales.[7]

---

6. Squires, R.: «The Tick That Broke Heart of Foundation». *The Sunday Telegraph,* 25 de septiembre de 2011, https://www.dailytelegraph.com.au/the-tick-that-broke-heart-of-foundation/news-story/9f51739ac2646039ff7bd0d736271816

7. «LDL and HDL: Good & Bad Cholesterol». Centers for Disease Control and Prevention, 31 de enero de 2020, https://www.cdc.gov/cholesterol/ldl_hdl.htm

En cambio, el HDL «bueno» absorbe el colesterol y lo lleva al hígado, que a continuación lo saca del cuerpo.[8] Las recomendaciones para una «comida sana», por tanto, instan a eliminar las grasas saturadas y, para su crédito, los azúcares. Y, en su lugar, recomiendan la ingestión de pescado, alimentos bajos en grasas, cereales integrales, aceites vegetales, frutas y verduras. En resumen, aconsejan la dieta prudente modernizada.[9]

Pero recomiendan otra cosa más: un tipo de fármacos conocidos como estatinas. Según los Centros de Prevención y Control de las Enfermedades, estos fármacos ralentizan la producción de colesterol en el hígado y ayudan a desprenderse del colesterol existente en la sangre, retrasando así la aparición de enfermedades cardíacas.[10] Las directrices estadounidenses y europeas para gestionar una elevada tasa de colesterol en la sangre aluden a las estatinas como la mejor manera de controlar unos niveles elevados de LDL.[11]

Las directrices de la Sociedad Europea de Cardiología del año 2019 son incluso más específicas, indicando que los niveles de LDL superiores a 190 mg/dl constituyen un alto riesgo, en comparación con la línea base de 70 mg/dl.[12]

---

8. Ibíd.
9. «Preventing High Cholesterol». Centers for Disease Control and Prevention, 8 de septiembre de 2021, https://www.cdc.gov/cholesterol/prevention.htm
10. «Cholesterol-Lowering Medication». Centers for Disease Control and Prevention, 24 de junio de 2021, https://www.cdc.gov/cholesterol/treating_cholesterol.htm
11. Bødtker Mortensen, M. *et al.*: «Association of Coronary Plaque with Low-Density Lipoprotein Cholesterol Levels and Rates of Cardiovascular Disease Events among Symptomatic Adults». *JAMA Network Open,* vol. 5, n.º 2 (noviembre de 2022), doi:10.1001/jamanetworkopen.2021.48139
12. Ibíd.

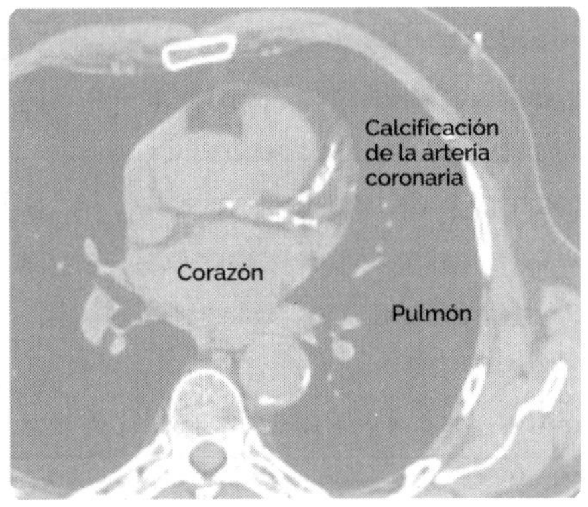

Este escáner de tomografía computarizada del corazón (la región gris, en el centro) muestra la calcificación (la línea blanca) de la arteria coronaria, indicando una ateroesclerosis.

Pero ¿es esto cierto? Un LDL elevado ¿incrementa las probabilidades de un ataque cardíaco?

Esta pregunta induce a error. El LDL, por sí solo, no basta para pronosticar las probabilidades de un ataque cardíaco. Lo que habrá que hacer es echar un vistazo a los vasos sanguíneos para ver los daños que se hayan podido producir. Por suerte para nosotros, no hace falta una intervención quirúrgica, pues bastará con hacer un escáner de tomografía computarizada del corazón, un TAC, por abreviar. En vez de hacer adivinanzas con cifras, el TAC recurre a los rayos X para observar la acumulación de placa en el interior de los vasos sanguíneos, permitiendo así una evaluación más precisa del riesgo de ataque cardíaco.[13]

En un estudio con 23 143 pacientes con diversos niveles de LDL, no se encontró correlación alguna entre LDL y riesgo de ateroesclerosis; en cambio, el principal factor de riesgo fue la presencia de placa calcificada en las arterias. Menos placa significaba menor ries-

13. Radiological Society of North America (RSNA) y American College of Radiology (ACR): «Cardiac CT for Calcium Scoring». RadiologyInfo.org for Patients, 15 de abril de 2022, https://www.radiologyinfo.org/en/info/ct_calscoring

go, en tanto que más placa indicaba un mayor riesgo. Pero los niveles de LDL no se correspondían con la placa.

Sin embargo, para socavar aún más el vínculo entre el LDL y el riesgo de ataque cardíaco, un estudio del año 2009 de la revista científica *American Heart Journal* informaba que, entre 136 905 pacientes hospitalizados por enfermedades cardíacas, tres cuartas partes de ellos tenían unos niveles de LDL normales.[14]

La conclusión es que el colesterol LDL no es tan importante como se afirmaba.

¿Por qué se da tal fijación con el LDL?

Si el LDL no es importante, ¿por qué todos los profesionales de la sanidad dicen que constituye un riesgo significativo en relación con las enfermedades cardíacas? El LDL es fácil de medir. También es fácil de tratar con estatinas. Y, dado que las estatinas están al alcance de la mano, los médicos se lanzan a por ellas. Pero hace falta algo más para que todo el mundo vea que el LDL es malo.

Hace falta tener unos bolsillos grandes. Y, en este aspecto, las empresas farmacéuticas dejan en pañales a los cárteles de la droga. ¿Cuál es el fármaco de su elección? Las estatinas.

Según una declaración científica de la AHA de 2018, uno de cada cuatro estadounidenses con más de cuarenta años toma estatinas.[15] Se confía tanto en las estatinas para combatir el colesterol que un médico bromeó en cierta ocasión diciendo: «Acabarán poniendo estatinas en el suministro de agua».

---

14. Sachdeva, A. *et al.*: «Lipid Levels in Patients Hospitalized with Coronary Artery Disease: An Analysis of 136,905 Hospitalizations in Get with the Guidelines». *American Heart Journal,* vol. 157, n.º 1 (octubre de 2008), https://doi.org/10.1016/j. ahj.2008.08.010
15. Newman, C. B. *et al.*: «Statin Safety and Associated Adverse Events: A Scientific Statement from the American Heart Association». *Arteriosclerosis, Thrombosis, and Vascular Biology,* vol. 39, n.º 2 (2019), https://www.ahajournals.org/doi/epdf/10.1161/ATV.0000000000000073

Pero ¿por qué se prescriben todos estos medicamentos para combatir un indicio que no contribuye tanto al riesgo de enfermedades cardíacas? Parte del problema estriba en el miedo. Las enfermedades cardíacas son las enfermedades asesinas número uno, de modo que todo el mundo está de acuerdo en que hay que hacer algo, y de esto se aprovechan las farmacéuticas, que venden así multitud de tipos de estatinas.

Pero este dinero tiene efectos poderosos y de gran alcance.

Por ejemplo, las farmacéuticas financian investigaciones sobre las estatinas, y las universidades y facultades de medicina están siempre dispuestas a hacerse con ese dinero. También financian a la AHA, que a su vez fomenta las estatinas como aliadas en la lucha contra las enfermedades cardíacas. También financian programas educativos, viajes para encuentros y comidas para tener satisfechos a los médicos que las prescriben. Estas empresas pagan también publicidad para que médicos y pacientes vean las estatinas como algo bueno, al tiempo que ponen felices a los publicistas.

Estas pastillas prometen ser un gran activo en la lucha contra las enfermedades cardíacas y los infartos cerebrales, y el único sacrificio que hay que hacer es tomarse una pastilla, mientras para los médicos resulta fácil extender la receta. Así, tanto médico como paciente se quedan con la sensación de que están haciendo algo por mejorar la salud del último.

Son muchos los colectivos que tienen la sensación de que están ayudando a reducir el riesgo de la asesina número uno. Pero la medicina, como todo lo demás, se basa en los resultados, no en las sensaciones, de modo que echemos un vistazo a los números.

En primer lugar, una advertencia: no todos los fármacos rentables son sospechosos. En tanto que los medicamentos que rinden beneficios es más probable que sean efectivos que los medicamentos que no rinden beneficios, el mero poder económico de las empresas farmacéuticas crea incentivos para difuminar la verdad.

Las estatinas generan un montón de dinero para un montón de gente. Pero ¿realmente funcionan? Tomemos en consideración un anuncio real de la estatina atorvastatina, o Lipitor por su nombre de marca, que afirma atrevidamente que su uso reduce el riesgo de un ataque cardíaco en un 36 %. ¡Parece un fármaco realmente potente! Con resultados como éste, no es de extrañar que el Lipitor genere dinero. Los medios de comunicación ven este 36 % y lo difunden, reforzando la idea en todas partes. Incluso los médicos se lo repiten a los pacientes.

Sin embargo, el anuncio es engañoso en grado extremo. Las cifras están infladas.

¿Cómo? La figura de abajo muestra los datos reales utilizados para generar esa cifra del 36 %. La barra del extremo de la izquierda combina las cifras totales de ataques cardíacos no fatales y de enfermedades cardíacas coronarias fatales.[16]

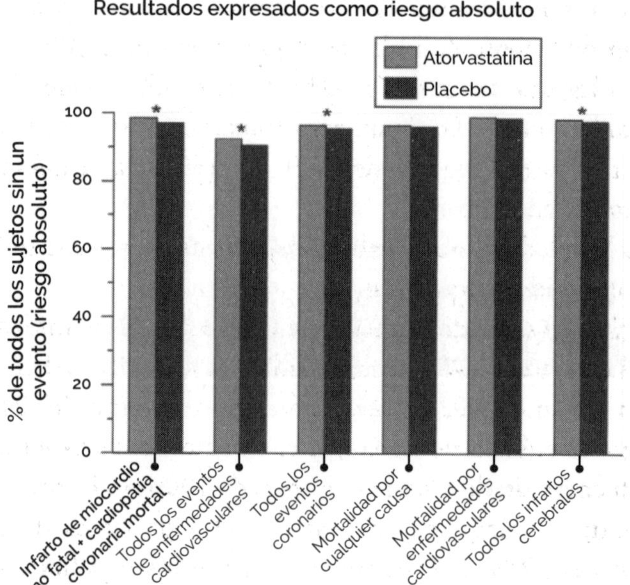

Resultados reales en la prueba a la que se hace referencia en el anuncio.

16. Diamond, D. M. y Ravnskov, U.: «How Statistical Deception Created the Appearance That Statins Are Safe and Effective in Primary and Secondary Prevention of Cardiovascular Disease». *Expert Review of Clinical Pharmacology*, vol. 8, n.º 2, pp. 201-210 (4 de marzo de 2015), https://doi.org/10.1586/17512433.2015.1012494

A un grupo se le dio estatina (atorvastatina) en tanto que al otro grupo se le dio una pastilla de azúcar a modo de placebo. Del grupo que tomó el medicamento, el 98,1 % no tuvo un ataque al corazón, pero un 1,9 % sí que lo tuvo. Sin embargo, el 97 % de los pacientes que tomaron el placebo no tuvieron ataques cardíacos, en tanto que el 3 % sí que los tuvo. La diferencia es de sólo un 1,1 %.

¿De dónde viene entonces el 36 %?

Es un truco estadístico. En vez de utilizar el 1,1 %, la farmacéutica utilizó un concepto denominado *reducción relativa del riesgo.*

Aquí está cómo funciona eso: el 3 % de los pacientes que recibieron placebo tuvieron un ataque al corazón, mientras que el 1,9 % de los que recibieron estatina lo tuvieron también. El 1,1 % de diferencia se divide por tres para obtener un 0,36, que se traduce en un 36 %. Y aunque la empresa farmacéutica incluía una cláusula de exención de responsabilidad en la que decía que el 3 % de los pacientes a los que se les dio placebo tuvieron un ataque al corazón comparado con el 2 % de quienes tomaron Lipitor, casi nadie lee esta parte. Sin embargo, lo del 36 % aparecía delante del todo y en el centro del anuncio.

Pero los médicos no se habrán dejado engañar, ¿verdad?

Ahí es donde te equivocas.

En una revisión de pruebas médicas de 1996 se informaba de una reducción del 24 % de mortalidad por la enfermedad. En otra revisión del año 2002 se declaraba una reducción del 21 %. Sin embargo, el público no sabía que estos datos se correspondían con una reducción desde 5 hasta 4 entre cada 1000 pacientes.

Cuando se hizo una encuesta a 5000 pacientes de 9 países europeos, el 92 % de ellos sobreestimaron los beneficios en 10 o incluso 100 veces, o bien afirmaban no saberlo. Por ejemplo, el 27 % de los pacientes del Reino Unido creían que, de cada 1000 pacientes que fueran examinados, 200 personas menos morirían por la enfermedad.

«Pero éstos eran pacientes que se habían dejado engañar –puede que argumentes–. Ciertamente, los médicos no hubieran caído en esta trampa».

En realidad, el 31 % de los médicos también se llevaron a engaño con la afirmación de la «reducción de un 25 %».[17]

Exagerar los beneficios para la salud es la principal manera de vender medicamentos, y todas las estatinas se venden de este modo. Los doctores David Diamond, Uffe Ravnskov y otros colegas indican que el uso del riesgo relativo ha llevado a la gente a creer que medicamentos ineficaces para reducir la mortalidad son realmente muy eficaces.[18,19]

Alguien podría decir que un 1 % de beneficio todavía vale la pena si tenemos en cuenta lo letales que son las enfermedades cardíacas, pero todos los medicamentos tienen efectos secundarios, y las estatinas no son una excepción. De esto no se habla mucho en los anuncios publicitarios. Aun concediendo que una reducción de eventos y muerte coronarios de un 2 % de la población pueda ser válida, las estatinas *tienen* efectos adversos para la salud.

Los efectos secundarios de la estatina que las grandes farmacéuticas no quieren que sepas

Los efectos secundarios de las estatinas no son menores. Las estatinas están asociadas a un incremento en las tasas de cáncer, cataratas, diabetes, deterioro cognitivo y trastornos esqueléticos. Y, para ocultar la prevalencia de estos efectos secundarios, las farmacéuticas utilizan los índices absolutos en lugar de los relativos a los que recurren para hablar de los beneficios del fármaco, porque esto hace que los efectos secundarios parezcan intrascendentes.

---

17. Gigerenzer, G. *et al.*: «Misleading Communication of Risk». *BMJ,* vol. 341, p. c4830 (12 de octubre de 2010), https://doi.org/10.1136/bmj.c4830
18. Diamond and Ravnskov: «How Statistical Deception Created the Appearance That Statins Are Safe and Effective in Primary and Secondary Prevention of Cardiovascular Disease», *op. cit.*
19. Diamond, D. M.; Bikman, B. T.; y Mason, P.: «Statin Therapy Is Not Warranted for a Person with High LDL-Cholesterol on a Low-Carbohydrate Diet». *Current Opinion in Endocrinology, Diabetes & Obesity,* vol. 29, n.º 5, pp. 497-511 (octubre de 2022), https://doi.org/10.1097/MED.0000000000000764

Otra trampa a la que recurren es separar los síntomas en numerosas categorías. Según el Sistema de Notificación de Efectos Adversos de la Administración de Alimentos y Medicamentos, los síntomas musculares adversos se registran en 11 categorías similares. La mayoría de las categorías dan cuenta de pocos efectos adversos debido a que se dispersan entre muchos diferentes subtipos. Sin embargo, si los sumamos todos, estas patologías se vuelven sustanciales, mostrando cuán peligrosas son las estatinas para la musculatura.[20]

El poco conocido período de rodaje

Un rasgo del que no se hablaba en el estudio que daba lugar a la publicidad, habitual en las pruebas que se realizan con las estatinas, es que el 26 % de los sujetos elegibles se retiraron de la prueba después de recibir simvastatina en el período de rodaje previo al inicio formal de esta investigación.[21] Y no se dio ninguna explicación de esas retiradas, cuando lo más probable es que se debieran a los efectos secundarios. Estas retiradas ocultan la verdadera incidencia de los efectos secundarios, que hacen poco fiable este estudio para saber hasta qué punto son perjudiciales los efectos colaterales.

El cardiólogo Aseem Malhotra comenta en su libro *A Statin-Free Life (Una vida libre de estatinas),* del año 2002, que el 34 % de los pacientes a quienes se les dan estatinas dejaron de tomarlas sin decírselo al médico que se las prescribió, por miedo a que el médico se molestara con ellos. Malhotra dice que dejaron de tomar el medicamento por los efectos secundarios que les generaba.[22]

«Pero esas estatinas eran viejas –casi te escucho decir–. Seguro que las nuevas funcionan mejor».

Vamos a verlo.

---

20. Ibíd.
21. Ibíd.
22. Malhotra, A.: *A Statin-Free Life: A Revolutionary Life Plan for Tackling Heart Disease–Without the Use of Statins.* Yellow Kite, Londres, 2021.

¿Estatinas nuevas y mejoradas?

La respuesta corta es que las nuevas estatinas tampoco son buenas. En un estudio sobre las estatinas del año 2022, en 21 pruebas clínicas en las que se examinó a 143 000 pacientes, se descubrió que la reducción de riesgo absoluto era de menos del 1 %. Los investigadores concluyeron que «los beneficios absolutos de las estatinas son modestos». Dicho de otro modo, son casi inútiles.[23]

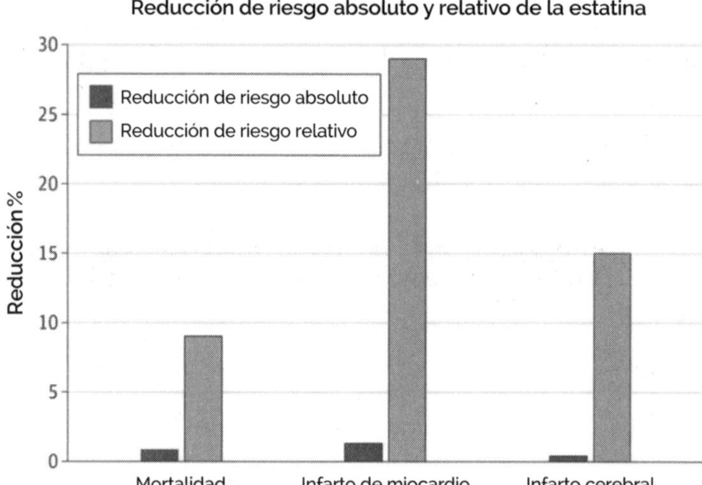

Reducción de riesgo con estatinas en el análisis de 21 pruebas clinicas con 143 000 pacientes.

Dicho esto, las estatinas *pueden* ser útiles si has tenido un ataque al corazón previamente. Pero la información es compleja y llega distorsionada por los diversos intereses contrapuestos. La situación está evolucionando con rapidez, de modo que no se puede añadir mucho más aquí.

---

23. Byrne, P. *et al.*: «Evaluating the Association between Low-Density Lipoprotein Cholesterol Reduction and Relative and Absolute Effects of Statin Treatment». *JAMA Internal Medicine,* vol. 182, n.º 5, p. 474 (1 de mayo de 2022), https://doi.org/10.1001/ jamainternmed.2022.0134

El papel del LDL según la ciencia, no según los negocios

Echemos un vistazo más de cerca al LDL, esa grasa a la que se culpa con tanta frecuencia de las enfermedades cardíacas. Una pregunta abierta es de qué modo puede afectar el tamaño de una partícula de LDL en el riesgo de enfermedad cardiovascular. Y es que no todas las partículas de LDL tienen el mismo tamaño. En tanto que la mayoría son grandes y ligeras, otras son pequeñas y densas. Según las investigaciones, son estas partículas pequeñas y densas (conocidas como *sd-LDL)* las que parecen ofrecer mayor riesgo de enfermedad en la arteria coronaria. En cambio, las partículas grandes y ligeras son aquéllas sobre las que se centran las estatinas, aunque ofrecen pocos riesgos para las enfermedades cardíacas.

Partículas de colesterol LDL	
80 % LDL A (grandes y ligeras)	**20 % LDL B (pequeñas y densas)**
• No ofrecen un riesgo significativo de enfermedad cardíaca • Se incrementan con una dieta de grasas saturadas • Disminuyen con las estatinas	• Ofrecen riesgos para enfermedades cardíacas • Se incrementan con una dieta rica en carbohidratos • No disminuyen con las estatinas

Comparación entre los dos tipos de partículas de colesterol LDL.

No obstante, resulta que las estatinas pasan por alto las sd-LDL, y que los niveles de sd-LDL se incrementan con una dieta rica en carbohidratos.[24] El problema estriba en que los análisis de sangre es-

24. Ikezaki, H. *et al.*: «Small Dense Low-Density Lipoprotein Cholesterol Is the Most Atherogenic Lipoprotein Parameter in the Prospective Framingham Offspring Study». *Journal of the American Heart Association,* vol. 10, n.º 5 (2 de marzo de 2021), https:// doi.org/10.1161/JAHA.120.019140

tándar con los que se detecta el colesterol LDL no diferencian entre partículas grandes y pequeñas, haciendo imposible distinguirlas.[25]

Pero existe otro factor a tomar en consideración con respecto al LDL.

Sobre la LP(a)

La lipoproteína(a), o LP(a), es una variante del colesterol LDL procedente de una mutación que afecta a en torno a un 20 % de la población, convirtiéndose en el factor de riesgo genético más habitual para una enfermedad cardiovascular.

Se cree que la LP(a), que se correlaciona significativamente con las enfermedades cardiovasculares, proviene de una secreción del hígado.[26] Además, incrementa también la coagulación.

Pero ¿por qué se da esta mutación? ¿Qué ventaja tiene para la supervivencia? Por ejemplo, la anemia de células falciformes es una terrible enfermedad que interfiere con la capacidad de la sangre para transportar oxígeno, pero sobrevive porque protege de la malaria. La LP(a) fomenta la coagulación, cosa que pudo ser muy útil en la prehistoria, cuando los traumatismos y sangrados eran mucho más habituales.

En un artículo académico se sugiere que un incremento dietético en grasas saturadas puede hacer descender la tasa de LP(a).

En cuanto a los efectos de las estatinas, puede que incrementen las LP(a).[27]

---

25. Moon, J-Y. *et al.*: «Lipoprotein(a) and LDL Particle Size Are Related to the Severity of Coronary Artery Disease». *Cardiology*, vol. 108, n.º 4, pp. 282-289 (2007), https://doi.org/10.1159/000099097
26. Gries, A.: «Lipoprotein (a) – an Overview». *Lipoproteins–Role in Health and Diseases* (marzo de 2012), https://doi.org/10.5772/45986
27. Enkhmaa, B. y Berglund, L: «Statins and Lp(a): The Plot Thickens». *Atherosclerosis*, vol. 289, pp. 173-175 (octubre de 2019), https://doi.org/10.1016/j.atherosclerosis.2019.07.021

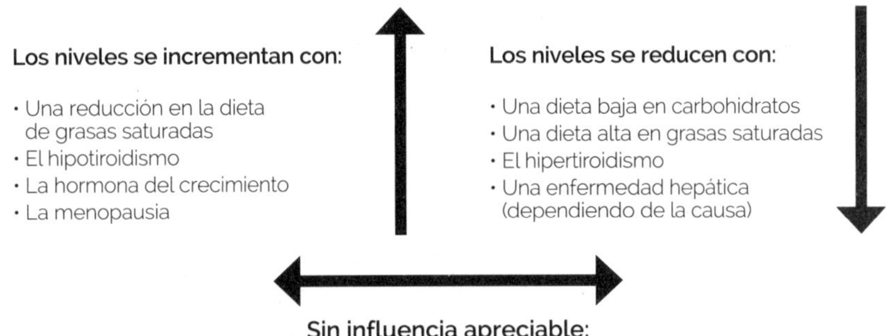

Una dieta baja en carbohidratos y alta en grasas parece reducir las concentraciones de LP(a).[28]

Otros factores de riesgo para las enfermedades cardiovasculares

El QRISK3 es un algoritmo *online* gratuito para la predicción de enfermedades cardiovasculares.[29] Este algoritmo hace una estimación de riesgos para los próximos diez años sobre un posible ataque al corazón o un infarto cerebral de la persona que lo consulta, basándose en las respuestas de ésta a una serie de preguntas. No sólo utiliza factores de riesgo tales como la edad, la etnia, el historial familiar o si la persona padece diabetes, sino que recurre también a variables que no guardan relación con la presencia de lípidos en la sangre, como el hábito de fumar, enfermedades renales crónicas o la artritis reumatoide. Esto demuestra que los factores que influyen en las enfermedades cardíacas son complejos y tienen múltiples aspectos.

---

28. Enkhmaa, B. y Berglund, L: «Non-Genetic Influences on Lipoprotein(a) Concentrations». *Atherosclerosis,* vol. 349, pp. 53-62 (mayo de 2022), https://doi.org/10.1016/j. atherosclerosis.2022.04.006
29. «Welcome to the QRISK®3-2018 Risk Calculator». QRISK3 (ClinRisk), accedido el 18 de septiembre de 2022, https://qrisk.org/three

Pero ¿cómo podemos separar el trigo de la paja? En 2021, salieron a la luz los resultados de un importante estudio observacional con más de 28 000 mujeres a lo largo de 21 años para ver cómo podría desarrollarse una enfermedad cardíaca coronaria, y los resultados se utilizaron para establecer proporciones de riesgo, tal como se muestra aquí:

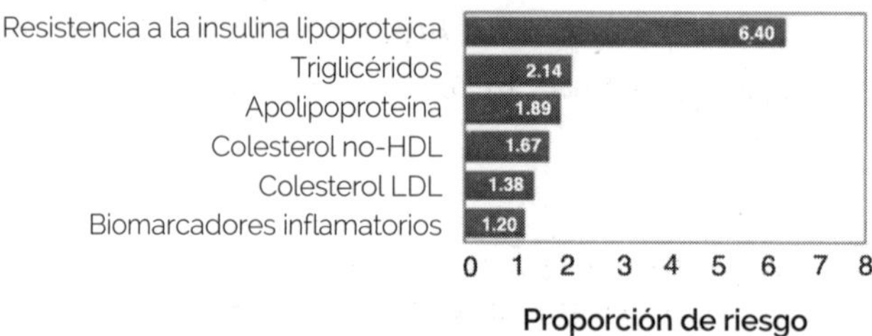

Proporciones de riesgo que indican qué marcadores bioquímicos ofrecen mayor riesgo para una enfermedad cardíaca coronaria.

Resultó que el factor de mayor riesgo no es el colesterol LDL, sino la resistencia a la insulina lipoproteica y la LP(a).[30,31] De hecho, el colesterol LDL es un factor de riesgo bajo.

30. Noakes, T. D.: «Hiding Unhealthy Heart Outcomes in a Low-Fat Diet Trial: The Women's Health Initiative Randomized Controlled Dietary Modification Trial Finds That Postmenopausal Women with Established Coronary Heart Disease Were at Increased Risk of an Adverse Outcome If They Consumed a Low-Fat 'Heart-Healthy' Diet». *Open Heart,* vol. 8, n.º 2 (julio de 2021), https://doi.org/10.1136/openhrt-2021-001680
31. Dugani, S. B. *et al.*: «Association of Lipid, Inflammatory, and Metabolic Biomarkers with Age at Onset for Incident Coronary Heart Disease in Women». *JAMA Cardiology,* vol. 6, n.º 4, p. 437 (1 de abril de 2021), https://doi.org/10.1001/jamacardio.2020.7073

La resistencia a la insulina lipoproteica, o LP-IR, mide el riesgo de insulina, sirviendo así de marcador para las enfermedades metabólicas de las que venimos hablando en este libro. Pero echemos un vistazo a las proporciones de riesgo de otras enfermedades estrechamente relacionadas.

La diabetes tipo 2, el síndrome metabólico, la hipertensión, la obesidad y el tabaco son bastante más predictivos de posibles ataques al corazón que el colesterol LDL, y todas estas enfermedades se pueden tratar haciendo cambios en el estilo de vida.

Así, es la enfermedad metabólica, y no el nivel de colesterol LDL de la persona, lo que ofrece un pronóstico más fiable acerca del riesgo de ataque al corazón.

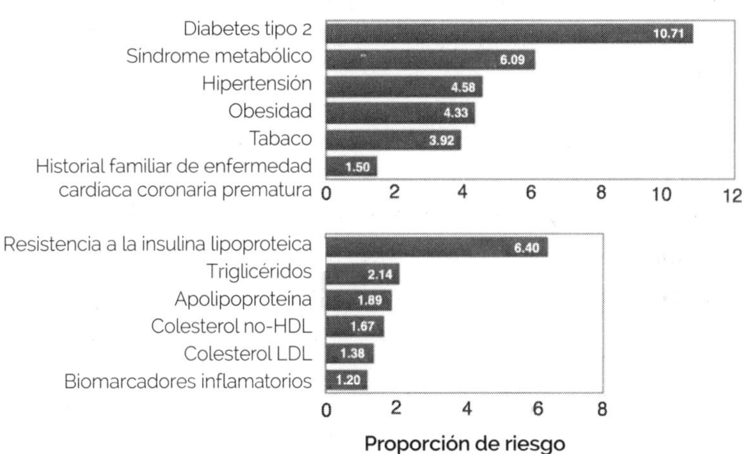

Proporciones de riesgo que indican qué marcadores ofrecen un mayor riesgo para una enfermedad cardíaca coronaria.

En su artículo «Saturated fat is not the major issue» (Las grasas saturadas no son el principal problema), Malhotra también lo confirma, pues sostiene que las enfermedades cardíacas no eran habituales antiguamente. Sin embargo, en nuestros días, dos tercios de las personas ingresadas en los hospitales con ataques cardíacos padecen del síndrome metabólico, cuando sus análisis muestran que sus niveles de colesterol son normales. Por todo ello, Malhotra se pregunta si el colesterol es realmente el culpable.[32]

Incluso el urato, el marcador para el metabolismo de la fructosa, juega también un papel en el incremento de riesgo de ataque al corazón.[33] En cambio, el historial familiar de enfermedades cardíacas se correlaciona débilmente con el riesgo, sugiriendo que el estilo de vida juega un papel más importante que la genética. Tu historial familiar juega ciertamente un papel, pero no es el único determinante de tu destino y tu salud.

El último factor de riesgo que se apunta es el tabaco. Según la Universidad Johns Hopkins, el cáncer de pulmón no es el único riesgo del tabaco, dado que el fumar incrementa también la presión arterial y la coagulación de la sangre, dos factores que incrementan las posibilidades de padecer un ataque cardíaco.[34]

Además, incluso los no fumadores se ven afectados. Alrededor de 34 000 personas mueren de enfermedades cardíacas cada año por ser fumadoras pasivas.[35] Según el Centro para el Control y la Prevención de Enfermedades, el hábito de fumar cambia también la química sanguínea, haciendo que la placa se forme con mayor rapidez.[36]

---

32. Malhotra, A.: «Saturated Fat Is Not the Major Issue». *BMJ,* vol. 347 (octubre de 2013), https://doi.org/10.1136/bmj.f6340
33. Chen, J-H. *et al.*: «Serum Uric Acid Level as an Independent Risk Factor for All-Cause, Cardiovascular, and Ischemic Stroke Mortality: A Chinese Cohort Study» *Arthritis & Rheumatism,* vol. 61, n.º 2, pp. 225-232 (15 de febrero de 2009), https://doi. org/10.1002/art.24164
34. «Smoking and Cardiovascular Disease». Johns Hopkins Medicine, 20 de julio de 2020, https://www.hopkinsmedicine.org/health/conditions-and-diseases/smoking-and cardiovascular-disease
35. Ibíd.
36. Center for Tobacco Products: «How Smoking Affects Heart Health». US Food and Drug Administration (FDA), accedido el 18 de septiembre de 2022, https://www.fda.gov/tobacco-products/health-effects-tobacco-use/how-smoking-affects-heart-health

Dado que el tabaco daña en gran medida la estructura de los vasos sanguíneos, convendrá que pongamos nuestra atención en una de las partes más importantes de las arterias: el glucocáliz endotelial.

Qué es el glucocáliz endotelial y por qué es tan importante

Como se mencionó anteriormente, el glucocáliz endotelial es una capa compuesta por proteínas y carbohidratos que cubre la superficie de las células endoteliales vasculares, ubicadas en el interior de los vasos sanguíneos. Cuando esta capa está sana, es lisa y resbaladiza, y es bastante delgada. Pero esto también la vuelve frágil, pues cualquier cosa puede dañarla, desde el azúcar hasta una inflamación o el estrés.[37]

Un *shear stress,* es decir, una tensión o estrés tangencial o de corte, y un estrés oxidativo –trastornos que se ven en casos de diabetes y en casos de inflamación o elevados niveles de sodio– pueden provocar daños en el glucocáliz. Y los daños aquí ocurren de manera rápida, con pérdidas fragmentarias en el plazo de cinco minutos y un 70 % de destrucción en el plazo de 30 minutos si existe inflamación. Y un glucocáliz dañado es una invitación a la acción de los glóbulos blancos y de las plaquetas, que forman coágulos. El glucocáliz deja de operar como barrera, de manera que el sodio entra con facilidad.[38]

Es evidente que el síndrome metabólico es lo que más daña al glucocáliz endotelial. Piensa en todo lo que hemos hablado aquí acerca de la fructosa, el sodio y la diabetes. Muchos de los daños de la dieta moderna proceden del exceso de fructosa, y resulta que ésta

---

37. Liew, H. *et al.*: «Endothelial Glycocalyx in Health and Kidney Disease: Rising Star or False Dawn?» *Nephrology,* vol. 22, n.º 12, pp. 940-946 (2017), https://doi.org/10.1111/ nep.13161
38. Ibíd.

–y no las grasas ni el colesterol LDL– puede que contribuya más a la pandemia de las enfermedades del corazón.

Si queremos sanar, nos tenemos que desprender del azúcar y de las pastillas, pues es evidente que el azúcar refinado es el nuevo tabaco.

Capítulo 8

La mentira del cáncer

«La mayoría de los cánceres son el resultado de la acumulación de daños en el ADN»

> Para todo problema complicado, existe una solución que es simple, directa, comprensible y errónea.
>
> **—H. L. Mencken**

Tras las enfermedades cardíacas, el cáncer es la segunda enfermedad asesina de nuestro tiempo y, al igual que aquéllas, ha llamado la atención de los Gobiernos. Y, aunque los organismos del Estado no han llegado a sugerir dietas dudosas en este caso, sí que le han declarado la guerra.

El 23 de diciembre de 1971, el presidente Richard Nixon firmó a bombo y platillo la Ley Nacional del Cáncer, estableciendo con ello el Instituto Nacional del Cáncer (INC). Esta ley concedía 1600 millones de dólares para averiguar las causas del cáncer y vías posibles para su tratamiento. Esta iniciativa, muy bien financiada, se bautizó con el eslogan de «Guerra contra el cáncer», y se llegó a pensar que el cáncer habría sido vencido para cuando llegara el bicentenario de Estados Unidos, en 1976.

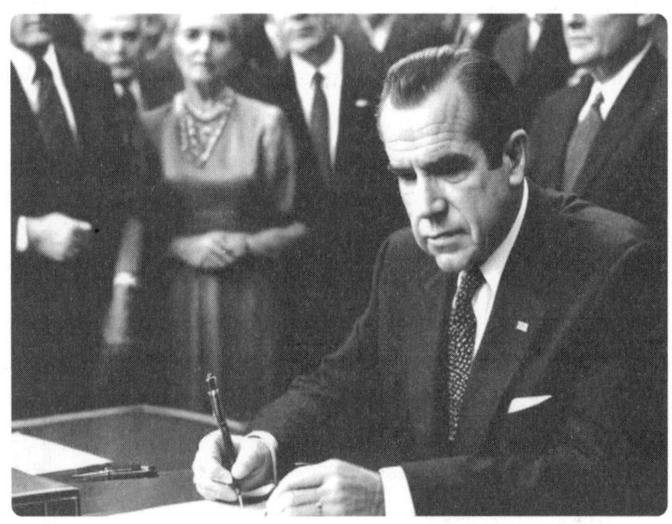

Recreación del presidente Richard Nixon
firmando la Ley Nacional del Cáncer en 1971.

Cuarenta y seis años más tarde, el presidente Barack Obama pronunciaba su último Discurso sobre el Estado de la Unión. «Hagamos de América el país que cure el cáncer de una vez por todas», dijo, declarando otra guerra contra el cáncer que el denominó *«Moonshot»,* «Disparo a la Luna».[1]

En 2022, el presidente Joe Biden subió la apuesta con Moonshot 2.0. Su ambicioso objetivo era reducir las tasas de fallecimientos por cáncer en un 50 % en el plazo de 25 años, así como mejorar la calidad de vida de los pacientes con cáncer.

¿Cuáles fueron los resultados de todas estas iniciativas? El gráfico de abajo lo dice todo.

Como se puede ver, la mortalidad por cáncer, las barras de la derecha, está *aumentando,* no reduciéndose. Sin embargo, si tene-

1. Término con connotaciones de utopía capaz de inspirar grandes logros. El término *moonshot thinking,* «pensamiento de disparar a la Luna», connota la idea de plantearse una meta muy alta con el fin de alcanzar los mayores logros posibles. *(N. del T.)*

mos en cuenta el incremento de población en Estados Unidos, la tasa de muerte por cáncer *per capita* se ha mantenido estable, o bien se ha reducido ligeramente.

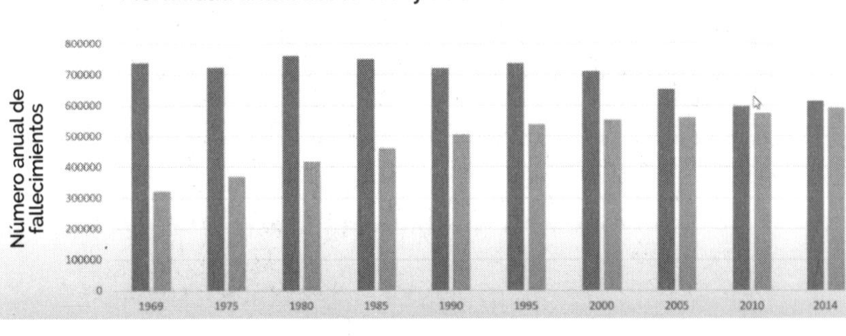

Muertes por enfermedades cardíacas y por cáncer en Estados Unidos desde 1969 hasta 2020 (modificado a partir de «Heart Disease and Cancer Deaths-Trends and Projections in the United States 1969-2020», de Weir HK *et al.*).

Sin embargo, se suponía que las muertes por cáncer no debían mantenerse estables. Se suponía que se iba a curar. Algo ha ido mal.

Y resulta irónico constatar que, junto a Nixon, cuando firmó la Ley Nacional del Cáncer en 1971, estaba el senador Ted Kennedy, que fue crucial en la elaboración de la Ley Nacional del Cáncer y en la creación del Instituto Nacional del Cáncer. Cuando Kennedy contrajo un cáncer de cerebro en 2008, recibió los cuidados más avanzados y disfrutó de todos los avances de la tecnología médica desarrollados desde la década de 1970.

Ted Kennedy murió en 2009.

Después de más de medio siglo de esfuerzos, no estamos más cerca de reducir significativamente la tasa de fallecimientos por cáncer.

Pero, antes de adentrarnos en lo que podríamos hacer al respecto, vamos a ver *qué es* exactamente el cáncer.

¿Qué es el cáncer?

El cáncer es una proliferación incontrolada de células. El sistema inmune mantiene a raya la reproducción celular, pero, cuando fallan nuestras defensas inmunitarias, las células se multiplican tanto que terminan interfiriendo con otros sistemas corporales. El cáncer se puede desarrollar en cualquier tipo de célula, y afecta a todos los organismos multicelulares. Incluso los dinosaurios sucumbían ante esta enfermedad.

Los cánceres se definen por el tipo de célula de origen. Por ejemplo, las células cancerosas en la próstata constituyen un *cáncer de próstata,* en tanto que las células cancerosas en el pecho constituyen un *cáncer de mama.* Pero mientras que las células cancerígenas conservan muchas de las cualidades de sus células originarias, tienen también una serie de rasgos en común:

1. **Un crecimiento incontrolado.** Éste es el rasgo definitorio del cáncer y lo que lo hace tan peligroso. Las células cancerosas se desarrollan sin cesar, generando crecimientos peligrosos denominados tumores. El primer tumor que aparece recibe el nombre de tumor primario.
2. **Se difunden por todo el cuerpo.** El tumor primario no es el único peligro del cáncer. Las células cancerosas pueden viajar también a diferentes partes del cuerpo y formar tumores secundarios. Esto es lo que denominamos *metástasis,* y suele marcar el punto a partir del cual un cáncer no se puede eliminar de forma fácil.
3. **No mueren.** Las células ordinarias mueren tras cierto número de replicaciones y son descartadas por el organismo; esto deja espacio para el nacimiento de nuevas células. Sin embargo, las células cancerosas no tienen tales límites, pues se dividen tantas veces como quieren.

El carácter inmortal de las células cancerosas recibió una atención especial cuando se observaron las células cervicales de una paciente, Henrietta Lacks, que murió a los 31 años, en 1951. Estas células, denominadas células HeLa, continúan vivas y no envejecen. 50 millones de toneladas de estas células han estado creciendo para su uso en investigaciones sobre vacunas, genética, desarrollo de fármacos y cáncer. En 2010, estas células habían sido objeto de investigación de 60 000 estudios científicos.[2]

Crecimiento indefinido, rápida propagación, inmortalidad…, el cáncer es un enemigo formidable. Sin embargo, se han desarrollado algunas armas para combatirlo.

Cortar, quemar, envenenar

Tomando como base todo lo dicho hasta aquí, se han desarrollado varios métodos de tratamiento.

El primer enfoque de tratamientos es el más sencillo y más antiguo: extirpar el cáncer mediante cirugía. Si el paciente sobrevivía a la operación, eso ya era un éxito. Por ejemplo, una mujer cuyo cáncer de mama no se hubiera difundido a otras partes de su organismo hubiera sido una candidata idónea para extirparle el pecho o los dos pechos. De este modo se podría decir que se había curado al cuerpo del cáncer. Sin embargo, si el cáncer ya se había difundido, y la cirugía no podía curar a la paciente, entonces se decía que el cáncer no era operable y era inextirpable.

La segunda opción de tratamiento es la radiación, porque las radiaciones queman con rapidez las células en crecimiento sin matar a las de crecimiento lento. Sin embargo, la radiación no sólo afecta a las células cancerígenas. También mueren las células capilares y las células que revisten los intestinos. Si se hace del modo correcto, la radiación puede ser eficaz para detener el cáncer. Pero tiene un riesgo, pues puede hacer que se desarrollen nuevos cánceres, que pueden emerger años después del tratamiento.

---

2. Moorhead, J.: «Henrietta Lacks: The Mother of Modern Medicine». *The Guardian,* 23 de junio de 2010, https://www.theguardian.com/science/2010/jun/23/henrietta-lacks-cells-medical-advances

El tercer enfoque es quizás el tratamiento más conocido del cáncer: la quimioterapia. Este tratamiento se remonta a la Segunda Guerra Mundial, cuando los alemanes bombardearon un grupo de barcos aliados en un puerto italiano en 1943. Cientos de marinos resultaron heridos por quemaduras y cegados por una misteriosa sustancia química que olía a ajo. Y resultó que un barco estadounidense dañado durante el bombardeo estaba cargado con gas mostaza, una devastadora arma química que ya habían utilizado los alemanes en la Primera Guerra Mundial.[3]

Las muestras de tejidos de los soldados se enviaron a Estados Unidos, y los farmacólogos Louis Goodman y Alfred Gilman recibieron algunas de estas muestras. Eran dos autoridades en el campo de la medicina, reconocidos por un libro de 1941 que había sido un hito, *The Pharmacological Basis of Therapeutics*.[4]

Goodman y Gilman se dieron cuenta de que las muestras tenían una sorprendente pérdida del tipo de células que proliferaban en una forma de cáncer denominada *linfoma*. Pruebas posteriores demostraron que la mostaza nitrogenada, el ingrediente activo del gas mostaza, podía matar a las células cancerosas en pacientes con linfoma. Este hallazgo formó la base de la quimioterapia, tal como la conocemos hoy en día.

La quimioterapia se centraba en la proliferación y el rápido crecimiento celular, cosas por las cuales es bien conocido el cáncer. En 1942, se llevó a cabo un ensayo clínico que fue exitoso en parte.[5] Una nueva arma se había añadido a la lucha contra el cáncer, una que era, ciertamente, un arma de guerra.

---

3. Roblin, S. «This Top-Secret World War II Incident Killed Hundreds– and Helped Invent Chemotherapy». *The National Interest,* 21 de julio de 2020, https://nationalinterest.org/blog/reboot/top-secret-world-war-ii-incident-killed-hundreds%E2%80%94and-helped-invent-chemotherapy-165223
4. Traducido al castellano bajo el título de *Las bases farmacológicas de la terapéutica,* en MacGraw Hill, Ciudad de México, 2024 (14.ª ed.). *(N. del T.)*
5. «From the Field of Battle, an Early Strike at Cancer». *Yale Medicine Magazine,* Yale School of Medicine, 15 de julio de 2005, https://medicine.yale.edu/news/yale-medicine magazine/article/from-the-field-of-battle-an-early-strike/

Estos tres enfoques –cirugía, radiación y quimioterapia– siguen siendo los tratamientos estándar para el cáncer. Podríamos describirlos de una forma más honesta y lúgubre diciendo que se trata de cortar, quemar o envenenar a los pacientes.

Pero ¿realmente funcionan estos métodos?

¿Quién está ganando la guerra contra el cáncer?

Respuesta corta: el cáncer.

Respuesta larga: el Instituto Nacional del Cáncer publicó dos informes sobre los avances realizados en la guerra contra el cáncer, uno en 1986 y el otro en 1997. Décadas de cortar, quemar y envenenar pacientes ofrecían algunas buenas noticias y otras malas. Las buenas noticias eran que se habían salvado muchas vidas con cánceres como el linfoma, la leucemia y el cáncer de testículos.

Las malas noticias eran que los tratamientos estándar sólo salvaban al 4 % de los pacientes de cáncer. Mientras tanto, la tasa de mortalidad por cáncer se había incrementado en un 9 % desde 1950. Los escasos progresos realizados quedaban empañados por factores relacionados con el estilo de vida, como el hábito de fumar y una dieta pobre. En el primero de los informes decían, «Parece necesario realizar un cambio de orientación en nuestros estudios, desde las investigaciones en el tratamiento a investigaciones en la prevención, si queremos lograr algún avance sustancial contra el cáncer».[6]

Pero ¿qué pasaría si el «modelo de crecimiento» del cáncer no nos está contando toda la historia? ¿De qué otras formas podríamos explicar el cáncer?

Un científico alemán quizás encontró la respuesta en la década de 1930.

---

6. Bailar, J. C. y Smith, L. M.: «Progress against Cancer?» *New England Journal of Medicine,* vol. 314, n.º 19, pp. 1226-1232 (agosto de 1986), https://www.nejm.org/ doi/full/10.1056/NEJM198605083141905

El doctor Otto Warburg y su descubrimiento

El doctor Otto Warburg fue un científico que trabajó para el Gobierno nazi de Alemania. A diferencia de muchos científicos en su empleo, Warburg era judío y gay, al que permitieron sobrevivir sólo porque Hitler le tenía más miedo al cáncer que a los gays o los judíos.

En 1931, Warburg fue galardonado con el Premio Nobel de Fisiología o Medicina por descubrir algunos rasgos clave del metabolismo, en particular de la respiración.[7] Pero su descubrimiento más relevante sobre el cáncer guardaba relación con el modo en que las células cancerosas procesan la glucosa.

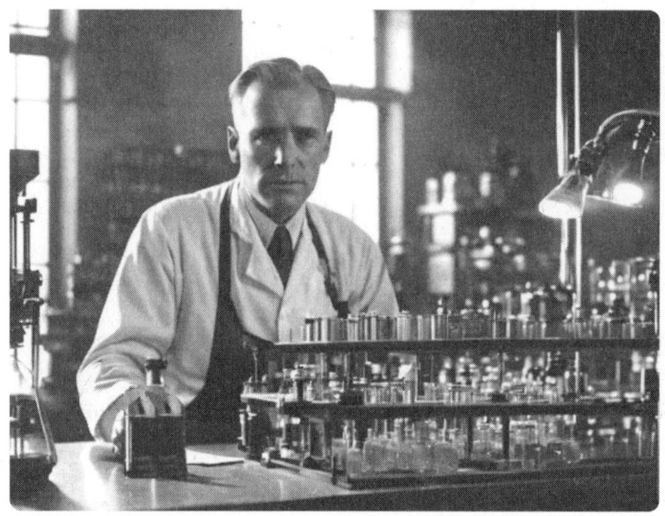

Recreación de Otto Warburg en su laboratorio.

Por ofrecer un poco de contexto, tendremos que echar un vistazo a la historia de la vida. Hace mucho tiempo, cuando había menos oxígeno, la glucosa se metabolizaba mediante la fermentación, que

7. Koppenol, W. H. *et al.*: «Otto Warburg's Contributions to Current Concepts of Cancer Metabolism». *Nature Reviews Cancer* (14 de abril de 2011), https://www.nature.com/articles/nrc3038

daba lugar a una pequeña cantidad de energía. Incluso cuando el oxígeno comenzó a abundar, este proceso seguía funcionando, un proceso que se conoce con el nombre de *glucólisis aeróbica.*

Pero cuando las células evolucionaron y se hicieron más complejas, desarrollaron una estructura llamada *mitocondria.* Con las mitocondrias, la célula puede generar 17 veces más energía de la que podía generar mediante la fermentación de la misma cantidad de glucosa. Este proceso llegaría a ser conocido como *respiración.*

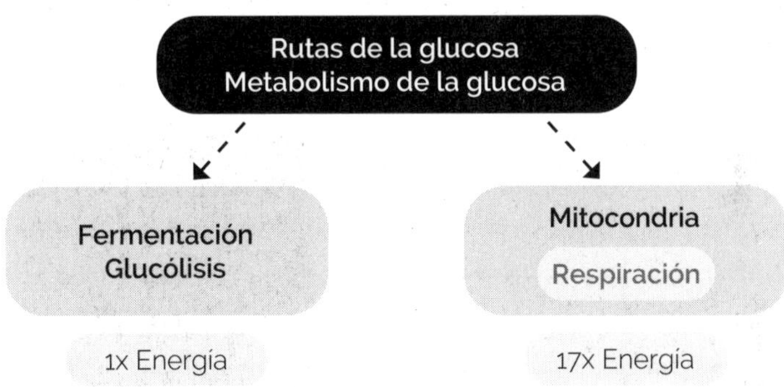

Rutas alternativas del metabolismo de la glucosa.

Warburg descubrió que, en presencia de abundante oxígeno, las células cancerosas metabolizan diez veces más glucosa que los tejidos normales utilizando el método menos eficiente, el de la glucólisis. A esto lo llamamos ahora *el efecto Warburg.*

En un artículo que fue un hito en 1956, titulado «On the origin of cancer cells» (Sobre el origen de las células del cáncer), Warburg resumió décadas de investigaciones para llegar a la conclusión de que las células del cáncer optaban por la fermentación porque tenían dañadas las mitocondrias, dando a entender que el cáncer era una enfermedad metabólica.[8]

---

8. Warburg, O.: «On the Origin of Cancer Cells». *Science,* vol. 123, pp. 309-314 (1956).

Por sorprendente que fuera este descubrimiento, nunca llegó a calar en la conciencia científica. Es posible que los vínculos nazis de Warburg empañaran su imagen, pero es más probable que un descubrimiento diferente –uno que definiría las ciencias biológicas durante décadas– lo ensombreciera: el descubrimiento de la estructura de doble hélice del ADN.

La conexión cáncer-ADN

J. D. Watson y F. H. Crick publicaron un artículo en 1953 detallando la estructura de doble hélice del ADN.[9] Este descubrimiento dio a los investigadores médicos un nuevo objetivo no sólo en la lucha contra el cáncer, sino contra todas las enfermedades.

Dado que el ADN tiene un número de combinaciones grande, pero finito, la comunidad científica prefirió centrarse en el ADN en vez de en el casi infinito número de interacciones metabólicas, viendo la molécula como la clave maestra para la salud humana. Por tanto, la mayor parte de la financiación y de la atención se puso en el estudio del ADN, en tanto que los estudios metabólicos recibían menos atención.

Con tan intenso enfoque en el ADN surgió un nuevo modelo del cáncer. Este modelo iba más allá de las descripciones de crecimiento, velocidad e inmortalidad, e ignoraba también la teoría metabólica de Warburg que venía a sugerir un origen para el cáncer.

Según esta nueva teoría, el ADN muta a medida que un organismo discurre por la vida, y algunas de las mutaciones son perjudiciales. Las mutaciones que afectan a la reproducción celular son las más peligrosas, llevando con frecuencia al cáncer.[10] Esta teoría se

---

9. Watson, J. D. y Crick, F. H.: «Molecular Structure of Nucleic Acids: A Structure for Deoxyribose Nucleic Acid». *Nature*, vol. 171, n.º 4356, pp. 737-738 (1953), https://doi.org/10.1038/171737a0
10. «What Is Cancer?» National Cancer Institute, 5 de mayo de 2021, https://www.cancer.gov/about-cancer/understanding/what-is-cancer

conocería como la *teoría de la mutación somática,* porque las mutaciones tienen lugar en las células del cuerpo, denominadas también *células somáticas.* Esto significa que los cambios no se suelen heredar directamente. Ésta es la hipótesis actualmente aceptada sobre el origen del cáncer.

Pero ¿existen evidencias que nos hagan pensar que esta teoría es cierta?

Teoría de la mutación somática

Carcinógenos
Físicos
Químicos
Infecciosos
Genéticos

Mutaciones genéticas aleatorias

Células normales — Células precancerosas — Cáncer

Teoría de la mutación somática en la que se muestra el cáncer como resultado de mutaciones genéticas aleatorias secuenciales.

Evidencias a favor de la teoría de la mutación somática

Los intensos estudios realizados sobre el ADN de las células cancerosas comenzaron a ofrecer resultados prometedores. Se encontraron genes tanto en animales como en seres humanos que desarrollaban el cáncer, y se los denominó *oncogenes,* donde *onco-* significa «masa» o «tumor». Los oncogenes se pueden activar a través de sustancias llamadas *carcinógenos,* entre las cuales están las radiaciones, el amianto, el tabaco, determinados virus y muchos más.

Este nuevo modelo del cáncer proporcionó otra opción en los tratamientos, aparte de las de cortar, quemar y envenenar: centrarse en los genes. Si los genes podían causar el cáncer, interviniendo en ellos podríamos combatir el cáncer.

Por ejemplo, el gen HER2/Neu guarda relación con el crecimiento celular. Pero las células cancerosas se aprovechan de él para extenderse. Este efecto es perfectamente observable en el cáncer de mama, hasta el punto que la intervención en este gen es clave para las terapias modernas de este cáncer.[11]

El trastuzumab, vendido bajo la marca Herceptin, es un fármaco que actúa sobre este gen. Al intervenir sobre él, el trastumuzab previene el crecimiento de las células cancerosas. No ataca a las células sanas, como lo hacen las radiaciones y la quimioterapia, aunque se puede aplicar junto con la quimio.[12]

Genentech, la empresa que desarrolló el trastumuzab, ganó 6700 millones de dólares en los primeros 10 años desde la comercialización de este fármaco.[13] Sin embargo, a pesar de lo revolucionario del enfoque, no fue lo suficientemente eficaz como para reducir el cáncer de forma significativa. Añadido al habitual tratamiento estándar con quimio en las mujeres con cáncer de mama, la tasa de supervivencia se incrementó en un 2,9 % en el plazo de 4 años y en un 8,8 % en el plazo de 10 años. En el mejor de los casos, estaríamos hablando de unos resultados modestos.

Sin embargo, existe un tipo de terapia genética mucho más potente para luchar contra el cáncer.

El cromosoma Filadelfia

En las células cancerosas de la leucemia se han descubierto anomalías en el cromosoma 22, unas anomalías que han dado lugar a la denominación del *cromosoma Filadelfia* (nombrado así por la ciudad en la que esto fue descubierto). El cromosoma Filadelfia está

11. Mitri, Z. *et al.*: «The HER2 Receptor in Breast Cancer: Pathophysiology, Clinical Use, and New Advances in Therapy». *Chemotherapy Research and Practice,* 2012, pp. 1-7 (2012), https://doi.org/10.1155/2012/743193
12. «Trastuzumab». Cancer Research UK, 16 de abril de 2021, https://www.cancerresearchuk.org/about-cancer/cancer-in-general/treatment/cancer-drugs/drugs/trastuzumab
13. Kraning-Rush, C. *et al.*: «The Herceptin® Battle Moves into the District Court». Lexology (Fish & Richardson), 22 de noviembre de 2017, https://www.lexology.com/library/detail.aspx?g=a35e9490-837c-4c6f-8641-eba8b1da357f

vinculado con un extraño tipo de leucemia llamado *leucemia mielógena crónica.*[14]

Al igual que con el fármaco que se centra en el gen HER2/Neu, existe un fármaco que actúa en este tipo de leucemia. Se denomina imatinib, o Gleevec. Pero, a diferencia del Herceptin, cuya eficacia no es muy significativa, los resultados del Gleevec son ciertamente notables, pues la tasa de supervivencia a los 5 años para las personas aquejadas de esta leucemia pasó del 30 al 70 %.[15]

Esto supuso un importante éxito para la teoría de la mutación somática, en la medida en que sus principios dieron lugar a una cura para un tipo de cáncer.

Pero no sería éste el último éxito.

Los genes supresores de los tumores

Otro aspecto a tener en cuenta en el cáncer son los daños en los genes supresores de tumores. Estos genes previenen que las células normales se vuelvan cancerosas. En 1979, se encontraron mutaciones del gen supresor de tumores P53 en la mitad de todos los cánceres padecidos por seres humanos.[16]

Según la Base de Datos de los Genes Supresores de Tumores de la Universidad de Texas, existen 73 genes conocidos cuyas mutaciones causan cáncer.[17] Problemas con los genes supresores de tumores han aparecido en cánceres de ovarios, pulmonares, colorrectales, de

---

14. «Chronic Myelogenous Leukemia». Mayo Clinic, 11 de junio de 2021, https://www.mayoclinic.org/diseases-conditions/chronic-myelogenous-leukemia/symptoms causes/syc-20352417
15. «Leukemia-Chronic Myeloid-CML-Statistics». Cancer.Net, enero de 2022, https://www.cancer.net/cancer-types/leukemia-chronic-myeloid-cml/statistics
16. Baugh, E. H. *et al.*: «Why Are There Hotspot Mutations in the TP53 Gene in Human Cancers?». *Cell Death & Differentiation*, vol. 25, n.º 1, pp. 154-160 (3 de noviembre de 2017), https://doi.org/10.1038/cdd.2017.180
17. Yetman, D.: «Tumor Suppressor Genes: Role in Cancer and Cancer Therapy». Healthline, 28 de abril de 2022, https://www.healthline.com/health/cancer/tumor suppressor-genes

cabeza y cuello, pancreáticos, uterinos, de mama, de vejiga y algunos más.[18]

La mayoría de las mutaciones se adquieren a través del entorno, pero también se pueden heredar. Las terapias centradas en los genes se utilizan para combatir estos cánceres, y casi todas ellas se centran en los oncogenes, y no tanto en los genes supresores de tumores.[19] Esto se debe a que los cambios en los supresores pueden provocar cánceres en lugar de tratarlos.

La terapia genética se contempla como *el camino a seguir* a la hora de lograr progresos en la lucha contra el cáncer, y en estos momentos se alberga la esperanza de poder personalizar los tratamientos con cada paciente. De este modo, podremos erradicar el cáncer en su origen, en lugar de tener que cortar, quemar o envenenar.

Pero a pesar de los éxitos en las terapias genéticas, comienzan a aparecer grietas en la teoría de la mutación somática.

Las evidencias en contra de la teoría de la mutación somática

La teoría de la mutación somática asume que la causa raíz del cáncer se halla en los daños que sufre el ADN con el transcurso del tiempo. Y dado que las mutaciones en las células dan lugar a tumores, los investigadores teorizan que éste es el motivo por el cual la mayoría de los cánceres tienen lugar a una edad madura o en la vejez. Cuanto más viejo te hagas, más mutaciones tendrás. Y cuantas más mutaciones tengas, más probable será que una de ellas te provoque un cáncer.

Pero hay un problema. Algunas especies con ciclos de vida largos, como la rata topo desnuda, ciertos murciélagos, elefantes y ba-

---

18. Joyce, C. *et al.*: «Tumor-Suppressor Genes». National Center for Biotechnology Information, US National Library of Medicine, 6 de septiembre de 2021, https://pubmed.ncbi.nlm.nih.gov/30335276/

19. Mozaffarian, «Perspective–Obesity», *op. cit.*

llenas azules, son resistentes al cáncer.[20] Si animales con un ciclo de vida tan largo pueden permanecer libres de cáncer durante tanto tiempo, habrá que buscar otra explicación para el cáncer.

Del mismo modo, si la tasa de mutación por célula es una constante, los animales grandes (que tienen más células) deberían tener más cánceres. Sin embargo, los animales grandes no tienen más cánceres que los animales pequeños. A esto se le conoce como la paradoja Peto, por el estadístico Richard Peto, que fue el primero en hacer esta observación.[21,22,23]

De hecho, un estudio reciente sugiere que las mutaciones tienen lugar de manera más lenta en los mamíferos de ciclos vitales largos, lo cual nos llevaría a pensar que las tasas de mutaciones vienen determinadas también por la evolución. Esto significaría que el cáncer no sólo se desarrolla con el transcurso del tiempo, sino también por la constitución genética del organismo y por el propio proceso de envejecimiento.[24] Por ejemplo, el elefante tiene 20 copias del gen p53, lo cual le permite destruir células con ADN dañado, reduciendo la probabilidad de desarrollar un cáncer.[25]

---

20. Seluanov, A. *et al.*: «Mechanisms of Cancer Resistance in Long-Lived Mammals». *Nature Reviews Cancer,* vol. 18, n.º 7, pp. 433-441 (mayo de 2018), https://doi.org/10.1038/ s41568-018-0004-9
21. Vincze, O. *et al.*: «Cancer Risk across Mammals». *Nature*, vol. 601, n.º 7892, pp. 263-267 (2021), https://doi.org/10.1038/s41586-021-04224-5
22. Caulin, A. F. y Maley, C. C.: «Peto's Paradox: Evolution's Prescription for Cancer Prevention». *Trends in Ecology & Evolution*, vol. 26, n.º 4, pp. 175-182 (2011), https://doi.org/10.1016/j.tree.2011.01.002
23. Nunney, L.: «The Real War on Cancer: The Evolutionary Dynamics of Cancer Suppression». *Evolutionary Applications*, vol. 6, n.º 1, pp. 11-19 (octubre de 2012), https://doi. org/10.1111/eva.12018
24. «The Importance of Aging in Cancer Research». *Nature Aging,* vol. 2, n.º 5, pp. 365-366 (2022), https://doi.org/10.1038/s43587-022-00231-x
25. Easton, J.: «'Zombie' Gene Protects Elephants against Cancer». University of Chicago News, 14 de agosto de 2018, https://news.uchicago.edu/story/zombie-gene protects-elephants-against-cancer

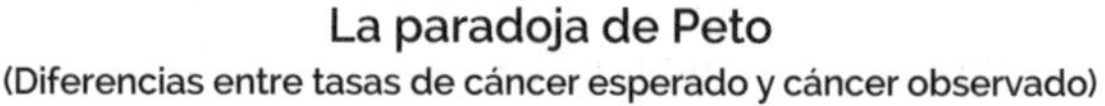

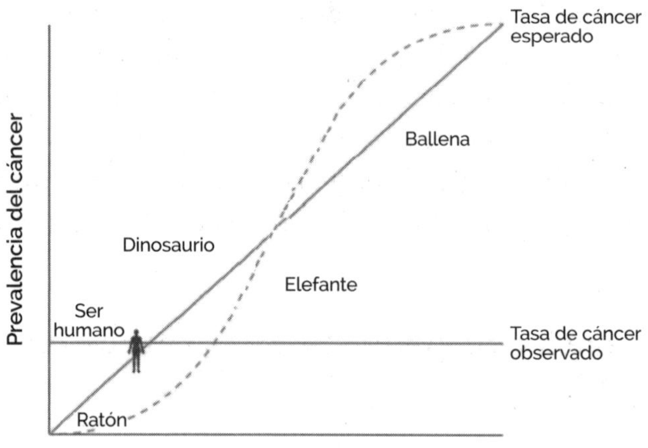

La paradoja de Peto demuestra que la prevalencia del cáncer debería ser proporcional a la duración de la vida del animal y a su masa corporal.[26]

La abundancia de genes supresores de tumores en los animales grandes podría ser la clave de la paradoja de Peto. Especies de elefantes de todo el mundo, incluidas especies extintas como la del mamut lanudo, tienen un gran número de genes TP53 que combaten los tumores.[27] Este hecho sugiere que los animales tuvieron que verse ante la disyuntiva de desarrollar evolutivamente mejores defensas contra el cáncer o convertirse en una masa amorfa cancerosa. Los seres humanos sólo tenemos un gen TP53 y, por tanto, no nos beneficiamos de la protección de la que disfrutan los elefantes.[28]

---

26. Fernandes-Santinho, I.: «Science for Everyone: Understanding Peto's Paradox». LMS Digital News, 23 de diciembre de 2020, https://lmsdigitalnews.com/780/science/science-for-everyone-understanding-petos-paradox/
27. Sulak, M. *et al.*: «TP53 Copy Number Expansion Is Associated with the Evolution of Increased Body Size and an Enhanced DNA Damage Response in Elephants». *ELife*, vol. 5 (2016), https://doi.org/10.7554/elife.11994
28. Abegglen, L. M. *et al.*: «Potential Mechanisms for Cancer Resistance in Elephants and Comparative Cellular Response to DNA Damage in Hu-

Pero existe otra complicación más. Las ballenas de Groenlandia o ballenas boreales no disponen de copias extra de genes supresores de los tumores y, sin embargo, viven más de doscientos años.[29]

Estos enigmas no se van a resolver en un breve plazo de tiempo. La comunidad científica se ha decidido a obtener tantos datos como sea posible y descubrir lo que el código genético humano puede hacer.

El resultado de todo esto ha sido el Proyecto del Genoma Humano.

La secuenciación genética: ¿Una respuesta al cáncer?

Entre 1990 y 2003, los Institutos Nacionales de la Salud de Estados Unidos se embarcaron en el Proyecto del Genoma Humano. Este inmenso empeño pretendía hacer, por vez primera, un mapa de todos los genes del cuerpo humano. Prometía revolucionar la atención sanitaria al dejar al descubierto las raíces de las enfermedades genéticas y al proporcionar un mapa de carreteras para curarlas todas.

Al término de la secuenciación se reveló que había en torno a 20 500 genes en el cuerpo humano.[30] Los medios de comunicación le dieron una amplia difusión, salivando ante la promesa de abrir así una nueva era de la medicina. La revista *Time* afirmaba que los científicos habían «descifrado el código» y que pronto desvelarían los secretos de la enfermedad de Alzheimer y del cáncer.[31]

---

mans». *JAMA,* vol. 314, n.º 17, p. 1850 (marzo de 2015), https://doi.org/10.1001/jama.2015.13134

29. Keane, M. *et al.*: «Insights into the Evolution of Longevity from the Bowhead Whale Genome». *Cell Reports,* vol. 10, n.º 1, pp. 112-122 (2015), https://doi.org/10.1016/j. celrep.2014.12.008
30. «The Human Genome Project». National Human Genome Research Institute, 2 de septiembre de 2022, https://www.genome.gov/human-genome-project
31. Golden, F. y Lemonick, M. D.: «The Race Is Over». *Time,* 3 de julio de 2000, https://content.time.com/time/subscriber/article/0,33009,997342,00.html

En 2001, el *The New York Times* hizo una cobertura de los avances del proyecto en una serie de artículos,[32] y dado que los daños en el ADN eran la principal explicación del cáncer, estos artículos tuvieron una amplia repercusión. Saber cómo funciona cada gen en el cuerpo humano significa saber dónde hay que aplicar las terapias genéticas. ¡Se acabarían las conjeturas!

El siguiente paso obvio fue hacer un mapa de las mutaciones del ADN que llevaban al cáncer (según la teoría de la mutación somática, claro). El proyecto resultante se conoció como el Atlas del Genoma del Cáncer. Finalizado en 2018, este proyecto analizó más de 33 tipos de cáncer para comprender finalmente los mecanismos genéticos de esta enfermedad. Utilizando estos datos, se esperaba diagnosticar, tratar y prevenir el cáncer.[33] El objetivo era elaborar fármacos que desactivaran a los genes causantes del cáncer. Un proyecto tan ambicioso como loable.

Sin embargo, y a diferencia de la fanfarria que acompañó la culminación del Proyecto del Genoma Humano, la conclusión del Atlas del Genoma del Cáncer no tuvo tanta repercusión; no hubo un huracán en los medios de comunicación. ¿Por qué no?

La secuenciación del genoma humano alimentó grandes esperanzas para una posible cura del cáncer y de las enfermedades genéticas. Sin embargo, con el Atlas, los avances no parecían fáciles, pues no había un único objetivo sobre el cual dirigir los fármacos.

La teoría de la mutación somática había inspirado toda esta secuenciación genética, pues la teoría sostiene que el cáncer proviene de mutaciones específicas en los oncogenes y en los genes supresores de los tumores. Sin embargo, el Catálogo de Mutaciones Somáticas en el Cáncer de Gran Bretaña muestra que las células

---

32. The Human Genome Project (página archivada), *The New York Times,* accedido el 18 de septiembre de 2022, https://archive.nytimes.com/www.nytimes.com/library/national/science/genome-index.html

33. «The Cancer Genome Atlas Program». National Cancer Institute, accedido el 18 de septiembre de 2022, https://www.cancer.gov/about-nci/organization/ccg/research/structural genomics/tcga

cancerosas tienen muchas mutaciones aleatorias, y no sólo unas cuantas.[34]

Quizás, una célula se vuelva cancerosa si sufre suficientes mutaciones aleatorias.

El problema es que 355 de esos cánceres no mostraban ninguna mutación en absoluto. Además, en un estudio en el que se examinó a 31 717 pacientes de cáncer y 26 136 pacientes no cancerosos se descubrió que las mutaciones vistas en los pacientes de cáncer también aparecían en los pacientes no cancerosos.[35]

Podemos decir con seguridad que la intervención sobre los genes del cáncer no parece funcionar, salvo en uno o dos casos.[36] Aparte de unos pocos logros, el tratamiento del cáncer no ha cambiado demasiado, si es que ha cambiado algo. Las opciones de tratamiento siguen siendo las mismas: cirugía, radiación y quimio. Después de todas estas investigaciones, seguimos atascados en el mismo viejo enfoque de cortar, quemar y envenenar.

¿Y qué pasa con el Gleevec?

El Gleevec alimentó mucho las esperanzas de que la terapia genética llevaría finalmente a la cura de la mayoría de los cánceres. De hecho, el Gleevec es único porque la mutación a la que se dirige es única. Para los cánceres que no sean la leucemia mielógena crónica, no existe un objetivo tan fácil como el cromosoma Filadelfia.

El otro problema es que el cromosoma Filadelfia aparece también en personas que no contraen este tipo de leucemia y, si fuera esa mutación exclusivamente la que la causara, no ocurriría esto.

---

34. Tate, J. G. *et al.*: «Cosmic: The Catalogue of Somatic Mutations in Cancer». *Nucleic Acids Research,* vol. 47, n.º D1 (2018), https://doi.org/10.1093/nar/gky1015

35. Jacobs, K. B. *et al.*: «Detectable Clonal Mosaicism and Its Relationship to Aging and Cancer». *Nature Genetics*, vol. 44, n.º 6, pp. 651-658 (junio de 2012), https://doi. org/10.1038/ng.2270

36. Smith, J. C. y Sheltzer, J. M.: «Genome-Wide Identification and Analysis of Prognostic Features in Human Cancers» *Cell Reports,* vol. 38, n.º 13, 110569 (2022), https://doi.org/10.1016/j.celrep.2022.110569

Pero para empeorar aún más las cosas, en torno al 20 % de los pacientes con leucemia mielógena crónica que tienen la mutación no responden al Gleevec.

Así pues, debe haber otros factores en juego, y no sólo una mutación en la que podamos intervenir con un fármaco.

Se ha descubierto que el Gleevec agota la energía de las células cancerosas del mieloma que no tienen la mutación Filadelfia, y que esto era independiente de cualquier efecto genético directo.[37]

En varios experimentos fascinantes se han transferido los núcleos de células tumorales a células normales y viceversa (el *núcleo* de una célula es su centro, donde se halla el ADN). La idea en la que se basaron consistía en que transferir un núcleo canceroso a una célula normal la volvería cancerosa, en tanto que transferir un núcleo normal a una célula cancerosas la normalizaría.

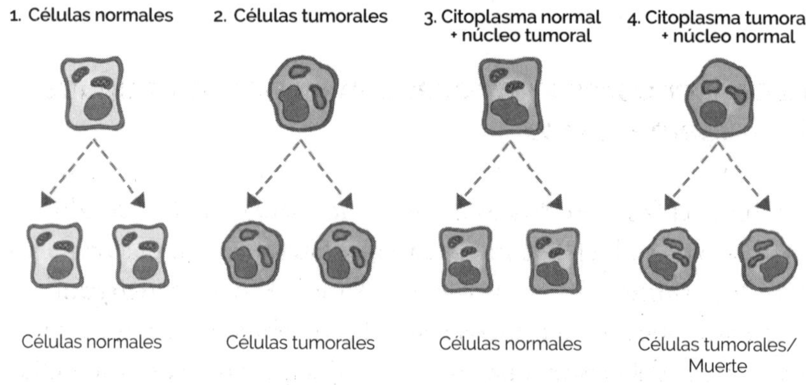

Experimentos de transferencia nuclear.

En cambio, las células normales a las que se les introdujo un núcleo canceroso siguieron siendo células normales, en tanto que las células cancerosas a las que se introdujo un núcleo normal si-

37. Yoneda, K. Y. y Cross, C. E.: «The Pulmonary Toxicity of Anticancer Agents». *Comprehensive Toxicology*, pp. 477-510 (2010), https://doi.org/10.1016/b978-0-08 046884-6.00924-6

guieron siendo cancerosas.[38] Estos hallazgos sugieren que el estado canceroso no viene determinado por los genes, que se hallan en el núcleo, sino por el citoplasma, que contiene las mitocondrias. Éste fue el último clavo en el ataúd de la teoría de la mutación somática del cáncer.

A medida que se desvanecen las posibilidades de una terapia del cáncer dirigida a los genes, comienzan a emerger nuevas terapias. La última de ellas es la inmunoterapia, que trabaja con el sistema inmune y está comenzando a mostrar resultados prometedores en determinados cánceres. No obstante, se necesita un nuevo modelo para comprender el cáncer.

Recuerda que Warburg sostenía que el cáncer tenía un origen metabólico. Tras el fracaso de la teoría de la mutación somática, la comunidad científica se ha puesto en marcha para probar una nueva vía.

El cáncer como una reversión a hábitos antiguos: El modelo atávico

En 2007, el Instituto Nacional del Cáncer tuvo el coraje de admitir el fracaso en su lucha contra la enfermedad, de modo que financiaron doce centros de investigación en todo el país, congregando a diferentes tipos de científicos con el fin de obtener nuevas perspectivas acerca del cáncer a partir de los principios básicos. Entre ellos había científicos que tenían poca experiencia con el cáncer. Uno de ellos, el físico Paul Davies, se centró en los cuatro comportamientos del cáncer: crecimiento, movimiento, inmortalidad y glucólisis.[39]

---

38. Seyfried, T. N.: «Cancer as a Mitochondrial Metabolic Disease». *Frontiers in Cell and Developmental Biology*, vol. 3 (julio de 2015), https://doi.org/10.3389/fcell.2015.00043
39. Merali, Z.: «Physicists' Model Proposes Evolutionary Role for Cancer». *Nature,* febrero de 2014, https://doi.org/10.1038/nature.2014.16068

A nivel celular	Organismo unicelular	Organismo multicelular	Células cancerosas
Crecimiento	Sí	No	Sí
Inmortalidad	Sí	No	Sí
Movimiento	Sí	No	Sí
Glucólisis	Sí	No	Sí

Tabla de las características de los organismos unicelulares, los organismos multicelulares y las células cancerosas.

Si echamos un vistazo a esta tabla, llegaremos a una conclusión obvia: las células del cáncer se comportan como los organismos unicelulares.[40] A partir de aquí, surgió una nueva teoría: un modelo atávico en el cual las células cancerosas, bajo estrés, revierten a comportamientos vistos en organismos unicelulares más primitivos. El comportamiento controlado que deviene de la evolución hacia la complejidad queda anulado, permitiendo a la célula multiplicarse como si estuviera loca en un intento tan desesperado como errado por sobrevivir.

La célula no está teniendo en cuenta al resto del cuerpo. La célula sólo está mirando por sí misma, y aparta de su camino a otras células para ello.[41]

40. Israel, L.: «Tumour Progression: Random Mutations or an Integrated Survival Response to Cellular Stress Conserved from Unicellular Organisms?» *Journal of Theoretical Biology*, vol. 178, n.º 4, pp. 375-380 (1996), https://doi.org/10.1006/ jtbi.1996.0033

41. Davies, P. C. W. y Lineweaver, C. H.: *Phys. Biol.* 8, n.º 015001 (2011).

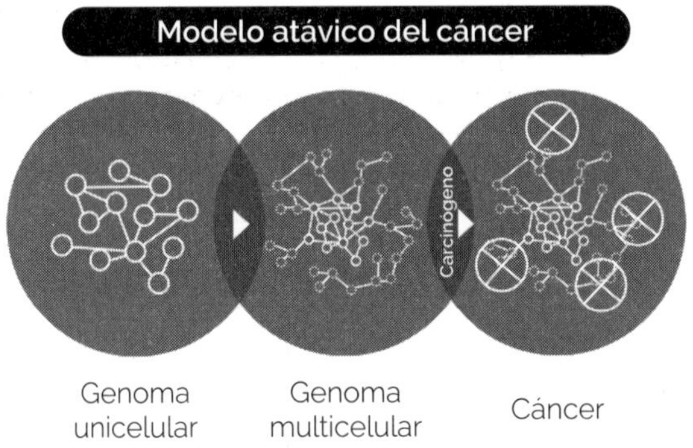

Desenmascaramiento de programas atávicos del ADN en un organismo multicelular por carcinógenos.

En otros tiempos, estos comportamientos permitían sobrevivir a las células individuales. Pero cuando se desarrollaron los organismos multicelulares, estos comportamientos se erradicaron en beneficio del organismo en su totalidad. Pero la programación subyacente atávica de la supervivencia a toda costa se puso en marcha en la célula cuando se enfrentó a una amenaza del entorno que dañó el ADN o su capacidad para repararlo. Esto vendría a ser algo así como el «modo seguro» de funcionamiento de un ordenador cuando sufre una anomalía. La mayoría de los genes que generan un cáncer provienen de una época en la que los organismos multicelulares sólo comenzaban a aparecer. Esto es lo que da credibilidad a este modelo.[42]

Las causas conocidas del cáncer

Echemos un vistazo a las causas conocidas del cáncer. Todos ellos son estresores para las células, pero no todos mutan el ADN.

---

42. Lineweaver, C. H. *et al.*: «Cancer Progression as a Sequence of Atavistic Reversions». *BioEssays*, vol. 43, n.º 7, 2000305 (2021), https://doi.org/10.1002/ bies.202000305

- Infecciones: algunas mutan el ADN, otras no
- Inflamaciones: tales como las provocadas por el tabaco
- Radiaciones: que provocan mutaciones
- Sustancias químicas: que pueden causar mutaciones
- Factores nutricionales: que, en general, no causan mutaciones

Las mutaciones provocan lesiones en las células y, si son muchos los daños en el ADN, pueden desencadenarse programas atávicos de supervivencia que reviertan el comportamiento de las células al comportamiento propio de las bacterias. No es que estas células adopten todos los rasgos de las bacterias, sino sólo aquellos que necesite para sobrevivir e ir por su cuenta.

Sin embargo, para desencadenar estos efectos, los daños carcinogénicos tienen que ser algo menos que letales: lo suficientemente fuertes como para afectar a la célula sin matarla. Y también tienen que ser crónicos. Un solo daño no va a desencadenar tal atavismo, pero varios daños sí que lo harán con el transcurso del tiempo. Además de factores como las radiaciones o las infecciones, una mala nutrición es muy probable que desencadene los cambios que lleven al desarrollo de un cáncer.

Cómo minimizar los riesgos de contraer un cáncer

El primer paso para minimizar los riesgos de contraer un cáncer es la prevención; y cuanto antes, mejor. Convendrá evitar estresores crónicos, como el tabaco o el azúcar. Prevenir el cáncer es como prevenir cualquier otro problema de salud. Mantenerse a distancia de los hidratos de carbono refinados y de los aceites de semillas, porque son los principales causantes de la resistencia a la insulina, la inflamación y los problemas metabólicos no cancerosos.

La diabetes, las enfermedades cardíacas, el cáncer…, es asombroso hasta qué punto están vinculadas todas estas dolencias y enfermedades con los problemas metabólicos. Pero ¿por qué debería sorprendernos? El metabolismo es el proceso de funcionamiento de nuestro organismo, de manera que interferir con el metabolismo tiene necesariamente efectos perjudiciales. En la búsqueda de experiencias sabrosas, nos vamos envenenando lentamente.

El siguiente paso es, claro está, someternos a exámenes y reconocimientos regulares para asegurarnos de que ningún cáncer haya podido pasar nuestro programa de prevención. Sí, que te hagan una colonoscopia, así como cualquier otro examen que pueda recomendar tu proveedor de atención sanitaria.

Y si nos dan ese diagnóstico y tenemos que pasar por la quimio, la cirugía o las radiaciones, y luego nos dan la triste noticia de que estamos en fase terminal, nos preguntaremos qué tendríamos que haber hecho para no vernos de pronto en esa situación. «Si no me hubiera atiborrado de pasteles… Si hubiera cocinado un poco más… ¡Si hubiera hecho más ejercicio! … Quizás no estaría aquí ahora».

Emprende la acción ya, antes de que lo único que te quede sean los «Si no hubieras».

Capítulo 9

La mentira del alzhéimer

«La enfermedad de Alzheimer es una dolencia progresiva y sin tratamiento posible, causada por la acumulación de beta-amiloide»

Preferiría tener preguntas que responder a respuestas que cuestionar.

—Richard Feynman

Mi madre desarrolló la enfermedad de Alzheimer en una fase tardía de su vida. Cualquier alma infortunada que haya presenciado la inmersión de un ser querido en una demencia sabe exactamente lo que ocurrió a partir de ese momento. Mi madre se olvidó de quién era yo; se olvidó de quién era ella. Se olvidó de cómo vivir su vida... de cómo vivir, en realidad. No había ninguna esperanza de devolverla a su funcionamiento previo. A medida que su memoria empeoraba semana tras semana, mi madre recibió las mejores atenciones sanitarias convencionales del momento, las mismas atenciones que se dan hoy en día.

¿Qué tratamiento audaz e innovador le dieron a mi madre para ayudarla a gestionar su declive? Mantenerla en una habitación y darle alimentos azucarados hasta que murió. Eso es todo. Ése es el tratamiento.

Pero ¿y si yo te dijera que no tenía por qué haber sido así? ¿Y si te dijera que existe una manera de tratar la enfermedad de Alzheimer? Antes de que nos metamos en ello, convendrá que tengamos alguna idea de lo que estamos hablando.

La epidemia del alzhéimer

La enfermedad de Alzheimer es una dolencia que afecta a 5 millones de estadounidenses, número que se triplicara para 2050. Se caracteriza por la *demencia* o pérdida de la función cerebral –pensar, recordar, razonar– hasta el punto en que la persona es incapaz de hacer tareas rutinarias.[1] Tal degeneración es gradual, empeorando siempre con el tiempo. Esta enfermedad afecta a la mayoría de las personas a partir de los 65 años en adelante.

Sin embargo, la enfermedad de Alzheimer no se parece a ninguna de las enfermedades crónicas de las que hemos hablado aquí hasta el momento.

En primer lugar, para todas las demás dolencias y enfermedades se dispone de alguna forma de tratamiento que, al menos, resulta hasta cierto punto efectiva para gestionar los síntomas. Aunque los tratamientos médicos convencionales pasen por alto los subyacentes problemas metabólicos, al menos compran tiempo para el paciente mientras se busca una solución más efectiva.

Sin embargo, con la enfermedad de Alzheimer las cosas son diferentes. Incontables sumas de dinero se han arrojado sobre esta enfermedad, mientras muchos investigadores de todo el mundo han puesto ingentes cantidades de tiempo y esfuerzo para estudiarla. Por otra parte, el envejecimiento de la población mundial ha incremen-

1. «Alzheimer's Disease Fact Sheet». National Institute on Aging, accedido el 18 de septiembre de 2022, https://www.nia.nih.gov/health/alzheimers-disease-fact-sheet

tado la urgencia por soluciones. Sin embargo, no hay ni un solo tratamiento que sea eficaz con esta enfermedad, una enfermedad que todo ser humano, sin excepción, corre el riesgo de contraer. Hasta Pfizer, un gigante de la industria farmacéutica, que creó una de las primeras vacunas eficaces para la COVID-19, ha renunciado a la elaboración de fármacos para el alzhéimer.[2] Y no debería sorprendernos, porque la tasa de éxitos clínicos en las pruebas de tratamiento del alzhéimer está cerca del 0 %.[3]

Exactamente, casi cero. Todos los enfoques que se han intentado para abordar la enfermedad han fracasado. De todas las enfermedades crónicas que matan, la enfermedad de Alzheimer es la única que no se puede detener.

Pero la cosa es aún peor.

Ni siquiera disponemos de un modelo que nos explique qué es esta enfermedad. Con las enfermedades cardíacas, sabemos que hay arterias bloqueadas que se pueden desbloquear o se les puede hacer un *bypass*. Con el hígado graso, sabemos que hay un exceso de depósitos de grasa en el hígado. En cuanto al cáncer, sabemos que hay una masa de células en crecimiento que podemos intentar extirpar mediante cirugía, quemar con radiaciones o envenenar con quimioterapia. Incluso con la diabetes, podemos comparar los niveles de insulina en relación con el azúcar en la sangre.

Pero el alzhéimer se manifiesta como un deterioro cognitivo grave. Lo único que podemos medir es lo bien o mal que funciona el cerebro: lo que se recuerda, cómo resuelve los problemas la persona, qué partes del cerebro funcionan, etc. Pero hasta ahí llegamos.

---

2. Hawkes, N.: «Pfizer Abandons Research into Alzheimer's and Parkinson's Diseases». *BMJ* (septiembre de 2018), https://doi.org/10.1136/bmj.k122
3. Cummings, J. *et al.*: «The 'Rights' of Precision Drug Development for Alzheimer's Disease». *Alzheimer's Research & Therapy*, vol. 11, n.º 1 (2019), https://doi. org/10.1186/s13195-019-0529-5

El calendario del alzhéimer

La otra cosa que sabemos a ciencia cierta es que la enfermedad no emerge plenamente desarrollada hasta después de unos veinte años de silencioso desarrollo. Esto ocurre porque el alzhéimer avanza lentamente, en cinco fases: preclínica, deterioro cognitivo leve, demencia leve, demencia moderada y demencia grave. Según la Clínica Mayo, las fases se desarrollan del siguiente modo:[4]

Fase preclínica

Esta fase es difícil de detectar y sólo se ve en entornos de investigación. Puede ser absolutamente silenciosa. No hay síntomas aparentes, de manera que sólo se puede detectar mediante un escáner cerebral. Estos escáneres detectan una proteína llamada *beta-amiloide,* cuya presencia significa que la enfermedad de Alzheimer ya está en marcha. Esta fase puede prolongarse durante años o incluso décadas antes de llegar a la siguiente fase. En esta etapa, la mayoría de las personas es completamente inconsciente de que la enfermedad se ha puesto en marcha.

Deterioro cognitivo leve

El deterioro cognitivo leve afecta la función cerebral sólo de manera suave. Aunque no tiene efectos tan severos como para afectar la vida diaria, trae lapsos de memoria de cosas que antes eran fáciles de recordar, como conversaciones o acontecimientos recientes. Las personas con un deterioro cognitivo leve (DCL) tienen también dificultades para evaluar la cantidad de tiempo que necesitarán para hacer una tarea. Pero, aunque el DCL esté vinculado con el alzhéimer, el hecho de que a una persona le pasen estas cosas no significa necesariamente que padezca esta enfermedad.

---

4. «Alzheimer's Stages: How the Disease Progresses» Mayo Clinic, 29 de abril de 2021, https://www.mayoclinic.org/diseases-conditions/alzheimers-disease/in-depth/alzheimers-stages/art-20048448

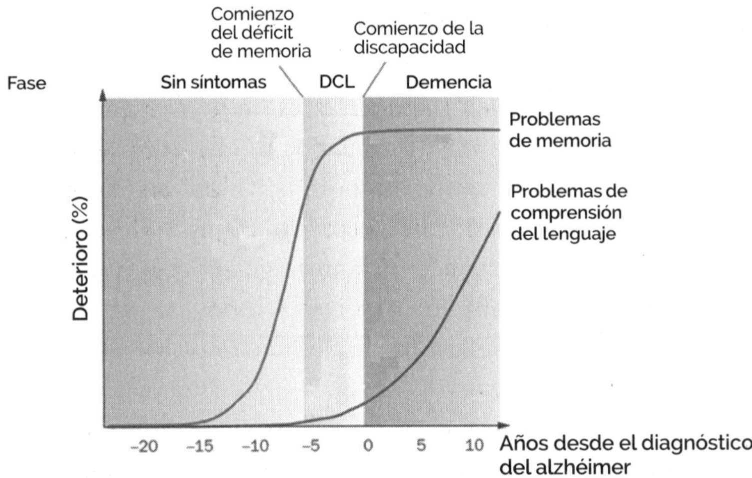

Diagrama donde se muestra que el alzhéimer puede haber existido durante décadas antes de que aparezcan los síntomas.

Demencia leve

Pero si el DCL evoluciona hasta una demencia leve, al paciente se le diagnostica ya con alzhéimer. La información reciente se olvida con rapidez. La resolución de problemas complejos (planificación de eventos familiares, el balance de cuentas bancarias, etc.) se vuelve dificultosa. A la persona le resulta difícil encontrar las palabras adecuadas, y se pierde incluso en lugares familiares. La vida cotidiana se vuelve difícil.

Demencia moderada

Los lapsos de memoria empeoran bastante. Las personas en esta fase se olvidan de dónde están, de qué día es o, incluso, de a quién le están hablando. Tienden a deambular, de manera que siempre tiene que haber alguien pendiente de ellas. De forma progresiva, se olvidan de su historia y de su información personal.

El hecho de que les resulte tan difícil recordar las cosas hace que necesiten ayuda para elegir la ropa que ponerse, para bañarse o para utilizar el baño. En ocasiones, hasta pueden perder el control de la vejiga o del recto.

Los lapsos de memoria hacen que estas personas tengan arranques de cólera o alberguen sospechas infundadas. Incluso pueden darse alucinaciones.

Demencia grave

Las personas con una demencia grave ya no pueden hablar siquiera; en el mejor de los casos, pueden pronunciar unas pocas palabras o frases. Ya no pueden cuidar de sí mismas, por lo que necesitan asistencia completa para comer, vestirse e incluso utilizar el baño. Hasta las tareas sencillas, como caminar o tragar, se vuelven imposibles, y vejiga e intestinos se vuelven incontinentes.

A las personas con alzhéimer les lleva entre 3 y 20 años recorrer todas estas fases, y la muerte suele sobrevenir por neumonía (debido a una deglución deficiente), deshidratación, malnutrición, caídas o infecciones provocadas por ser incapaces de cuidar de sí mismas. Los profundos efectos que tiene sobre el cerebro hacen del alzhéimer una de las enfermedades más aterradoras de las que podamos discutir aquí.

No obstante, debido a sus devastadoras consecuencias, se ha estudiado mucho, y una teoría consensuada sobre su funcionamiento es la teoría de la beta-amiloide.

¿Una causa conocida? La teoría de la beta-amiloide del alzhéimer

Un cerebro sano tiene miles de millones de neuronas, que trabajan coordinadamente para pasar información y que el cuerpo humano actúe. El cerebro consume en torno a un 20 % de la energía del cuerpo –más que cualquier otro órgano– y está repleto de vasos sanguíneos, de modo que nuestro organismo dedica un esfuerzo sustancial para mantenerlo a salvo.

Pero la enfermedad de Alzheimer afecta al cerebro. Las neuronas mueren y se pierden las interconexiones, provocando las innumerables pérdidas de la función mental que caracterizan a la enfermedad.

Las primeras en morir son las neuronas que almacenan los recuerdos, de ahí la pérdida de memoria. Después, la enfermedad continúa destrozando las áreas asociadas con el lenguaje, el razonamiento y la conducta social, provocando la demencia. Finalmente, gran parte del cerebro queda destruido, eliminando por completo la capacidad del paciente para cuidar de sí mismo. Y la degeneración continúa hasta que el paciente muere.

Pero ¿qué es lo que provoca este deterioro físico del cerebro? La explicación aceptada es la de las placas beta-amiloides.

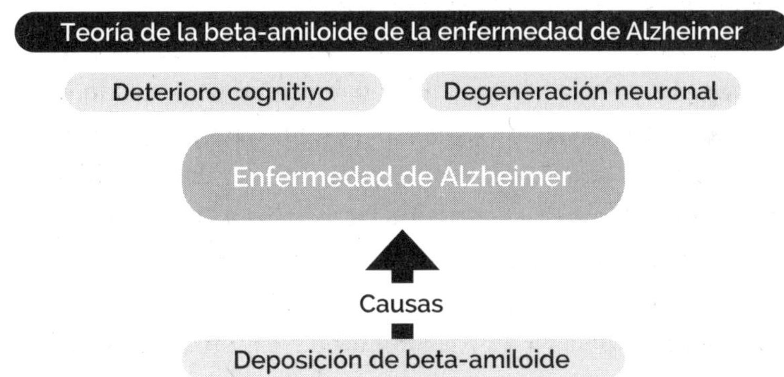

La beta-amiloide es la causa de la enfermedad de Alzheimer, según esta teoría aceptada oficialmente.

Estas placas se forman a partir de una proteína precursora y se acumulan entre las neuronas. Se trata de una variante conocida como beta-amiloide 42, que se agrupa en cantidades anormales, hasta el punto de perturbar el funcionamiento neuronal. Sin embargo, éste no es el único peligro. También existen unas proteínas denominadas *tau* que se acumulan en el interior de las neuronas, impidiendo la transferencia de sustancias químicas y nutrientes; estas acumulaciones de proteínas reciben el nombre de *ovillos neurofibrilares,* y también afectan a la función cerebral en proceso de degradación. Con el doble golpe de la placa beta-amiloide y de los ovillos neurofibrilares, disponemos de una explicación para el deterioro cerebral resultante. Esto es lo que se considera oficialmente la explicación más probable de la enfermedad.[5]

Pero ¿es eso realmente lo que ocurre? Existen algunas razones para dudar de ello.

Si las placas beta-amiloides provocan el alzhéimer, el número de placas debería corresponderse con la gravedad de los síntomas. Sin embargo, en un estudio de los Institutos Nacionales de la Salud en el que se examinaron los cerebros de 97 personas que no tenían demencia ni deterioro cognitivo, se descubrió que el 40 % de ellas tenían placas amiloides, y que el 20 % satisfacía los criterios de diagnóstico del alzhéimer debido a estas placas; sin embargo, estas personas no sufrían los lapsos de memoria típicos de los pacientes de alzhéimer.[6] Y, para complicar aún más las cosas, en otro estudio se encontró que la degeneración cerebral típica del alzhéimer puede darse también sin las placas amiloides.[7]

No se ha desarrollado ninguna terapia exitosa a través de este modelo, en tanto en cuanto los fármacos dirigidos hacia la beta-amiloide no han conseguido ralentizar ni revertir la enfermedad.[8]

Pero, encima, se ha descubierto que la enfermedad de Alzheimer se da incluso en personas sin placas beta-amiloides aun teniendo daños neuronales.[9]

---

5. «What Happens to the Brain in Alzheimer's Disease?». National Institute on Aging, accedido el 18 de septiembre de 2022, https://www.nia.nih.gov/health/what-happens-brain alzheimers-disease
6. Price, J. L. *et al.*: «Neuropathology of Nondemented Aging: Presumptive Evidence for Preclinical Alzheimer Disease». *Neurobiology of Aging 30,* n.º 7, pp. 1026-1036 (2009), https://doi.org/10.1016/j.neurobiolaging.2009.04.002
7. Chételat, G.: «Aβ-Independent Processes–Rethinking Preclinical AD». *Nature Reviews Neurology,* vol. 9, n.º 3, pp. 123-124 (diciembre de 2013), https://doi.org/10.1038/ nrneurol.2013.21
8. Panza, F. *et al.*: «A Critical Appraisal of Amyloid-β-Targeting Therapies for Alzheimer Disease». *Nature Reviews Neurology*, vol. 15, n.º 2, pp. 73-88 (abril de 2019), https:// doi.org/10.1038/s41582-018-0116-6
9. Ibíd.

Finalmente, existen incluso informes de fraude en las investigaciones de la beta-amiloide. Algunos científicos han descubierto recientemente imágenes aparentemente falsificadas en numerosas publicaciones, incluido un destacado artículo del año 2006, aparecido en la revista *Nature,* donde se vinculaba a la proteína amiloide-beta (Aβ), la Aβ*56, con la demencia del alzhéimer.[10]

Aunque las placas amiloide y los ovillos tau formen parte de la enfermedad de Alzheimer, no parecen hacer otra cosa que estar vinculados a ella, pues las investigaciones recién citadas dejan claro que no parecen ser la *causa* de la enfermedad. Pero si el amiloide y la tau no son las causas, ¿cuáles son?

Teorías alternativas y crudas verdades

La hipótesis amiloide no ha dado lugar a tratamiento alguno, pero eso no significa que no se hayan realizado progresos. En primer lugar, la memoria y la cognición se hallan entre los procesos más dinámicos del cerebro, pero no existe un acuerdo definitivo sobre qué es lo que hace que estos procesos se desmoronen.

Lo que sí parece estar cada vez más claro es que la enfermedad de Alzheimer no tiene una única causa, como pretende la idea de la deposición de beta-amiloide, sino muchas y diferentes causas. Y cada una de ellas precisaría de un tipo de tratamiento distinto.

Son muchos los factores que pueden llevar a cambios cognitivos y cerebrales como los que se consideran propios del alzhéimer. Una causa que se suele pasar por alto es la de la toxicidad del mercurio existente en el marisco. Se sabe que el mercurio provoca deterioro cognitivo, y que muchas personas que reciben tratamiento en este

---

10. Piller, C.: «Blots on a Field? A Neuroscience Image Sleuth Finds Signs of Fabrication in Scores of Alzheimer's Articles, Threatening a Reigning Theory of the Disease». *Science,* 21 de julio de 2022, https://www.science.org/content/article/potential-fabrication-research-images-threatens-key-theory-alzheimers-disease

sentido superan el deterioro. Hay empastes dentales que tienen mercurio, y esto puede dar como resultado problemas de memoria.

Otra causa conocida del deterioro cognitivo es el plomo. En un estudio neozelandés se descubrió que la exposición al plomo en la infancia se correlaciona en gran medida con una función mental más débil cuando la persona supera los 30 años,[11] y la exposición al plomo es cada vez más habitual en el entorno.

Tanto la toxicidad del mercurio como la del plomo son muy difíciles de diagnosticar a través de los habituales análisis de sangre.

La toxicidad del moho también puede generar problemas de memoria. En un estudio del año 2004 realizado con 31 personas, se descubrió que la exposición a determinado moho tóxico provocaba un significativo declive cognitivo.[12] El tratamiento de una dolencia de este tipo puede ser problemático, pues requiere de conocimientos expertos; pero, si se hace correctamente, los problemas de memoria se suelen corregir.

Los pesticidas también pueden tener efectos perniciosos en el cerebro y enjuagar los alimentos, aunque siempre es una buena costumbre, no siempre elimina los pesticidas en su totalidad. La única manera de evitarlos es comiendo alimentos orgánicos, lo cual puede resultar caro, aunque siempre será más barato que el tratamiento en la unidad de cuidados de la memoria de una residencia.

Otra posible fuente de problemas son las infecciones e inflamaciones. Cuando todo va bien, la inflamación elimina o mitiga los estímulos dolorosos del organismo, pero, en ocasiones, puede dañar los tejidos adyacentes. Los virus del herpes, como es el virus del

---

11. Reuben, A. *et al.*: «Association of Childhood Blood Lead Levels with Cognitive Function and Socioeconomic Status at Age 38 Years and with IQ Change and Socioeconomic Mobility between Childhood and Adulthood». *JAMA,* vol. 317, n.º 12, 1244 (28 de marzo de 2017), https://doi.org/10.1001/jama.2017.1712

12. Gordon, W. A. *et al.*: «Cognitive Impairment Associated with Toxigenic Fungal Exposure: A Replication and Extension of Previous Findings». *Applied Neuropsychology,* vol. 11, n.º 2, pp. 65-74 (2004), https://doi.org/10.1207/s15324826an1102_1

herpes humano 1, el virus del herpes humano 2 y el citomegalovirus, así como el virus de la hepatitis C, se han llegado a vincular con la demencia. Incluso las bacterias que infectan dientes y encías, como la *Porphyromonas gingivalis,* se vinculado con el alzhéimer.[13] Y la enfermedad de Lyme se puede manifestar de muchas maneras, una de las cuales es un deterioro de la memoria.

Hasta el momento, no disponemos de evidencias suficientes para determinar si podemos reducir el riesgo de contraer alzhéimer mediante el tratamiento de las infecciones. Sin embargo, las personas que padecen esta enfermedad suelen tener infectados los tejidos del cerebro. Esto se debe a que, en los pacientes de alzhéimer, la barrera hematoencefálica, que normalmente mantiene a raya a los patógenos y las sustancias nocivas, puede estar dañada, permitiendo así que agentes perjudiciales entren y causen estragos.[14] Ésta es un área de investigación muy activa, aunque no existen tratamientos para este problema.

Otra posible causa del alzhéimer puede ser la más simple: un traumatismo en la cabeza. Un traumatismo craneoencefálico, o TCE, es habitual en aquellas personas que gustan de los deportes de contacto, como el *rugby,* el fútbol americano o el boxeo. Y se sabe que tanto un TCE leve, en el cual la persona no pierde la conciencia, como un TCE severo incrementan el riesgo de padecer alzhéimer. Los traumatismos en la cabeza son especialmente peligrosos para las personas mayores, pues su organismo suele ser más frágil que el de las personas jóvenes.[15] Incluso hay evidencias de que los traumatismos craneoencefálicos frecuentes pueden causar una de-

---

13. Sochocka, M. *et al.*: «The Infectious Etiology of Alzheimer's Disease». *Current Neuropharmacology,* vol. 15, n.º 7 (2017), https://doi.org/10.2174/157015 9x15666170313122937

14. «Infections and Dementia». Alzheimer's Society, 30 de diciembre de 2021, https://www.alzheimers.org.uk/about-dementia/risk-factors-and-prevention/infections-and dementia

15. «Traumatic Brain Injury (TBI)». Alzheimer's Association, accedido el 18 de septiembre de 2022, https://www.alz.org/alzheimers-dementia/what-is-dementia/related_ conditions/traumatic-brain-injury

mencia en edades tempranas.[16] Así pues, una manera obvia de reducir el riesgo de demencia es reducir el riesgo de traumatismos en la cabeza, si bien aquí nos estaríamos limitando a lo mínimo. Hay expertos que abogan incluso por hacer un análisis de ADN del alelo APOE4 (que incrementa el riesgo de alzhéimer) antes de permitir que un menor compita en deportes de alto impacto como el *rugby* o el fútbol americano.

Por último, la mala calidad del aire puede tener también efectos en la función cognitiva. En un estudio canadiense del año 2016 se dio cuenta del vínculo existente entre la demencia y el hecho de vivir en las cercanías de avenidas o carreteras con mucho tránsito de vehículos.[17] Además, los estudios con ratones y perros que viven en zonas contaminadas demuestran que el aire sucio puede causar deterioro cognitivo, y que este hallazgo se aplica también a los seres humanos. Sin embargo, esto no significa que toda persona afectada por este tipo de contaminación vaya a desarrollar una demencia.[18] Dicho esto, la exposición al óxido nitroso, al monóxido de carbono y al ozono también se ha asociado con un incremento en el riesgo de demencia, sugiriendo que la calidad del aire puede causar un declive cognitivo a largo plazo.[19]

No obstante, por intrigantes que puedan ser estas causas del alzhéimer, ninguna de ellas destaca tanto como lo hace la enfermedad metabólica.

---

16. Mendez, M. F.: «What Is the Relationship of Traumatic Brain Injury to Dementia?». *Journal of Alzheimer's Disease*, vol. 57, n.º 3, pp. 667-681 (octubre de 2017), https://doi.org/10.3233/jad-161002

17. «Does Living Near Busy Roads Increase Risk of Dementia?». Alzheimer's Society, 5 de enero de 2017, https://www.alzheimers.org.uk/blog/busy-roads-dementia-risk study-explained

18. «Air Pollution and Dementia». Alzheimer's Society, 13 de diciembre de 2021, https://www.alzheimers.org.uk/about-dementia/risk-factors-and-prevention/air-pollution and-dementia

19. Peters, R. *et al.*: »Air Pollution and Dementia: A Systematic Review». *Journal of Alzheimer's Disease,* vol. 70, n.º s1 (2019), https://doi.org/10.3233/jad-180631

La conexión secreta de la enfermedad metabólica

Al igual que muchas de las otras enfermedades de las que se habla en este libro, los problemas metabólicos y el alzhéimer comparten una correlación fuerte, aunque poco conocida. Se ha demostrado que en el cerebro de los pacientes de alzhéimer existe cierta desregulación de la glucosa, y que suele haber también una correlación con las placas cerebrales, los ovillos y otros síntomas clínicos de esta enfermedad.[20] Como ya se señaló en este libro, a este trastorno se le llama a veces la *diabetes tipo 3.*

La doctora Mary Newport, una médica cuyo marido contrajo alzhéimer, buscó una vía para ayudar a su marido en la lucha contra la enfermedad, de modo que adoptó con él una dieta cetogénica (baja en carbohidratos), junto con abundante aceite de coco. Según Newport, el cambio fue patente, pues su marido fue capaz de recuperar parte del funcionamiento mental previo. Ella atribuyó la mayor parte del daño cerebral al exceso de azúcar en la dieta, añadiendo que el 70 % de las personas con diabetes tipo 2 terminan desarrollando alzhéimer.[21] Newport quedó tan fascinada por estos resultados que escribió un libro titulado *Alzheimer's Desease: What If There Was a Cure? The Story of Ketones (La enfermedad de Alzheimer: ¿Y si hubiera una cura? La historia de las cetonas).*

Llevando este enfoque un paso más allá, el doctor Matthew Phillips realizó una pequeña prueba piloto prospectiva y aleatoria para determinar si una dieta cetogénica modificada de doce semanas podría generar mejoras cognitivas en pacientes de alzhéimer, y descubrió que los pacientes con la dieta cetogénica mejoraban en sus funciones diarias y en calidad de vida. Esto sugiere que las afirma-

---

20. An, Y. *et al.*: «Evidence for Brain Glucose Dysregulation in Alzheimer's Disease». *Alzheimer's & Dementia,* vol. 14, n.º 3, pp. 318-329 (2018), https://doi.org/10.1016/j. jalz.2017.09.011
21. Ciccarelli, L.: «Meet Dr. Mary T. Newport: Neonatologist and Advocate for Treating Alzheimer's with Ketones». KETO-MOJO, 13 de julio 2020, https://keto-mojo.com/article/keto-interview-dr-mary-newport-treating-alzheimers/

ciones de Newport sobre los beneficios de las dietas cetogénicas no carecen de peso.[22]

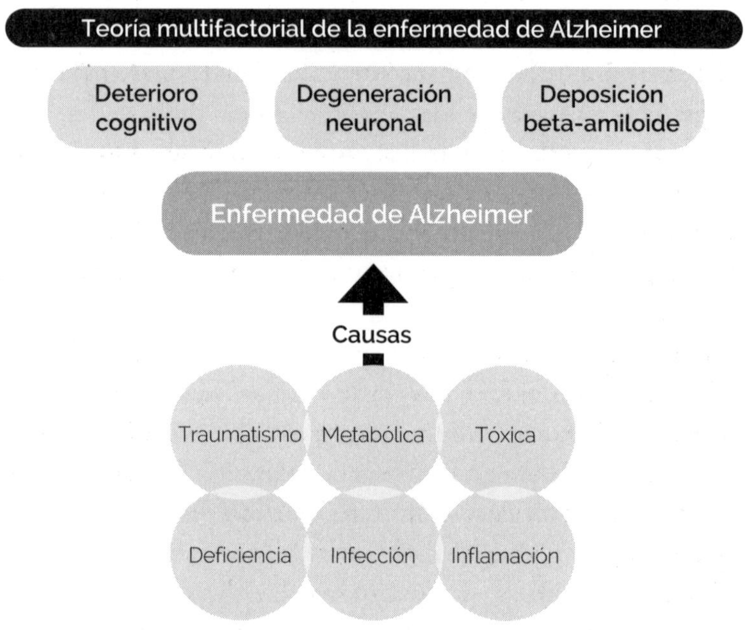

Las múltiples causas que pueden llevar a la enfermedad de Alzheimer, teniendo la deposición beta-amiloide un efecto descendente en esta teoría.

Aunque no se comprenden bien los mecanismos que subyacen a la enfermedad de Alzheimer, la disfunción mitocondrial parece ser un factor crítico.[23] Otros factores incluyen la depresión, la obesidad, las enfermedades cardiovasculares, la falta de ejercicio y un sueño deficiente.

---

22. Phillips, M. C. *et al.*: «Randomized Crossover Trial of a Modified Ketogenic Diet in Alzheimer's Disease». *Alzheimer's Research & Therapy,* vol. 13, n.º 1 (2021), https://doi.org/10.1186/s13195-021-00783-x

23. Onyango, I. G. *et al.*: «Mitochondrial Dysfunction in Alzheimer's Disease and the Rationale for Bioenergetics Based Therapies». *Aging and Disease*, vol. 7, n.º 2, p. 201 (15 de marzo de 2016), https://doi.org/10.14336/ad.2015.1007

¿Recuerdas que tratamos aquí del metabolismo de la fructosa y de todos los estragos que el ácido úrico provoca con el óxido nítrico no sólo en los vasos sanguíneos, sino también en el cerebro? El metabolismo de la fructosa lleva al ácido úrico, y el ácido úrico inhibe la oxidasa nítrica, reduciendo la disponibilidad de óxido nítrico tanto en los vasos sanguíneos como en el cerebro.[24,25]

El ácido úrico daña las tres áreas en las que se utiliza el óxido nítrico: los vasos sanguíneos, el sistema inmune y el cerebro. Los dos primeros están vinculados con las enfermedades del corazón y el cáncer, respectivamente, en tanto que el último está vinculado con la demencia.

Recuerda que el ácido úrico aparece con el síndrome metabólico y, según un estudio publicado por la revista *Yonsei Medical Journal* en el año 2017, las incidencias de alzhéimer correlacionan fuertemente con la diabetes, dado que los pacientes con diabetes muestran la misma resistencia a la insulina en el cerebro que se presenta en cualquier otra parte del organismo.[26] Del mismo modo, en un estudio del año 2007, se descubrió una elevada correlación entre el síndrome metabólico y el alzhéimer.[27] Estos estudios demuestran una relación clara entre los problemas metabólicos y el deterioro cognitivo.

---

24. Stephan, B. C. *et al.*: «Cardiovascular Disease, the Nitric Oxide Pathway and Risk of Cognitive Impairment and Dementia». *Current Cardiology Reports*, vol. 19, n.º 9 (11 de agosto de 2017), https://doi.org/10.1007/s11886-017-0898-y
25. Nasyrova, R. F. *et al.*: «Role of Nitric Oxide and Related Molecules in Schizophrenia Pathogenesis: Biochemical, Genetic and Clinical Aspects». *Frontiers in Physiology*, vol. 6 (11 de mayo de 2015), doi:10.3389/fphys.2015.00139
26. Kang, S. *et al.*: «Metabolism-Centric Overview of the Pathogenesis of Alzheimer's Disease». *Yonsei Medical Journal*, vol. 58, n.º 3, p. 479 (2017), https://doi. org/10.3349/ymj.2017.58.3.479
27. Razay, G.; Vreugdenhil, A. y Wilcock, G.: «The Metabolic Syndrome and Alzheimer Disease». *Archives of Neurology*, vol. 64, n.º 1, p. 93 (enero de 2007), https://doi.org/10.1001/archneur.64.1.93

Otro factor que debería tomarse en consideración es el de nuestra amiga del capítulo 2, la TOR (conocida también como mTOR), que es la controladora maestra del metabolismo de todas las células, desde las de la levadura hasta las de los seres humanos. Su activación induce la producción de proteínas amiloide-beta, que a su vez activan más la TOR.[28]

Siendo la mTOR tan crucial para el metabolismo, su bloqueo debería tener algún efecto sobre el alzhéimer; y éste parece ser el caso según un estudio del año 2010. El bloqueo de la mTOR con un fármaco logró detener síntomas similares a los del alzhéimer en ratas e hizo descender los niveles de amiloide-beta, retrasando el inicio de la enfermedad.[29] Pero, además, en otro estudio se encontró que, dado que este fármaco inhibía la actividad de la mTOR en ratones, se podía utilizar en la fase preclínica de la enfermedad para impedir por completo su inicio o ralentizarlo.[30]

La Universidad de Texas dispone de una concesión de 2 millones de dólares para realizar un ensayo clínico controlado de doble ciego con placebo en el cual 40 personas con deterioro cognitivo leve o inicios de la enfermedad de Alzheimer recibirán una dosis diaria de un fármaco que reduce la actividad de la mTOR y pasarán por una batería regular de evaluaciones de salud cerebral. La mitad de los participantes recibirán placebo.

---

28. Mueed, Z. *et al.*: «Tau and mTOR: The Hotspots for Multifarious Diseases in Alzheimer's Development». *Frontiers in Neuroscience*, vol. 12 (10 de enero de 2019), https://doi.org/10.3389/fnins.2018.01017
29. Spilman, P. *et al.*: «Inhibition of mTOR by Rapamycin Abolishes Cognitive Deficits and Reduces Amyloid-β Levels in a Mouse Model of Alzheimer's Disease». *PLoS ONE*, vol. 5, n.º 4 (1 de abril de 2010). https://doi.org/10.1371/journal.pone.0009979
30. Van Skike, C. E. *et al.*: «mTOR Drives Cerebrovascular, Synaptic, and Cognitive Dysfunction in Normative Aging». *Aging Cell*, vol. 19, n.º 1 (junio de 2019), https://doi.org/10.1111/acel.13057

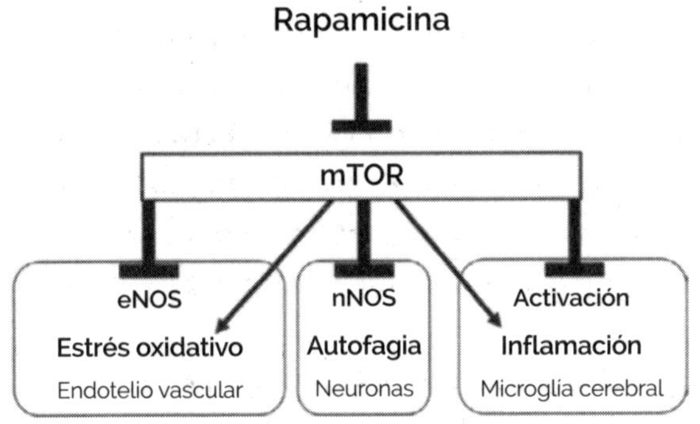

Modelos propuestos de envejecimiento y disfunción cerebral provocados por la mTOR.

Pero no sólo los roedores se han beneficiado de hallazgos como éste. El científico de la Universidad de California en Los Ángeles, Dale Bredesen, ha dado ya los primeros pasos hacia un tratamiento efectivo del alzhéimer al crear uno de los primeros programas amplios para la prevención e incluso el tratamiento de las diversas causas de la enfermedad de Alzheimer.

Un tratamiento experimental

Bredesen dice en su *bestseller* de *The New York Times, The End of Alzheimer's Program: The First Protocol to Enhance Cognition and Reverse Decline at Any Age (El programa del fin del alzhéimer: El primer protocolo para potenciar la cognición y revertir el declive a cualquier edad),*[31] que el tratamiento del alzhéimer ha sido difícil porque se suele diagnosticar cuando el declive cognitivo ya ha comenzado, y porque en los enfoques previos se centraban exclusivamente en tratar las placas amiloide con fármacos. Bredesen aborda el Alzheimer no como una única enfermedad, sino como el resultado de diversas agresiones que acaban provocando demencia y neurodegeneración.

---

31. Trad. cast.: *El fin del alzhéimer.* Grijalbo, Barcelona, 2018. *(N. del T.)*

Para remediar esto, Bredesen ha desarrollado un programa de eliminación de toxinas, corrección de deficiencias y cambios en el estilo de vida que incluye la eliminación de carbohidratos, la ingestión de carne orgánica, someterse a ejercicios extenuantes y la ingestión de aceite de coco y melatonina. Según los estudios de casos, este plan de tratamiento no sólo ralentizó el declive cognitivo, sino que lo revirtió.[32] Esto nos recuerda a los consejos que se les dan a las personas que quieren perder peso o a las que padecen de diabetes, resaltando la correlación existente entre el alzhéimer y el síndrome metabólico. Dicho esto, aún estamos lejos de una cura para todos los pacientes, incluso con los hallazgos de Bredesen, pues nuestros conocimientos todavía precisan de ulteriores desarrollos.

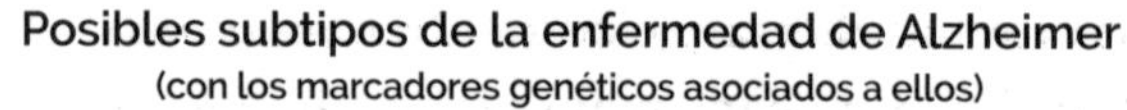

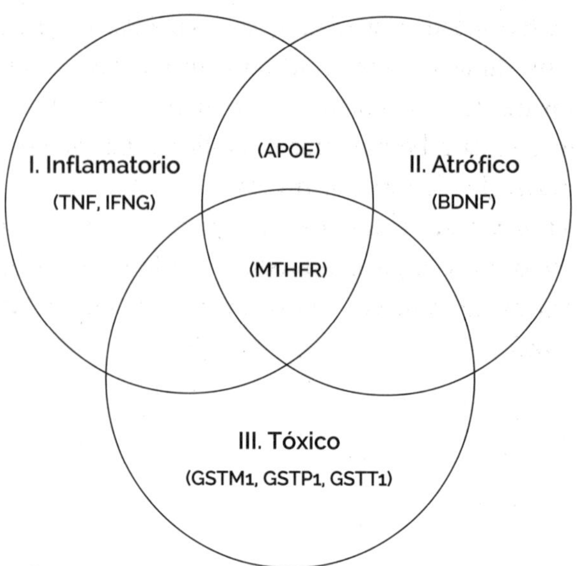

Los tres posibles subtipos de la enfermedad de Alzheimer.

32. Bredesen, D. E.: «Reversal of Cognitive Decline: A Novel Therapeutic Program». *Aging,* vol. 6, n.º 9, pp. 707-717 (2014), https://doi.org/10.18632/aging.100690

Sin embargo, no todo el mundo está feliz con el «protocolo Bredesen», como se ha llegado a denominar a este programa de tratamiento. En un artículo de 2021 de la revista *The Lancet,* la doctora Joanna Hellmuth se mostró crítica con los enfoques que Bredesen utiliza en sus investigaciones.[33]

Pero a pesar de las críticas, cada vez más centros están comenzando a utilizar un enfoque multifactorial que implica la eliminación de toxinas, la corrección de deficiencias y la adopción de una dieta cetogénica para la salud metabólica.

Lo más importante que cabría señalar aquí es que es probable que el alzhéimer no esté causado por un único factor, como afirma la teoría de la acumulación de beta-amiloides. Más bien, debería tratarse como las enfermedades del corazón, como algo que requiere de múltiples formas de tratamiento, abordando diferentes problemas con el cuerpo. Pero convendrá reconocer la naturaleza metabólica de la enfermedad y, si tiene que desarrollarse un tratamiento eficaz, será sin duda a través del tratamiento de los trastornos metabólicos subyacentes, así como de las toxinas, la inflamación, los traumatismos en la cabeza y otras complicaciones que pueden contribuir al desarrollo de esta enfermedad.

La cura todavía nos elude, ya que los tratamientos son escasos y dispersos. Pero, poco a poco, a medida que la verdad salga a la luz, iremos progresando. Quizás seamos capaces de salvar todavía algunos recuerdos.

33. Hellmuth, J.: «Can We Trust the End of Alzheimer's?». *The Lancet Neurology,* vol. 19, n.º 5, pp. 389-390 (2020), https://doi.org/10.1016/s1474-4422(20)30113-7

Capítulo 10

La mentira de la salud mental

«El metabolismo tiene pocos efectos sobre la salud mental»

> Del sufrimiento han surgido las almas más fuertes: los más grandes caracteres están cubiertos de cicatrices.
>
> —**Jalil Gibrán**

Era el año 1835, y el naturalista inglés Charles Darwin estaba en Sudamérica, frente a las costas de Chile. Sus descubrimientos y anotaciones permitirían reescribir el origen de las especies, incluyendo el linaje de la especie humana.

En el mismo año, Henry Fox Talbot, también de Inglaterra, produjo los primeros negativos fotográficos del mundo. Una nueva industria estaba a punto de nacer. Más de doscientos años después, se toman casi 5000 millones de fotografías al día.[1]

También en 1835 llegó otra noticia, menos sensacional, pero no menos revolucionaria. El 1 de abril, la revista *Medico-Chirurgical Journal and Review* publicó la primera revisión de la literatura mé-

1. Broz, M.: «How Many Photos Are There? (2022) 50+ Photos Statistics». Photutorial, 27 de agosto de 2022, https://photutorial.com/photos-statistics/

dica oficial en la que se vinculaban la salud física y la mental.[2] «The philosophy of health; or, an exposition of the physical and mental constitution of man» (La filosofía de la salud; o una exposición de la constitución física y mental del hombre) es el artículo académico más antiguo de la base de datos de publicaciones médicas sobre salud mental.

Publicaciones sobre salud mental por año

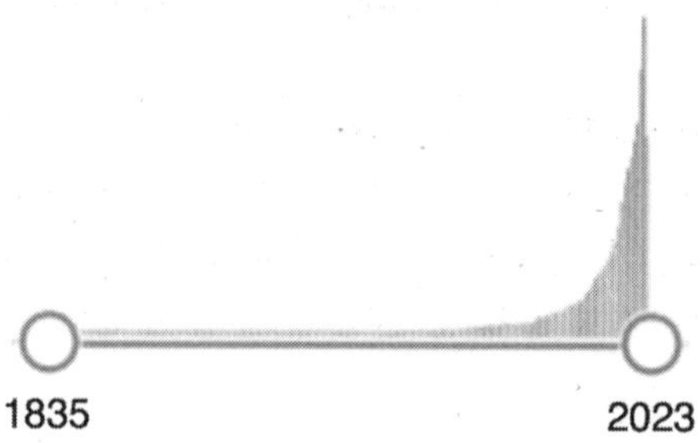

El gráfico de publicaciones a lo largo del tiempo muestra lo poco que se ha movido el campo de la salud mental desde la perspectiva de las publicaciones... hasta que se produjo el cambio de milenio.

En la actualidad, hasta los médicos que se graduaron hace más de medio siglo son conscientes del crucial papel que la salud mental juega en nuestro bienestar general. Mi hipótesis no es que la salud mental no haya sido un problema hasta hace pocos años, sino que el declive en la salud mental guarda relación con un empeoramiento de la dieta y de las decisiones relativas al estilo de vida.

Y se está agravando. La depresión se ha incrementado un 18 % entre 2005 y 2015, afectando a 322 millones de personas en todo el mundo. Y, durante ese mismo período, los trastornos de ansiedad

2. «The Philosophy of Health; or, an Exposition of the Physical and Mental Constitution of Man». *Medico-Chirurgical Review,* US National Library of Medicine, accedido el 18 de septiembre de 2022, https://pubmed.ncbi.nlm.nih. gov/29918090/

se incrementaron un 15 %, con 264 millones de personas que padecen un trastorno u otro. A 60 millones de personas se les ha diagnosticado un trastorno bipolar, y 21 millones de personas tienen esquizofrenia.

Como ocurre con otras enfermedades crónicas, las enfermedades mentales se están incrementando en todo el mundo por motivos que no están claros, según el sistema médico oficial. Si hemos de ser justos, habrá que decir que sabemos aún menos sobre la salud mental que sobre otras enfermedades de las que estamos hablando en este libro.

Para las enfermedades cardiovasculares, disponemos de un mecanismo de trabajo basado en la formación de placa en los vasos sanguíneos, que traen consigo inflamación y otros factores, y disponemos de una metáfora, la de las tuberías atascadas.

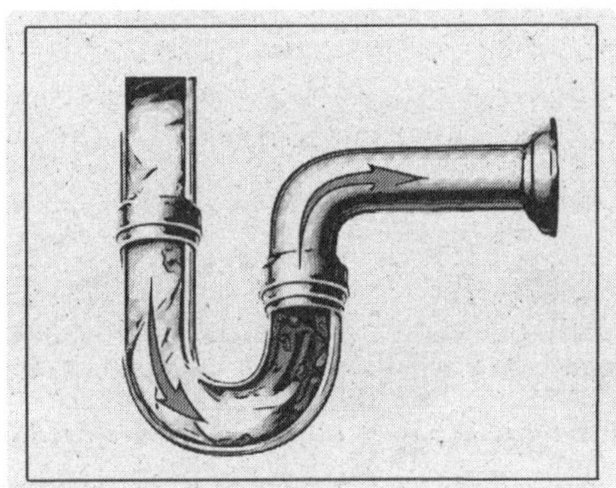

La metáfora de las enfermedades cardiovasculares: las tuberías atascadas.

Con el cáncer, sabemos del crecimiento celular ilimitado. Con la obesidad, sabemos que se trata de un aumento de la grasa corporal. Y sabemos que unos niveles anómalos de insulina y de glucosa nos están hablando de la diabetes.

Pero con el alzhéimer no tenemos ni idea del mecanismo que lleva a la pérdida de memoria, porque no sabemos realmente cómo funciona la memoria humana. Disponemos al menos de metáforas, como la del disco duro del ordenador donde se almacena la memoria de nuestros archivos.

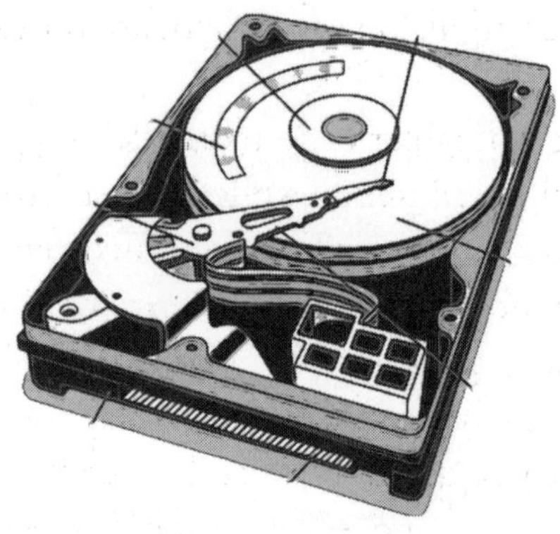

La metáfora de la memoria de la enfermedad de Alzheimer: un disco duro averiado.

Carecemos hasta de las metáforas más burdas para la mayor parte de las enfermedades mentales de las que hablamos en este capítulo. ¿Con qué podríamos comparar la depresión, un trastorno obsesivo-compulsivo, la ansiedad, el trastorno esquizoafectivo, la esquizofrenia o un trastorno de estrés postraumático?

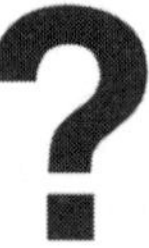

La metáfora de la esquizofrenia: desconocida.

Carecemos de conocimientos y de metáforas para describir la salud mental. Lo único que tenemos es un modelo.

El actual modelo de salud mental

Conocemos al menos *algunos* factores biológicos, psicológicos y sociales que contribuyen al desarrollo de las enfermedades mentales, y disponemos de una especialidad médica, la psiquiatría. Todo esto nos proporciona un modelo razonablemente robusto para describir la salud mental.

Quizás hayas oído hablar de la teoría del desequilibrio químico de la salud mental, que intenta explicar las enfermedades mentales como el resultado de desequilibrios químicos en el cerebro. A las empresas farmacéuticas les encanta esta explicación porque les ayuda a vender fármacos para resolver estos desequilibrios. Sin embargo, esta teoría se enfrenta a muchas y variadas críticas, no es aceptada universalmente y se queda corta en los detalles.[3]

Pero lo cierto es que no existe, nunca ha existido, una teoría científica del desequilibrio químico de las enfermedades mentales, pues tal teoría precisaría de una serie de hipótesis interrelacionadas, todas ellas sustentadas en estudios rigurosos que deberían integrarse en un todo coherente. Estas hipótesis no existen porque los estudios clínicos son limitados, los hallazgos no son concluyentes. Y sin hipótesis útiles que expliquen los mecanismos de las enfermedades mentales, no hay teoría que valga.[4]

Las corrientes antipsiquiátricas que criticaban la teoría del desequilibrio químico extrajeron las conclusiones correctas, pero lo hicieron por motivos equivocados. Para empezar, nunca hubo tal teoría, no en el sentido científico del término. Las empresas farmacéuticas quizás promovieran los inhibidores selectivos de la recaptación de serotonina (ISRS) y otros medicamentos, pero la comunidad psiquiátrica nunca realizó un esfuerzo concertado para fomentar una teoría de la enfermedad mental basada exclusivamente en desequilibrios químicos.[5]

---

3. Pies, R. W.: «Debunking the Two Chemical Imbalance Myths, Again». *Psychiatric Times,* 2 de agosto de 2019. https://www.psychiatrictimes.com/view/debunking-two chemical-imbalance-myths-again
4. Ibíd.
5. Ibíd.

Los factores biológicos *también* contribuyen de forma significativa en el desarrollo de las enfermedades mentales, incluida la depresión, los trastornos bipolares y la esquizofrenia. Sin embargo, no son los *únicos* factores que pueden provocar tales enfermedades.

Una herramienta poderosa para abordar los trastornos de salud mental es el modelo biopsicosocial. Lo conceptualizó George Engel en 1977, y sugiere que, además de los factores biológicos, como la genética y las hormonas, para entender las enfermedades mentales precisaremos de factores psicológicos y sociales tales como la pobreza y el delito. El siguiente diagrama muestra el modo en que se interrelacionan estos factores en el modelo biopsicosocial.

Modelo biosocial de la salud

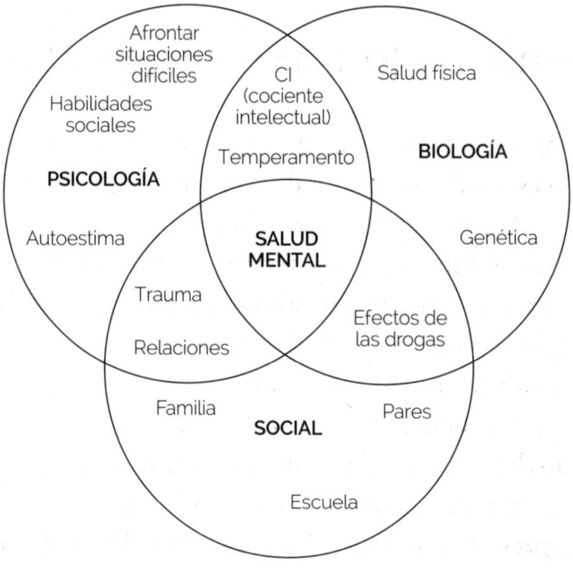

El modelo biopsicosocial de la salud mental.

La psiquiatría académica viene sustentando este modelo desde hace, al menos, treinta años, e investigaciones recientes ofrecen hallazgos que son coherentes con este modelo.

Por ejemplo, el trastorno depresivo severo se ha visto que está vinculado con la inflamación, y existen algunas evidencias preliminares que indican que los agentes antiinflamatorios pueden mejorar la depresión. La inflamación también está relacionada con el trastorno bipolar. Entre los factores de riesgo de la depresión posparto están una mala relación matrimonial, acontecimientos estresantes, percepciones negativas del embarazo y la falta de apoyo social.

Quizás no dispongamos de una metáfora útil para describir las enfermedades mentales, y mucho menos disponemos de una comprensión de sus mecanismos, pero al menos tenemos un modelo funcional. Cabría esperar que podamos basar tratamientos efectivos a partir de este modelo.

Pero, por desgracia, no es éste el caso.

El triste estado de los tratamientos de salud mental

Actualmente, entre los tratamientos de salud mental se incluyen los fármacos, la estimulación cerebral, la terapia conversacional e incluso la cirugía. ¿Hasta qué punto funcionan?

No funcionan mucho. La esquizofrenia afecta al 1 % de la población de Estados Unidos. En un estudio realizado sobre 6642 pacientes con esquizofrenia, sólo el 4 % logró algo parecido a lo que podríamos considerar una recuperación.[6]

Más de 17 millones de personas en Estados Unidos padecen un trastorno depresivo severo o una depresión severa que se prolongue durante más de 2 semanas, y alrededor de un tercio de ellas padecen depresión resistente al tratamiento. Después de intentar con medicamentos, psicoterapia y terapia electroconvulsiva, siguen sin recuperarse.

---

6. Novick, D. *et al.*: «Recovery in the Outpatient Setting: 36-Month Results from the Schizophrenia Outpatients Health Outcomes (SOHO) Study». *Schizophrenia Research,* vol. 108, n.º 1-3, pp. 223-230 (2009), https://doi.org/10.1016/j. schres.2008.11.007

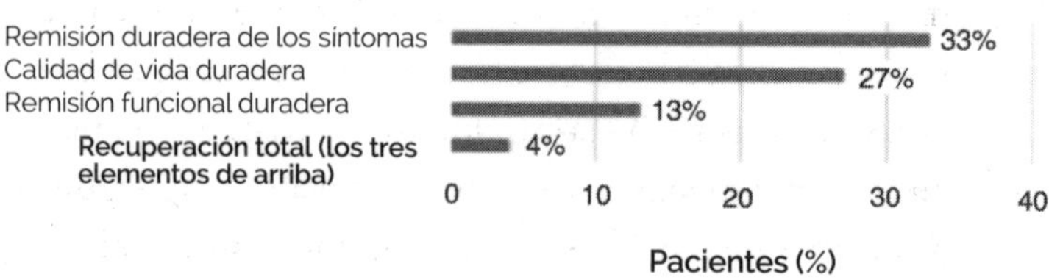

Esta figura muestra una tasa de recuperación del 4 % en esquizofrenia.

En 2019, la Administración de Alimentos y Medicamentos de Estados Unidos calificó la terapia de psilocibina –sí, la misma droga psicodélica de los hongos mágicos y de festivales como el Burning Man– como de «terapia innovadora» para las depresiones resistentes al tratamiento, y actualmente se está sometiendo a prueba en ensayos clínicos.

La Administración de Alimentos y Medicamentos clasifica un tratamiento como *«terapia innovadora»* cuando las evidencias clínicas preliminares sugieren que tal tratamiento ofrece una mejoría sustancial sobre las opciones disponibles, y su objetivo es acelerar el proceso, a menudo lento, del desarrollo y revisión de fármacos. Tal calificación es una señal en sí misma de que los tratamientos existentes tienen una efectividad limitada.

El trastorno de estrés postraumático afecta a entre el 1 y el 6 % de la población, y la Administración de Alimentos y Medicamentos está intentando colar otra droga psicodélica enteógena, dándole el estatus de terapia innovadora, para tratar este trastorno. La droga es la MDMA, también conocida en la calle como *extasis* y *Molly*.

Y aunque estos tratamientos parecen prometedores, se desarrollaron sin una clara comprensión de lo que son las enfermedades mentales.

En una entrevista con el medio de comunicación *Wired,* el exdirector del Instituto Nacional de Salud Mental, el doctor Tom Insel, resumió su experiencia del siguiente modo:

> Me he pasado trece años en el Instituto lidiando con la neurociencia y con los trastornos somáticos genéticos; y, cuando echo la vista atrás, me doy cuenta de que, aunque yo creía que conseguiríamos montones de buenos artículos, publicados por buenos científicos, a un coste bastante elevado –creo que en torno a 20 000 millones de dólares–, no creo que hayamos conseguido reducir el número de suicidios ni las hospitalizaciones, ni que hayamos mejorado la recuperación de las decenas de miles de personas que padecen enfermedades mentales.[7]

¿Hasta qué punto es eficaz este modelo en el desarrollo de tratamientos? No mucho. Es difícil tratar algo que ni siquiera has comenzado a comprender.

En opinión de los psiquiatras Caleb Gardner y Arthur Kleinman: «Los diagnósticos y las medicaciones psiquiátricas proliferan bajo la pancarta de medicina científica, de tal manera que no hay una comprensión biológica ni de las causas ni de los tratamientos de los trastornos psiquiátricos».[8]

Si no comprendemos las causas ni los tratamientos de las enfermedades mentales, no resulta extraño que los tratamientos convencionales no funcionen. El uso de terapias innovadoras reconoce estas deficiencias e intenta explorar alternativas a los métodos actuales.

Pero ¿y si no hiciera falta recurrir a drogas experimentales para tratar las enfermedades mentales?

---

7. Rogers, A.: «Star Neuroscientist Tom Insel Leaves the Google-Spawned Verily for… a Startup?». *Wired,* 11 de mayo de 2017, https://www.wired.com/2017/05/star-neuroscientist-tom-insel-leaves-google-spawned-verily-startup
8. Gardner, C. y Kleinman, A.: «Medicine and the Mind–the Consequences of Psychiatry's Identity Crisis». *New England Journal of Medicine,* vol. 381, n.º 18, pp. 1697-1699 (2019), https://doi.org/10.1056/nejmp1910603

¿Podrían las enfermedades metabólicas llevar al desarrollo de trastornos mentales?

El tema recurrente de este libro trata de cómo el metabolismo da lugar a distintas enfermedades, desde la obesidad hasta el alzhéimer. ¿Podría el metabolismo tener un papel también aquí? ¿Qué evidencias hay? ¿Acaso las enfermedades metabólicas de las que estamos hablando guardan una relación con las enfermedades mentales?

Me gustaría expresar mi reconocimiento al psiquiatra e investigador Christopher Palmer, cuyo trabajo en el desarrollo de esta línea de investigación ha tenido gran influencia en lo que voy a contar a lo largo de este capítulo. Para aquellas personas que quieran una información más profunda y matizada sobre el tema, les recomiendo su libro *Energía cerebral: Un avance revolucionario en la comprensión de la salud mental y en la mejora del tratamiento de la ansiedad, la depresión, el trastorno obsesivo-compulsivo, el trastorno por estrés postraumático y más,*[9] donde explica que muchas enfermedades mentales son trastornos metabólicos del cerebro.

En esta sección, examinaremos la literatura existente sobre las correlaciones entre las enfermedades metabólicas y las enfermedades mentales. Pero debemos hacer una advertencia primero: correlación no significa causación. Cualquier vínculo que podamos encontrar sólo nos indica que las variables varían de forma conjunta. No significa que una sea la causa de la otra.

Volvamos al ejemplo del cáncer de pulmón y de los dedos amarillos del que estuvimos hablando en otro capítulo. Muchas personas que tienen los dedos amarillos por el tabaco tienen también cáncer de pulmón. Pero no son los dedos amarillos los que causan el cáncer, ni el cáncer de pulmón hace que la gente tenga los dedos amarillos. Sin embargo, si no hay una asociación presente, la causalidad es menos probable.

---

9. Publicado por Gaia Ediciones, Móstoles, Madrid, 2023. *(N. del T.)*

Con esto en mente, examinemos la relación de la salud mental con las diversas manifestaciones de la enfermedad metabólica de las que se habla en este libro.

La obesidad y las enfermedades mentales

El trastorno depresivo severo, el trastorno bipolar y la esquizofrenia están vinculados con un incremento en las tasas de obesidad. Es más probable que las personas obesas tengan trastornos en los estados de ánimo que no que los padezcan personas con un peso saludable.[10] Por otra parte, tras su primera hospitalización por psicosis, casi dos tercios de los pacientes con esquizofrenia y más de la mitad con trastorno bipolar desarrollaron una obesidad en el plazo de veinte años.[11]

La obesidad empeora durante el curso de un trastorno bipolar tipo 1 y deteriora la cognición,[12] y es un 25 % más probable que las personas obesas tengan un trastorno de ánimo o ansiedad.[13] Por otra parte, las dietas altas en comida basura llevan a tasas más elevadas de obesidad y depresión.[14]

---

10. McIntyre, R. S. *et al.*: «Obesity in Bipolar Disorder and Major Depressive Disorder: Results from a National Community Health Survey on Mental Health and Well-Being». *The Canadian Journal of Psychiatry*, vol. 51, n.º 5, pp. 274-280 (1 de abril de 2006), https://doi.org/10.1177/070674370605100502
11. Strassnig, M. *et al.*: «Twenty-Year Progression of Body Mass Index in a County Wide Cohort of People with Schizophrenia and Bipolar Disorder Identified at Their First Episode of Psychosis». *Bipolar Disorders*, vol. 19, n.º 5, pp. 336-343 (febrero de 2017), https://doi.org/10.1111/bdi.12505
12. Fagiolini, A. *et al.*: «Obesity as a Correlate of Outcome in Patients with Bipolar I Disorder». *American Journal of Psychiatry*, vol. 160, n.º 1, pp. 112-117 (enero de 2003), https://doi.org/10.1176/appi.ajp.160.1.112
13. Simon, G. E. *et al.*: «Association Between Obesity and Psychiatric Disorders in the US Adult Population». *Archives of General Psychiatry*, vol. 63, n.º 7, p. 824 (2006), https://doi.org/10.1001/archpsyc.63.7.824
14. Lassale, C. *et al.*: «Healthy Dietary Indices and Risk of Depressive Outcomes: A Systematic Review and Meta-Analysis of Observational Studies». *Molecular Psychiatry*, vol. 24, n.º 7, pp. 965-986 (2018), https://doi.org/10.1038/s41380-018-0237-8

¿Por qué todo esto? Quizás se pueda explicar por este hallazgo: las personas con mayores índices de masa corporal muestran alteraciones en la conectividad de los circuitos cerebrales, que provocan perturbaciones en el estado de ánimo y en la cognición.[15]

Diabetes, depresión y trastorno bipolar

Alrededor del 5 % de la población global ha recibido un diagnóstico de depresión. Sin embargo, entre los diabéticos, la incidencia de la depresión es del 25 %.

Es tres veces más probable que los pacientes con esquizofrenia desarrollen diabetes que la población general,[16] mientras que los pacientes diagnosticados con depresión tienen un 60 % más de probabilidades de desarrollar una diabetes que la población general.[17] Además, las personas con una esquizofrenia recién diagnosticada suelen presentar también una desregulación de la glucosa, aunque no satisfagan los criterios del diagnóstico de diabetes.[18]

El trastorno bipolar es una alteración compleja de la cual no sabemos demasiado, y durante las últimas décadas, no se han desarrollado tratamientos novedosos para esta enfermedad. Sin embargo, existen evidencias crecientes de niveles elevados de lactato en el cerebro cuando se compara a estos pacientes con personas sin la

---

15. Chin-Hung Chen, V. *et al.*: «Brain Structural Networks and Connectomes: The Brain-Obesity Interface and Its Impact on Mental Health». *Neuropsychiatric Disease and Treatment*; vol. 14, pp. 3199-3208 (2018), https://doi.org/10.2147/ndt.s180569
16. Rajkumar, A. P. *et al.*: «Endogenous and Antipsychotic-Related Risks for Diabetes Mellitus in Young People with Schizophrenia: A Danish Population-Based Cohort Study». *American Journal of Psychiatry*, vol. 174, n.º 7, pp. 686-694 (2017), https://doi. org/10.1176/appi.ajp.2016.16040442
17. Kan, C. *et al.*: «Genetic Overlap between Type 2 Diabetes and Depression in Swedish and Danish Twin Registries». *Molecular Psychiatry*, vol. 21, n.º 7, pp. 903-909 (2016), https://doi.org/10.1038/mp.2016.28
18. Pillinger, T. *et al.*: «Impaired Glucose Homeostasis in First-Episode Schizophrenia». *JAMA Psychiatry*, vol. 74, n.º 3, p. 261 (2017), https://doi.org/10.1001/jamapsychiatry.2016.3803

enfermedad, lo cual apuntaría a ser éste un marcador biológico del trastorno bipolar.[19]

Como ya hemos señalado, el incremento de los niveles de lactato tiene lugar cuando existe una disfunción mitocondrial, y su causa es el paso desde la fosforilación oxidativa mitocondrial, o respiración, a la glucólisis citoplasmática, tal como lo describió Warburg.

El 50 % de los pacientes con trastorno bipolar tienen alterado el metabolismo de la glucosa.

Los escáneres por imágenes del cerebro muestran un descenso similar (aunque menos pronunciado) en la utilización de la glucosa en el cerebro al de los enfermos de alzhéimer.[20,21]

La diabetes suele darse antes que la obesidad en personas con enfermedades mentales severas.[22]

Enfermedades cardiovasculares, esquizofrenia y trastorno bipolar

Es mucho más probable que tengan enfermedades cardiovasculares las personas con esquizofrenia y trastorno bipolar que la población general.[23] Pero la depresión es también un importante factor de riesgo para estas enfermedades, pues si, en personas sanas, la depresión

---

19. Kuang, H. *et al.*: «Lactate in Bipolar Disorder: A Systematic Review and Meta Analysis». *Psychiatry and Clinical Neurosciences*, vol. 72, n.º 8, pp. 546-555 (2018), https:// doi.org/10.1111/pcn.12671
20. Ketter, T. A. *et al.*: «Effects of Mood and Subtype on Cerebral Glucose Metabolism in Treatment-Resistant Bipolar Disorder». *Biological Psychiatry*, vol. 49, n.º 2, pp. 97-109 (15 de enero de 2001), https://doi.org/10.1016/s0006-3223(00)00975-6
21. Ibíd.
22. Sun, L. *et al.*: «Independence of Diabetes and Obesity in Adults with Serious Mental Illness: Findings from a Large Urban Public Hospital» *Journal of Psychiatric Research*, vol. 99, pp. 159-166 (abril de 2018), https://doi.org/10.1016/j. jpsychires.2018.01.005
23. Fan, Z. *et al.*: «Schizophrenia and the Risk of Cardiovascular Diseases: A Meta Analysis of Thirteen Cohort Studies». *Journal of Psychiatric Research*, vol. 47, n.º 11, pp. 1549-1556 (noviembre de 2013), https://doi.org/10.1016/j.jpsychires.2013.07.011

incrementa el riesgo de una enfermedad cardiovascular entre un 50 y un 100 %, en pacientes con enfermedades cardiovasculares, la depresión incrementa el riesgo de otro evento cardiovascular entre un 50 y un 150 %.[24]

Por otra parte, un 20 % de las personas con enfermedades en las arterias coronarias y un 33 % de personas con insuficiencia cardíaca congestiva tienen también depresión.

Longevidad

La salud mental afecta a la longevidad en la medida en que los trastornos mentales están asociados con una mayor mortalidad. La esquizofrenia reduce las expectativas de vida entre 10 y 30 años, el trastorno bipolar entre 9 y 25 años, y un trastorno depresivo severo entre 7 y 18 años.[25] El promedio de reducción de la esperanza de vida general es de 10 años para los hombres y 7 para las mujeres.

Aunque las tasas de suicidio son superiores en esta población, las principales causas de muerte son, no obstante, la diabetes, las enfermedades cardiovasculares y el cáncer.[26] Como ya hemos dicho en anteriores secciones, las dos primeras enfermedades y posiblemente la tercera son enfermedades metabólicas asociadas con trastornos mentales.

---

24. Lett, H. S. *et al.*: «Depression as a Risk Factor for Coronary Artery Disease: Evidence, Mechanisms, and Treatment». *Psychosomatic Medicine*, vol. 66, n.º 3, pp. 305-315 (2004). https://doi.org/10.1097/01.psy.0000126207.43307.c0
25. Plana-Ripoll, O. *et al.*: «A Comprehensive Analysis of Mortality-Related Health Metrics Associated with Mental Disorders: A Nationwide, Register-Based Cohort Study» *The Lancet*, vol. 394, n.º 10211, pp. 1827-1835 (16 de noviembre de 2019), https://doi.org/10.1016/s0140-6736(19)32316-5
26. Ibíd.

La terapia metabólica para la salud mental

Si crees que las teorías metabólicas de las enfermedades mentales son excesivamente aventuradas, los tratamientos metabólicos para los trastornos de la salud mental son ya el Salvaje Oeste.

En este punto no disponemos de muchos datos, y son de algún modo anecdóticos, por lo que no podríamos decir que estos tratamientos puedan reemplazar por completo una terapia estándar. Pero, en algunas situaciones, permiten a los pacientes dejar a un lado, o al menos reducir, la medicación.

Hecha esta advertencia, exploremos posibles terapias metabólicas para los trastornos de la salud mental.

El principal enfoque metabólico terapéutico es la cetosis, alcanzada mediante el ayuno o mediante una dieta cetogénica. Una vez más, debo reconocer a Palmer el liderazgo de este enfoque.

Más adelante, en este mismo capítulo, exploraremos el recurso de la dieta cetogénica o dieta keto como terapia metabólica para los trastornos mentales.

Cetosis y epilepsia

Una de las primeras aplicaciones de la terapia metabólica fue en el tratamiento de trastornos cerebrales como la epilepsia. Se sabe que el ayuno ha sido una forma efectiva de detener los ataques epilépticos desde los tiempos de Hipócrates. Sin embargo, el ayuno no se puede prolongar indefinidamente.

En 1921 se desarrolló una dieta que imitaba al ayuno. Era una dieta cetogénica, baja en hidratos de carbono y alta en grasas, que apagaba la TOR. Lograba resultados similares a los del ayuno y llevaba a la remisión de ataques epilépticos durante un período prolongado.

Sin embargo, en cuanto se desarrollaron los fármacos (con importantes efectos secundarios), las dietas cetogénicas fueron apartadas. El tratamiento metabólico para las convulsiones se detuvo en cuanto aparecieron los medicamentos anticonvulsivos. También en otro tiempo, la diabetes se trató con dietas similares, hasta que las inyecciones de insulina reemplazaron el enfoque dietético.

Resulta llamativo que muchos de los fármacos utilizados para el tratamiento de la epilepsia sean también eficaces para el tratamiento de las enfermedades mentales, y viceversa. Aquí habría que incluir el Valium, el Librium y el valproato sódico. De hecho, se han documentado disfunciones mitocondriales y anomalías metabólicas en la esquizofrenia, el trastorno bipolar y la depresión. También se han observado anomalías en el metabolismo de la glucosa en las esquizofrenias no tratadas.

Como consecuencia de todo esto, un equipo de psiquiatras liderado por Georgia Ede, otra pionera en este espacio, decidió revisar el recurso de la dieta cetogénica para el tratamiento de las enfermedades mentales. Las evidencias muestran que una potencial intervención metabólica primaria para las enfermedades mentales consiste en reducir la TOR con una dieta cetogénica.

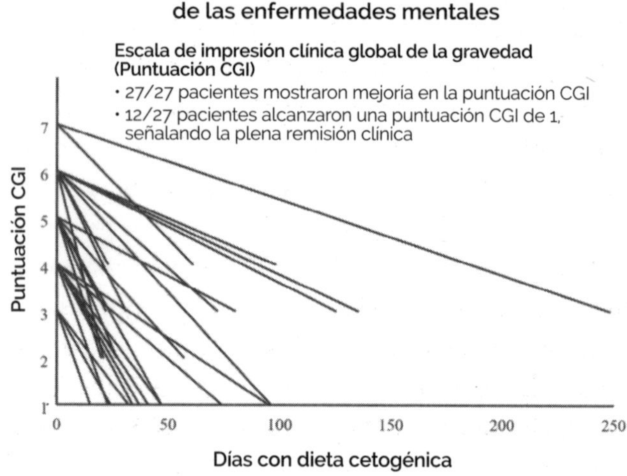

Gráfico de la escala de gravedad clínica en función del tiempo con una dieta cetogénica para varios pacientes con enfermedades mentales.

Los investigadores llevaron a cabo análisis retrospectivos sobre un grupo de 31 pacientes psiquiátricos ingresados en la clínica de Castelviel, un hospital psiquiátrico de Francia. A pesar de la intensa gestión, los síntomas no estaban bajo control.

A los pacientes se les puso una estricta dieta cetogénica: entre un 75 y un 80 % de grasas, entre un 15 y un 20 % de proteínas y sólo un 5 % de carbohidratos. De hecho, se les restringieron los carbohidratos hasta un máximo de 20 gramos al día. La intervención se prolongó entre 6 y 248 días, dependiendo de las necesidades del paciente.

De los 31 pacientes, 28 consiguieron adaptarse a la dieta. 12 de estos pacientes tenían trastorno bipolar, 6 tenían trastorno depresivo severo y 10 tenían esquizofrenia. Posteriormente, se evaluó a 27 de los 28 pacientes.

Al término de la intervención, *todos* los pacientes dieron cuenta de mejorías en sus síntomas. Casi todos ellos (el 96 %) perdió peso. 12 pacientes (el 44 %) logró la remisión clínica. Y a más de la mitad (el 64 %) se les redujo la medicación.[27]

Por desgracia, no disponemos de ensayos clínicos grandes. Sin embargo, las primeras evidencias apoyan los beneficios terapéuticos de las dietas cetogénicas en la epilepsia y en otros trastornos neurológicos. Esto sugiere que tal enfoque metabólico puede ser beneficios también en los trastornos mentales. En la actualidad, existen alrededor de 500 centros dietéticos metabólico-cetogénicos en todo el mundo para el tratamiento de las convulsiones.

Cetosis y depresión

La depresión se ha convertido en la primera causa de discapacidad y, como hemos visto anteriormente, la obesidad se correlaciona con las enfermedades mentales, una obesidad que está creciendo en todo el mundo. Lo bueno es que la pérdida de peso, por sí sola, está asociada con la mejoría en la depresión.[28]

---

27. Danan, A. *et al.*: «The Ketogenic Diet for Refractory Mental Illness: A Retrospective Analysis of 31 Inpatients». *Frontiers in Psychiatry*, vol. 13 (julio de 2022), https://doi.org/10.3389/fpsyt.2022.951376

28. Jantaratnotai, N. *et al.*: «The Interface of Depression and Obesity». *Obesity Research & Clinical Practice*, vol. 11, n.º 1, pp. 1-10 (2017), https://doi.org/10.1016/j.orcp.2016.07.003

Numerosos estudios sobre el uso de dietas cetogénicas en la epilepsia reportan mejorías en el estado de ánimo, la energía, el sueño y la claridad mental. Esto sugiere posibles aplicaciones para el tratamiento de la depresión. En ratas, la dieta cetogénica mostró efectos antidepresivos en una prueba estándar para la depresión.[29]

En otra prueba clínica se comparó a un grupo de pacientes que siguió una dieta cetogénica con otro grupo que adoptó una dieta baja en grasas durante 24 semanas. Cada cuatro semanas se tomaron medidas de calidad de vida relativas a la salud. El grupo bajo en grasas reportó menos dolores corporales, pero no el grupo de la dieta cetogénica. No hubo diferencias en las puntuaciones de componentes físicos. Sin embargo, el grupo de la dieta cetogénica mostró mejorías tanto en vitalidad como en salud mental.[30]

En estos momentos se están realizando pruebas clínicas para el tratamiento de la depresión severa con terapia metabólica.

La cetosis y el trastorno por consumo de alcohol

El trastorno por consumo de alcohol está asociado con el hipometabolismo de la glucosa en el cerebro. El etanol (que se encuentra en el alcohol) genera cetonas, de las cuales el cerebro se vuelve dependiente. La teoría tras el recurso de la terapia metabólica consiste en que una dieta cetogénica ayuda a mantener el nivel de cetonas mientras facilita al paciente que abandone el consumo de alcohol.

En una prueba de tres semanas con pacientes ingresados, se compararon los resultados de salud de un grupo de pacientes con trastorno por consumo de alcohol que adoptaron la dieta cetogénica con los de otro grupo que siguió la habitual dieta alta en carbohidratos. Se descubrió que la dieta cetogénica reducía los síntomas de

---

29. Murphy, P. *et al.*: «The Antidepressant Properties of the Ketogenic Diet». *Biological Psychiatry*, vol. 56, n.º 12, pp. 981-983 (2004), https://doi.org/10.1016/j.biopsych.2004.09.019

30. Yancy, W. S. *et al.*: «Effects of Two Weight-Loss Diets on Health-Related Quality of Life». *Quality of Life Research,* vol. 18, n.º 3, pp. 281-289 (abril de 2009), https://doi.org/10.1007/s11136-009-9444-8

abstinencia del alcohol y cambiaba el metabolismo del cerebro. Además, el grupo de dieta cetogénica precisó de menos benzodiacepinas para la desintoxicación que el grupo de la dieta americana estándar.[31]

En el momento de escribir este libro, hay en marcha un estudio financiado con muchos millones de dólares para medir los efectos de una dieta cetogénica en el trastorno por consumo de alcohol.

Tema especial: la violencia de los videojuegos, no; la violencia de los refrescos azucarados, sí

¿Y si las anomalías metabólicas que generan las dolencias crónicas y las enfermedades mentales afectaran también a nuestro comportamiento habitual, incluida la ira y la violencia? ¿Qué pasaría si los refrescos fueran una posible causa de tales anomalías?

La violencia no es una verdadera enfermedad mental, pero sí que es un comportamiento disfuncional. La conexión aquí es aún más especulativa que aquellas que hemos explorado hasta el momento, pero, si existiera tal conexión, las implicaciones para nuestro mundo actual sería enormes.

Si quieres darle a la manivela de la TOR y generar la mayor disrupción metabólica en el menor tiempo posible, ingiere glucosa y fructosa juntas. Y para facilitar la absorción gastrointestinal, consúmelas en forma líquida, como podría ser un refresco azucarado.

La profesora de Economía de la Universidad de Vermont, Sara J. Solnick, y David Hemenway, de la Facultad de la Salud Pública de Harvard, exploraron la posible relación entre el consumo de refrescos y la violencia. No fue un estudio controlado, y mostró sólo correlaciones, no causaciones; y probablemente haya muchas variables ocultas y capaces de generar confusión, pero observaron lo siguiente.

Los adolescentes que bebían más de cinco latas de refrescos a la semana (casi el 30 % de la muestra) mostraron una probabilidad

---

31. Wiers, C. E. *et al.*: «Ketogenic Diet Reduces Alcohol Withdrawal Symptoms in Humans and Alcohol Intake in Rodents». *Science Advances*, vol. 7, n.º 15 (9 de abril de 2021), https://doi.org/10.1126/sciadv.abf6780

significativamente más alta de llevar un arma y de tener comportamientos violentos con pares, familiares y parejas ($p<0,01$ en llevar un arma y $p<0,001$ en las tres medidas de violencia. En general, cuanto más pequeño es el p-valor, más podemos tener la certeza de que el efecto que vemos es «real»). El consumo frecuente de refrescos se asoció con un aumento de entre el 9 y el 15 % en la probabilidad de perpetrar actos agresivos, incluso después del control por género, edad, raza, índice de masa corporal, patrones habituales de sueño, consumo de tabaco, consumo de alcohol e incluso cosas como cenas familiares.[32]

En otras palabras, el consumo elevado de refrescos se correlaciona con un incremento en la agresividad y la violencia. ¿Podría deberse esto a la alteración metabólica provocada por ingerir grandes cantidades de glucosa y fructosa? Si es así, es probable que una dieta cetogénica, que elimina los refrescos, restablezca el equilibrio mental y reduzca la agresividad y la violencia.

La esperanza en un futuro mentalmente sano

Allá donde los fármacos y las terapias convencionales fracasen podría tener éxito la terapia metabólica. Los antiguos griegos sabían que el ayuno era eficaz con la epilepsia. Quizás es hora ya de recuperar toda esta sabiduría olvidada.

Sin embargo, los pacientes con alguna enfermedad mental no deberían iniciar una dieta cetogénica sin supervisión médica, pues los medicamentos psiquiátricos podrían interferir con el metabolismo de la glucosa. Adoptar una dieta cetogénica sin supervisión médica podría provocar daños aún mayores. Si sientes que deberías

32. Solnick, S. J. y Hemenway, D.: «The 'Twinkie Defense': The Relationship between Carbonated Non-Diet Soft Drinks and Violence Perpetration among Boston High School Students». *Injury Prevention*, vol. 18, n.º 4, pp. 259-263 (agosto de 2012), https://doi.org/10.1136/injuryprev-2011-040117

adoptar una dieta cetogénica para tratar una enfermedad mental, busca primero consejo en un profesional sanitario.

La terapia metabólica en forma de una dieta cetogénica nos ofrece una esperanza para el futuro. Con los adecuados controles de seguridad, se podría utilizar para tratar, e incluso curar, enfermedades mentales resistentes al tratamiento. Se podría incluso utilizar como intervención de primera línea para revertir síntomas precoces antes de que empeoren. Enfrentándonos a la mentira de que el metabolismo tiene pocos efectos en la salud mental, podremos construir sociedades más felices, saludables y seguras.

Capítulo 11

La mentira de la longevidad

«El envejecimiento es el resultado inevitable del desgaste acumulado»

> La tragedia de la vida es que envejecemos demasiado pronto y nos hacemos sabios demasiado tarde.
>
> **—Benjamin Franklin**

Yo creía, como otros muchos médicos, que las enfermedades crónicas eran la consecuencia natural del envejecimiento, por el que todo el mundo pasa un día u otro. Pero ya no lo creo.

¿Por qué incluyo un capítulo sobre el envejecimiento y la longevidad en un libro sobre enfermedades y dolencias crónicas graves? Pues porque la obesidad, la diabetes, la hipertensión, las enfermedades cardíacas, el cáncer y el alzhéimer tienen un único factor de riesgo común que supera a casi cualquier otro.

Ese factor es el envejecimiento.

La edad es el único y mayor factor de riesgo para la mayoría de las causas de enfermedad y muerte en los seres humanos. Por ejemplo, el tabaco *no* es el mayor factor de riesgo para el cáncer de pulmón. Es el envejecimiento. Puede que no hayas fumado en toda tu vida, pero, a medida que envejeces, se incrementa el riesgo de que padezcas un cáncer de pulmón de todos modos.

El siguiente gráfico muestra la correlación existente entre el envejecimiento y la mortalidad en las enfermedades relacionadas con la edad.

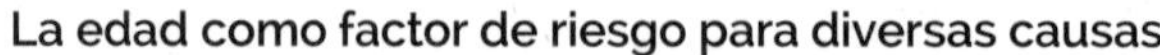

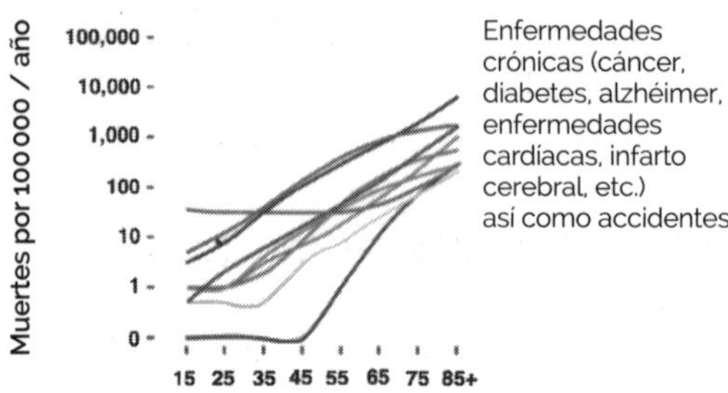

Tasa de fallecimientos por edad para diversas causas (modificado a partir de *The Millbank Quarterly*, vol. 80, n.º 1, 2002).

Ahora, tomemos en consideración la causa última de la extensión de la vida: ¡ralentizar el proceso de envejecimiento! Se trata de una solución obvia, aunque abrumadoramente superior, en relación con las alternativas que gran parte de la medicina moderna se ha empeñado en perseguir.

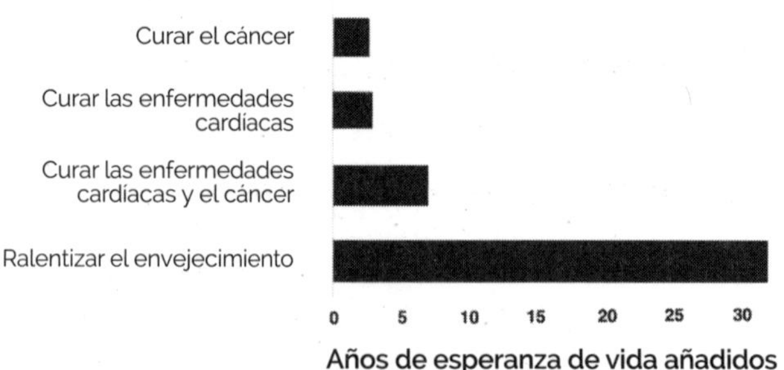

Años de esperanza de vida añadidos debido a la cura del cáncer y de las enfermedades cardíacas frente a ralentizar el envejecimiento (modificado de M. Kaeberlein, *Public Policy and Aging Report*, 2019).

Curar el cáncer o las enfermedades cardíacas incrementará la expectativa de vida en menos de cinco años. Curar *ambas cosas* añadiría menos de diez años a la expectativa de vida. Pero, si pudiéramos ralentizar el envejecimiento, podríamos añadir más de *30 años* a la esperanza de vida humana.

Si pudiéramos comprender y reducir el envejecimiento, podríamos mitigar el impacto de las enfermedades y las dolencias de las que hablamos en este libro.

El dividendo de la longevidad

¿Por qué centrarnos en la longevidad en la atención sanitaria?

El objetivo no es la longevidad en sí misma –los años de vida–, sino alargar el tiempo de salud –los años de vida sana–, pues no sirve de nada alargar la vida si no alargamos la salud. La gente no quiere una vida más larga sin disfrutar de una salud relativamente buena, pues, de otro modo, esto significará estar diez años más en una residencia de ancianos sufriendo una enfermedad crónica y dependiendo de cuidadores que te mantengan con vida, mientras tu cuerpo se desmorona.

Alargar la vida se conoce como *aplanar la curva de la mortalidad.* El siguiente diagrama ilustra este concepto.

Período de salud frente a período de vida

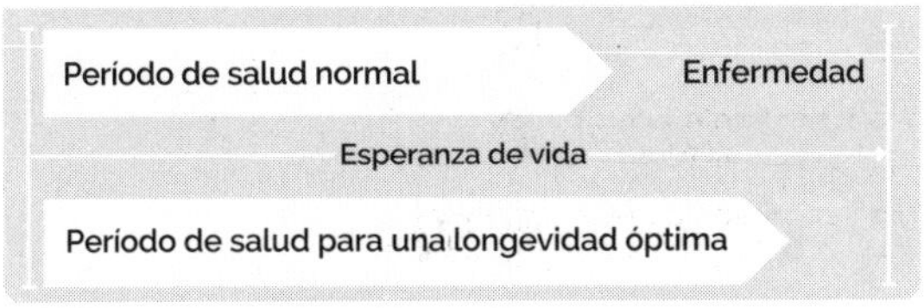

Período de salud normal
Enfermedad
Esperanza de vida
Período de salud para una longevidad óptima

Efecto del incremento en el período de salud para una longevidad óptima.[1]

1. Seals, D. R. *et al.*: «Physiological Geroscience: Targeting Function to Increase Healthspan and Achieve Optimal Longevity: Translational Physiology of Ageing». *The Journal of Physiology*, vol. 594, n.º 8, pp. 2001-2024 (15 de abril de 2016), https://doi.org/10.1113/jphysiol.2014.282665

El objetivo de prolongar la vida es lo que llamamos *senescencia desdeñable,* que significa no tener un declive en la capacidad de supervivencia, no incrementar la tasa de muerte y no disminuir la capacidad reproductiva relativa a la edad. En la mayoría de los animales, el riesgo de muerte crece exponencialmente con la edad. En cambio, la rata topo desnuda tiene una curva de mortalidad plana, pues este animal no envejece tras llegar a la edad adulta.[2]

Mediante la transformación de determinados procesos de enfermedad, todos vinculados con el metabolismo, podemos incrementar la expectativa de vida de una mujer de 50 años de edad. Esto significa que la abuela podrá ver crecer a sus bisnietos. ¿Podrían los mismos factores metabólicos que provocan las enfermedades de este libro estar provocando también el envejecimiento?

Antes de sumergirnos en la mentira de la longevidad, echemos un vistazo al actual modelo de envejecimiento.

La hipótesis del desgaste

Según el libro *Handbook of the Biology of Aging (Manual de la biología del envejecimiento),* en su edición de 2021:

> La regla simple es que tanto las entidades inanimadas como las biológicas sufren un deterioro gradual y progresivo en función del tiempo…
>
> La biología no tiene leyes especiales, pero hereda las leyes básicas de la física y la química, del mismo modo que los objetos inanimados y los materiales.[3]

---

2. Ruby, J. G. *et al.*: «Naked Mole-Rat Mortality Rates Defy Gompertzian Laws by Not Increasing with Age». *ELife*, n.º 7 (2018), https://doi.org/10.7554/elife.31157
3. Musi, N. y Hornsby, P. J.: *Handbook of the Biology of Aging*, 9.ª ed. Academic Press, Ámsterdam, 2021.

El modelo actualmente aceptado es que el envejecimiento es el resultado inevitable del desgaste acumulado de nuestros cuerpos. Durante muchos años, una hipótesis muy difundida del envejecimiento ha sido la de que su principal causa es la acumulación de daños moleculares aleatorios.[4,5,6]

Las causas del daño molecular son diversas, y van desde errores en la replicación del ADN hasta la glicación de las proteínas, pero se prestó especial atención a los daños provocados por las especies reactivas de oxígeno, como el superóxido (O_2^-), un radical libre que se produce como un subproducto del metabolismo oxidativo.[7,8,9]

Si los daños moleculares son la causa del envejecimiento, el nivel de mantenimiento celular que previene la acumulación de daños será un determinante importante de la tasa de envejecimiento. Y la determinación genética de la duración de la vida es probable que guarde relación con el modo en que las células se conservan a sí mismas.[10,11] En resumen, el envejecimiento refleja el equilibrio entre

---

4. Harman, D.: «Aging: A Theory Based on Free Radical and Radiation Chemistry». *Journal of Gerontology*, vol. 11, n.º 3, pp. 298-300 (1956), https://doi.org/10.1093/geronj/11.3.298
5. Shore, D. E. y Ruvkun, G.: «A Cytoprotective Perspective on Longevity Regulation». *Trends in Cell Biology,* vol. 23, n.º 9, pp. 409-420 (septiembre de 2013), https://doi.org/10.1016/j.tcb.2013.04.007
6. Zimniak, P.: «Detoxification Reactions: Relevance to Aging». *Ageing Research Reviews,* vol. 7, n.º 4, pp. 281-300 (2008), https://doi.org/10.1016/j.arr.2008.04.001
7. Holliday, R.: «Understanding Ageing». *Philosophical Transactions of the Royal Society of London. Series B: Biological Sciences,* vol. 352, n.º 1363, pp. 1793-1797 (diciembre de 1997), https://doi.org/10.1098/rstb.1997.0163
8. Rattan, S. I. S.: «Hormesis in Aging». *Ageing Research Reviews,* vol. 7, n.º 1, pp. 63-78 (enero de 2008), https://doi.org/10.1016/j.arr.2007.03.002
9. Beckman, K. B. y Ames, B. N.: «The Free Radical Theory of Aging Matures». *Physiological Reviews,* vol. 78, n.º 2, pp. 547-581 (abril de 1998), https://doi. org/10.1152/physrev.1998.78.2.547
10. Holliday, «Understanding Ageing», *op. cit.*
11. Partridge, L. y Gems, D.: «Beyond the Evolutionary Theory of Ageing, from Functional Genomics to Evo-Gero». *Trends in Ecology & Evolution,*

la acumulación de daños aleatorios y los niveles de mantenimiento regular (el paradigma daño/mantenimiento).

Es decir, vemos el envejecimiento como un automóvil con muchos kilómetros que se desmorona poco a poco. Pero lo cierto es que los seres vivos no necesariamente se desgastan de esa manera, a menos que estén programados para hacerlo.

Muerte celular programada

Con los organismos multicelulares y la especialización celular, no todas las células podían crecer indefinidamente, de modo que, con el fin de asegurar la supervivencia del organismo, había que controlar el número de células en cada grupo especializado.

Por ejemplo, una persona necesita más células en la piel que en el hígado. Esto hizo que se desarrollaran programas de muerte celular, a los que nos referimos como *apoptosis,* para gestionar este proceso. El límite sobre el número de divisiones de las células en los organismos multicelulares se denomina *límite de Hayflick,* llamado así por el anatomista Leonard Hayflick.

Las líneas celulares en los organismos multicelulares suelen estar programadas para morir después de cierta cantidad de tiempo. El nematodo, o *C. elegans,* ilustra este proceso. A medida que madura y alcanza la fase adulta, se producen un total de 1090 células, en tanto que 131 mueren. Estas células mueren en fases específicas del crecimiento del nematodo, lo cual demuestra que la muerte celular está controlada, no es aleatoria. Estas 131 células mueren en fases específicas durante el proceso de desarrollo, y se aprecia en todos los individuos, lo cual demuestra que la apoptosis es altamente precisa y está controlada.[12]

---

vol. 21, n.º 6, pp. 334-340 (junio de 2006), https://doi.org/10.1016/j.tree.2006.02.008

12. Elmore, S.: «Apoptosis: A Review of Programmed Cell Death». *Toxicologic Pathology,* vol. 35, n.º 4, pp. 495-516 (junio de 2007), https://doi.org/10.1080/01926230701320337

Pero ¿qué relación puede tener la muerte celular en un simple gusano con el envejecimiento en animales más grades o en los seres humanos?

La muerte programada del organismo

La apoptosis pone en marcha la muerte celular individual en beneficio del organismo. Pero ¿existen también programas de muerte que controlen la longevidad de todo el organismo, quizás en beneficio de la especie?

El *C. elegans* tiene alrededor de 20 000 genes, los mismos que un ser humano, pero menos que el arroz. Al estudiar el proceso de envejecimiento del nematodo, los científicos descubrieron que la muerte celular no era aleatoria, sino que dependía del tipo de células. La marca de envejecimiento universal en la totalidad de sus 1090 células era la desregulación programada del metabolismo de la energía, incluida la respiración mitocondrial.[13]

Estos hallazgos sugieren que las células están programadas para morir, y que esta programación controla la duración de la vida de la criatura.

¿Reprogramar la muerte celular?

Si la longevidad está programada, ¿podríamos incrementarla haciendo cambios en los genes?

Un importante artículo de investigación demuestra que esto es posible. Volviendo al *C. elegans,* la mutación en un gen denominado daf-2, cuando se empareja con un gen daf-16, duplica el lapso vital de la criatura; el lapso vital más grande en extensión registrado hasta la época.[14]

---

13. Roux, A. E. *et al.*: «The Complete Cell Atlas of an Aging Multicellular Organism». Cold Spring Harbor Laboratory (2022), https://doi.org/10.1101/2022.06.15.496201

14. Kenyon, C. *et al.*: «A C. Elegans Mutant That Lives Twice as Long as Wild Type». *Nature*, vol. 366, n.º 6454, pp. 461-464 (2 de diciembre de 1993), https://doi. org/10.1038/366461a0

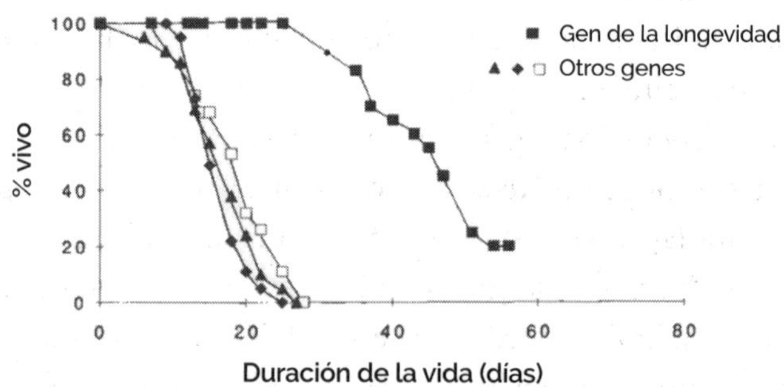

Gráfico del porcentaje de tiempo con vida del *C. elegans* dependiendo de distintas combinaciones genéticas.

El estudio sobre la longevidad genética muestra que *sí existe* un programa que puede controlar la longevidad de las células.

¿Y qué hacen estos genes daf-2? El principal regulador de la actividad del daf-16 es la ruta de señalización de la insulina o el factor de crecimiento insulinoide 1 (IGF-1), cuya reducción lleva a una prolongación de la vida en los gusanos, las moscas, los ratones y los seres humanos.[15]

¿Son inmortales todos los seres vivos?

Muchos organismos unicelulares son, en efecto, inmortales. Salvo catástrofe, si disponen de alimento, seguirán con vida indefinidamente. De lo contrario, no habría amebas. (La ameba se reproduce mediante un proceso conocido como fisión binaria, en el que el núcleo se divide primero para formar dos partes iguales. Luego, el citoplasma se divide en dos partes y cada una de ellas recibe un núcleo).

Hay organismos unicelulares que envejecen. Con el transcurso del tiempo, se dividen de forma más lenta hasta que, finalmente, mueren. Las bacterias y las levaduras que se dividen asimétricamen-

15. Zečić, A. y Braeckman, B. P.: «DAF-16/FoxO in Caenorhabditis Elegans and Its Role in Metabolic Remodeling». *Cells*, vol. 9, n.º 1, p. 109 (2 de enero de 2020), https://doi.org/10.3390/cells9010109

te también envejecen. Sin embargo, las bacterias y las levaduras que se dividen asimétricamente pueden ser inmortales bajo unas condiciones de crecimiento ideales.

¿Y qué hay de los organismos multicelulares?

Un ratón tiene un lapso vital de 3 años, pero la rata topo desnuda tiene un lapso vital de hasta 32 años. Los elefantes asiáticos viven hasta 48 años, mientras que los elefantes africanos viven 60 o 70 años. El salmón necesita entre 4 y 9 años para alcanzar la madurez sexual, momento en el cual regresa a su río natal, pone los huevos y muere.

La ballena de Groenlandia es uno de los mamíferos que más años vive, capaz de alcanzar más de 200 años. Una almeja quahog a la que pusieron el nombre de Ming vivió 507 años, casi el doble de su lapso vital normal, que es de 225 años. Una esponja de las profundidades de la especie *Monorhaphis chuni* ha vivido hasta 11 000 años.[16]

La hidra y la medusa inmortal no pueden morir por causa del envejecimiento.

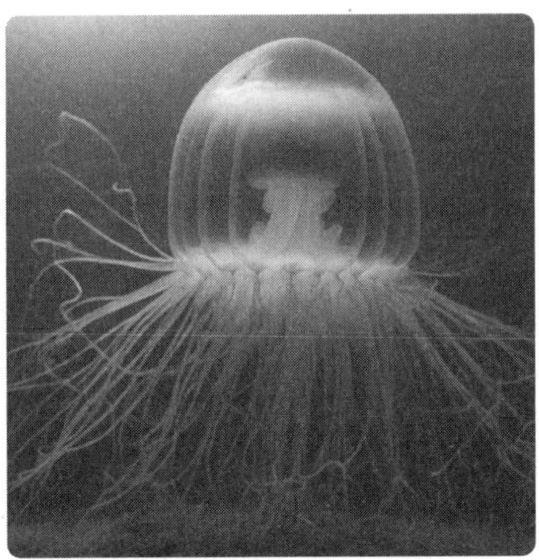

Representación de *Turritopsis dohrnii*, la medusa inmortal (por el autor).

16. Elliot, D.: «Ming the Clam, World's Oldest Animal, Was Actually 507 Years Old». CBS News, 15 de noviembre de 2013, https://www.cbsnews.com/news/ming-the-clam-worlds-oldest-animal-was-actually-507-years-old/

La medusa inmortal, cuyo nombre científico es *Turritopsis dohrmii,* recurre a un proceso denominado *transdiferenciación* para revertir el envejecimiento. Es uno de los pocos organismos multicelulares que se tiene por inmortal.

Las células de línea germinal (espermatozoides y óvulos) de los organismos multicelulares deben sobrevivir indefinidamente, pues, de otro modo, no estaríamos aquí.

Previamente estuvimos hablando de que las células cancerosas de Henrietta Lacks podían dividirse un número ilimitado de veces bajo condiciones de laboratorio ideales. Este linaje de células, a las que se ha llamado *HeLa,* es actualmente un elemento esencial de las investigaciones médicas.

Si el envejecimiento estuviera provocado por los daños acumulados en el ADN, no sería posible la clonación, ni tampoco la transferencia nuclear, ni siquiera la reproducción. Además, la primera causa de muerte relacionada con el envejecimiento son las enfermedades cardíacas, y no vienen provocadas principalmente por mutaciones en el ADN.

Si el envejecimiento estuviera causado por un desgaste acumulado, ¿por qué existen células que evitan por completo estos daños? ¿Y por qué el envejecimiento no es un fenómeno constante en el reino animal?

¿No será que la longevidad no es una lotería genética exclusivamente? Si todo estriba en los genes y la programación, nuestros progenitores determinarían nuestra longevidad. Y, aunque muchos tengan la creencia de que hay familias en las que sus miembros tienen vidas largas en general y que esto se debe a factores genéticos, las estimaciones de heredabilidad en lo relativo a la duración de la vida tienden a ser bajas (entre un 15 y un 30 %).[17]

---

17. Stych, A.: «Why Genes Have Little to Do with Longevity». Bizjournals.com, 9 de noviembre de 2018, https://www.bizjournals.com/bizwomen/news/latest-news/2018/11/why-genes-have-little-to-do-with-longevity.html

En un destacado artículo de 2018, Calico Life Sciences, una subsidiaria de Alphabet/Google, se asoció con Ancestry.com para determinar en qué medida se hereda la longevidad. Examinaron los registros de más de 400 000 (!) personas desde el siglo XIX hasta mediados del siglo XX, y descubrieron que comparten más longevidad los cónyuges que los hermanos. La investigación concluyó que «la verdadera heredabilidad de la longevidad humana para las generaciones nacidas en el siglo XIX y principios del siglo XX está por debajo del 10 %».[18]

El síndrome de Laron es un defecto genético que se caracteriza por unos bajos niveles de IGF-1. Además de su baja estatura, los pacientes con síndrome de Laron disfrutan de una protección casi completa contra el cáncer, la diabetes y las enfermedades cardiovasculares.[19] Por otra parte, los ratones sin receptores de la hormona del crecimiento, cuyas mutaciones genéticas imitan a las del síndrome de Laron, sufren una demora en el envejecimiento, en tanto que la duración de su vida se extiende hasta un 70 % más que los ratones silvestres.[20]

Da la impresión de que el envejecimiento y la longevidad se deben a múltiples factores, si bien parecen tener un mecanismo común subyacente relacionado con el metabolismo y el crecimiento celular.

---

18. Ruby, J. G. *et al.*: «Estimates of the Heritability of Human Longevity Are Substantially Inflated Due to Assortative Mating». *Genetics*, vol. 210, n.º 3, pp. 1109-1124 (1 de noviembre de 2018), https://doi.org/10.1534/genetics.118.301613
19. Bartke, A.: «Healthy Aging: Is Smaller Better?» *Gerontology*, vol. 58, n.º 4, pp. 337-343 (18 de enero de 2012), https://doi.org/10.1159/000335166
20. Brown-Borg, H. M. *et al.*: «Long-Living Growth Hormone Receptor Knockout Mice: Potential Mechanisms of Altered Stress Resistance». *Experimental Gerontology*, vol. 44, n.º 1-2, pp. 10-19 (2009), https://doi.org/10.1016/j.exger.2008.07.002

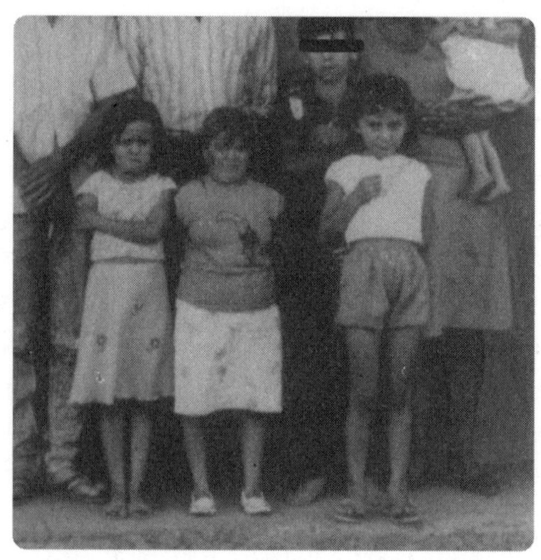

Tres pacientes con deficiencia en el receptor de la hormona del crecimiento.[21]

Hayflick hizo recientemente la interesante observación de que quizás podría haber una combinación de errores aleatorios, desgaste y sistemas cuasi-programados implicados en todo este asunto. El título del artículo donde señala esto es «Entropy explains aging, genetic determinism explains longevity, and undefined terminology explains misunderstanding both» (La entropía explica el envejecimiento, el determinismo genético explica la longevidad y una terminología indefinida explica por qué entendemos mal ambas cosas). Hayflick sostiene que «la longevidad está programada», y que el envejecimiento es una «acumulación de daños».[22] Pero también afirma:

---

21. Rosenbloom, A. L. *et al.*: «The Little Women of Loja–Growth Hormone–Receptor Deficiency in an Inbred Population of Southern Ecuador», *New England Journal of Medicine* 323, n.º 20 (1990): 1367-1374, https://www.nejm.org/doi/full/10.1056/nejm199011153232002

22. Hayflick, L.: «Entropy Explains Aging, Genetic Determinism Explains Longevity, and Undefined Terminology Explains Misunderstanding Both». *PLoS Genetics*, vol. 3, n.º 12, e220 (2007). https://doi.org/10.1371/journal.pgen.0030220

> El fracaso a la hora de diferenciar la biología fundamental del envejecimiento (biogerontología) de las patologías relacionadas con la edad (medicina geriátrica), y ambas de los determinantes de la longevidad, es el impedimento más grave que tenemos para comprender el proceso de envejecimiento. Tal fracaso se ejemplifica mejor cuando nos damos cuenta de que, bajo la rúbrica «investigación del envejecimiento», nuestros confundidos responsables políticos se han apropiado de los fondos disponibles con el fin de investigar las enfermedades relacionadas con la edad. Sin embargo, ningún avance en medicina geriátrica nos permitirá conocer mejor la biología fundamental del envejecimiento.[23]

Cierto es que hay desgaste y que, de hecho, el desgaste puede provocar el fallecimiento de las células, pero ¿acaso pone eso límites a la longevidad?

El envejecimiento y el desgaste celular pueden incrementar los fenotipos relacionados con la edad, como la fragilidad, el cabello gris o blanco, y las arrugas. Pero esto rara vez causa la muerte. Nuestros límites concretos sobre la longevidad están más bien causados por enfermedades específicas y por las dolencias del envejecimiento.

De hecho, el documento legal que registra la causa del fallecimiento de una persona –el certificado de defunción– debe indicar la causa subyacente de la muerte, así como cualquier dolencia implicada que lleve a la causa inmediata de la muerte. En estos documentos, no se acepta «vejez» como una causa aceptable, pero sí enfermedades y dolencias como la bronconeumonía, la embolia pulmonar, el infarto agudo de miocardio, etc.

Aunque todas las personas experimentan determinados cambios asociados con la edad debido al desgaste, la longevidad *per se* está determinada por enfermedades del envejecimiento específicas. Nadie se muere «de viejo». Mueren de enfermedades o dolencias específicas que tienen al envejecimiento como su principal factor de riesgo. Y las enfermedades de las que venimos hablando en este li-

---

23. Ibíd.

bro no parecen estar causadas por daños aleatorios acumulados o desgaste.

En cambio, estas enfermedades (y muchos fenotipos del envejecimiento) están provocados por patrones muy coreografiados de crecimiento o hiperfunción celular. El cáncer es una hiperfunción de proliferación celular. La enfermedad cardiovascular ateroesclerótica es una hiperfunción de la reparación de los vasos sanguíneos. El alzhéimer es una hiperfunción de la deposición beta-amiloide. La obesidad es el resultado de un exceso de grasa. La diabetes tipo 2 está provocada por un exceso de insulina.

Un fallecimiento por infarto cerebral, cáncer o incluso alzhéimer deja normalmente en perfecto estado de funcionamiento a la mayor parte del resto de tejidos del cuerpo en el momento de la muerte. Y todas estas enfermedades comparten las mismas causas metabólicas e inflamatorias subyacentes.

El envejecimiento no está separado de la enfermedad. Más bien, las enfermedades y el envejecimiento están relacionados. Y, juntos, determinan la longevidad. Las enfermedades del envejecimiento son fundamentales para comprender la longevidad. La figura del siguiente apartado ilustra la falsa dicotomía existente entre envejecimiento y enfermedad, y propone la teoría de que las enfermedades de la fase tardía de la vida están provocadas por la acción de genes «salvajes», que llevan a la muerte.[24]

Para comprender el envejecimiento, es crucial comprender la patología de las enfermedades crónicas que, como veremos, tienen mecanismos subyacentes comunes.

---

24. Gems, D. y De Magalhães, J. P.: «The Hoverfly and the Wasp: A Critique of the Hallmarks of Aging as a Paradigm». *Ageing Research Reviews*, vol. 70 (julio de 2021), https://doi.org/10.1016/j.arr.2021.101407

La teoría de la hiperfunción de la longevidad

Si el entorno y la genética determinan el desgaste y el envejecimiento, ¿qué determina la muerte que, a su vez, determina la longevidad? ¿Es simplemente volverse senescente y consumirse?

Casi todos los artículos académicos sobre el envejecimiento comienzan con la afirmación de que la muerte es un declive provocado por la acumulación de daños moleculares.

Para la mayoría de los científicos, el término *senescencia celular* significa el fin del ciclo vital de la célula, aunque, en términos más precisos, es la pérdida permanente de su capacidad reproductiva, pues se entiende que éste es el marcador clave de la senescencia celular. Sin embargo, ninguno de los intentos de relacionar la detención del ciclo celular con las enfermedades del envejecimiento ha tenido éxito. Ni las personas ni los animales mayores mueren por insuficiencia de la médula ósea ni por atrofia intestinal debido a que la proliferación celular haya cesado.

En cambio, las enfermedades del envejecimiento están asociadas con trastornos hiperproliferativos como el cáncer y la leucemia, hipertrofias de órganos (como la hipertrofia de próstata), placas ateroescleróticas, fibrosis tisular, obesidad, etc.

Por ejemplo, los ataques cardíacos –la principal causa de muerte en los seres humanos– no están provocados ni por la detención del ciclo celular ni por daños en el ADN. Más bien, el crecimiento celular y funciones excesivas (hiperfunciones), a través de múltiples fases, llevan a una presión sanguínea alta, al estrechamiento de las arterias y a bloqueos, culminando con el fatal ataque al corazón.

En la década de 2000, comenzaron a acumularse evidencias experimentales que vinculaban el envejecimiento con factores de crecimiento tales como el factor de crecimiento insulinoide 1 (IGF-1) y la TOR. A partir de aquí se desarrolla la *teoría de la hiperfunción del envejecimiento,* que fue desarrollada por el oncólogo Mikhail Blagosklonny.

Según esta teoría, las enfermedades del envejecimiento no se deben a un declive funcional, sino que son el resultado de hiperfunciones celulares. Es decir, de acuerdo con esta propuesta, las enfermedades del envejecimiento no estarían causadas por la acumulación de daños moleculares, sino por la inadecuada activación de las rutas de señalización, como la mTOR;[25] unas rutas cuya activación es beneficiosa en fases tempranas de la vida, dado que favorece el crecimiento.

Blagosklonny propuso la teoría de la hiperfunción recurriendo al concepto de cuasiprograma. Por ejemplo, supón que quieres agua caliente para hacerte un té, de manera que pones a hervir agua en un cazo. Esto está perfecto en las primeras fases de la vida. Pero, en etapas posteriores, una vez que el agua se ha evaporado, si uno deja el cazo sobre el fogón, terminará estropeando el cazo. Aquí, un programa apropiado para la preparación de agua caliente (útil en fases tempranas de la vida) se convierte en un cuasiprograma inservible que puede dañar el cazo.[26]

En 1957, George C. Williams propuso la idea de la *pleiotropía antagónica* con el fin de ofrecer una explicación evolutiva de la senescencia y el envejecimiento. La pleiotropía antagónica se da cuando un gen controla más de un rasgo, donde al menos uno de tales rasgos facilita la adaptación del organismo en fases tempranas de la vida, y al menos otro de los rasgos perjudica la adaptación del organismo en fases posteriores; ello debido al declive en la fuerza de la selección natural o de otros factores del entorno.[27]

La pleiotropía antagónica es la visión directriz de la evolución del envejecimiento porque la selección natural favorece la reproducción temprana. La reproducción temprana gana el nicho evolutivo, hasta cierto punto. Por tanto, tiene lugar una carrera hacia el límite inferior de logro, que produce organismos optimizados para ganar la competición de la reproducción temprana a costa de la salud en fases posteriores.

---

25. Blagosklonny, M. V.: «The Hyperfunction Theory of Aging: Three Common Misconceptions». *Oncoscience*, mº 8, pp. 103-107 (17 de septiembre de 2021), https://doi. org/10.18632/oncoscience.545
26. Gems, D.: «The Hyperfunction Theory: An Emerging Paradigm for the Biology of Aging». *Ageing Research Reviews*, n.º 74 (febrero de 2022), https://doi.org/10.1016/j. arr.2021.101557
27. Ibíd.

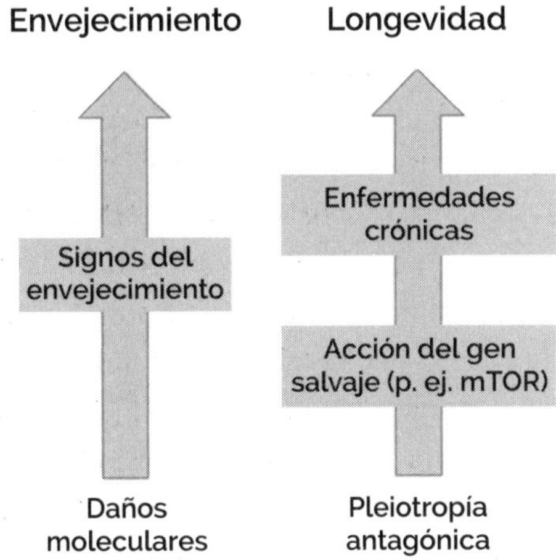

Los daños moleculares pueden favorecer la aparición de algunos fenotipos del envejecimiento, pero la longevidad viene determinada por las enfermedades crónicas del envejecimiento, producidas por la hiperfunción resultante de la pleiotropía antagónica.

Pero existen contrapesos a la primacía de la reproducción temprana, como el efecto abuela: el hecho de que el ser humano sea capaz de crear cultura (a diferencia de otros primates) ha extendido la duración de la vida humana (a diferencia de otros primates) merced a que abuelos y abuelas contribuyen al logro reproductivo de sus nietos. Pero, en general, la selección natural favorece la reproducción temprana y construye sistemas que se desmoronan una vez pasado ese período crítico.

De forma similar, J. P. de Magalhães recurre a la analogía de un programa para la construcción de una casa, imaginando que la moqueta de la casa siguiera creciendo inútilmente tras la terminación del proyecto. «El incremento de capas de moqueta terminará impidiendo que se abran las puertas y, en última instancia, nadie podrá entrar ni salir de la casa».[28]

28. Ibíd.

Las células senescentes son células hiperfuncionales. Siguen metabólicamente activas, resisten la apoptosis y segregan citoquinas proinflamatorias, quimioquinas y factores de crecimiento.[29]

No se trata de que los «genes de la longevidad» que heredamos determinen la longevidad. Más bien se trata de que genes normales, que son útiles en las etapas iniciales de la vida, pueden seguir operando o pueden potenciarse en fases posteriores, dando lugar a enfermedades del envejecimiento en función de factores ambientales y de estilo de vida.

Los senderos maestros habituales existentes reciben el influjo del estilo de vida y de otros factores que se dan posteriormente en la vida, de tal modo que activan cuasiprogramas de crecimiento que son dañinos y dan lugar a las enfermedades crónicas del envejecimiento. No se trata sólo de mutaciones aleatorias que hacen que las células se desgasten progresivamente, sino del desarrollo cuasiprogramado de un cáncer, de una enfermedad cardíaca o de un alzhéimer que acabe con la vida de la persona.

Por aclarar las cosas, los daños moleculares se acumulan también en el modelo hiperfuncional. Además, los daños moleculares terminarían matando también al organismo con el tiempo (y determinando su longevidad), a menos que el organismo muera antes por envejecimiento hiperfuncional. Los daños moleculares y las hiperfunciones celulares provocan el envejecimiento de forma paralela, pero estas últimas supondrían un proceso que limita la vida y que avanza con más rapidez.

¿Cómo sabemos que el envejecimiento hiperfuncional limita la vida, en tanto que los daños moleculares acumulativos no lo hacen?

Hayflick señala que la idea de que el envejecimiento es el que provoca la muerte surge cuando confundimos envejecimiento con longevidad, que son dos procesos relacionados, pero distintos. El

---

29. Hoff. U. *et al.*: «The mTOR Inhibitor Rapamycin Protects from Premature Cellular Senescence Early after Experimental Kidney Transplantation». *PLOS ONE*, vol. 17, n.º 4 (21 de abril de 2022), https://doi.org/10.1371/journal.pone.0266319

envejecimiento es un proceso que define el desarrollo de fenotipos específicos, desgaste generalizado, fragilidad y el desmoronamiento de sistemas.

La longevidad, por otra parte, se ve determinada por la aparición de enfermedades crónicas específicas que tienen como resultado el fallecimiento. Los fenotipos del envejecimiento se manifiestan cuando la reparación o reemplazo de sistemas es incapaz de mantener un equilibrio positivo. El envejecimiento aborda la pregunta de «¿Por qué van mal las cosas?», en tanto que la longevidad aborda la pregunta de «¿Por qué vivimos tanto como vivimos?».[30]

Así pues, quizás el desgaste catabólico aleatorio nos envejece en tanto en cuanto lleva a los fenotipos del envejecimiento. Pero la hiperfunción anabólica de crecimiento sería la que causa las enfermedades de la vejez que, finalmente, nos matan y, de este modo, determinan la longevidad.

Esto podría resolver, al menos parcialmente, el conflicto existente entre la teoría cuasiprogramada del envejecimiento y la teoría de los daños moleculares del envejecimiento.

¿Qué provoca la hiperfunción?

Por tanto, ¿qué rutas provocan tal hiperfunción? ¿Existe una ruta de control maestra que impulse el desarrollo y el metabolismo en todos los organismos?

Evidentemente, la TOR es la opción obvia. La idea estriba en que, en las primeras fases de la vida, la TOR promueve un desarrollo saludable hasta los 25 años de edad más o menos. A partir de ahí, la TOR sigue propiciando el crecimiento, pero ahora creces en vejez en vez de crecer hacia arriba.

La insulina, los factores de crecimiento y los nutrientes activan la ruta TOR, y esta ruta incrementa tanto la producción de proteínas como el crecimiento masivo de células, así como el almacenamiento de grasas. También inhibe la autofagia, la destrucción de las células viejas y desgastadas.

---

30. Hayflick, «Entropy Explains Aging», *op. cit.*

Durante el desarrollo temprano en la vida, el crecimiento masivo de células se equilibra con la división celular en las células que proliferan, mientras que, en las otras células, tanto el ciclo celular como la TOR están bloqueados, previniendo la hiperfunción.

En fases posteriores de la vida, cuando el ciclo celular está bloqueado, pero la TOR sigue activa, la célula se vuelve hiperactiva y desarrolla una resistencia tanto a la insulina como a los factores de crecimiento. La célula es ahora senescente, y tales células están vinculadas al envejecimiento y a las enfermedades relacionadas con la edad.

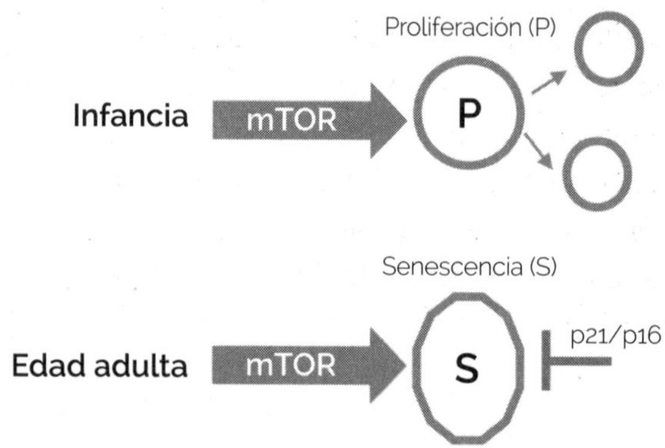

Durante el desarrollo, la activación de la TOR da como resultado la división celular y la proliferación. En fases posteriores de la vida, la activación de la TOR con el ciclo celular bloqueado da como resultado la senescencia.

Si el metabolismo es un factor universal del envejecimiento, ¿qué pasa entonces con la TOR? La TOR promueve esta actividad metabólica (que es un factor universal del envejecimiento). ¿Qué pasaría si se encontrara una solución farmacológica para bloquear específicamente la TOR? Bien, pues existe un fármaco que hace eso en concreto.

La rapamicina

Echemos un vistazo a la rapamicina, el fármaco milagroso que venimos insinuando a lo largo de todo el libro y que es el medicamento antiedad más eficaz que tenemos a nuestra disposición actualmente.

La historia de la rapamicina comienza en una isla del Pacífico que, durante la mayor parte de su historia, fue uno de los lugares más remotos de la Tierra. Sólo era accesible por mar y estaba a miles de kilómetros de distancia de la masa de tierra más cercana. Pero en 1964 cambió todo cuando se construyó allí el primer aeropuerto. Investigadores canadienses se desplazaron allí para tomar muestras del prístino ecosistema antes de que fuera transformado para siempre, y descubrieron algo que revolucionaría la biología, algo cuyos efectos todavía se están extendiendo, casi sesenta años después.[31]

Entre aquellos investigadores estaba Georges Nógrády, que se había dado cuenta de que los habitantes de la isla, a pesar de ir por ahí descalzos, no contraían el tétanos. En su búsqueda de esporas del tétanos en las muestras del suelo tuvo un éxito limitado, pero, en vez de arrojarlo todo por la borda, envió 70 muestras del suelo en 1969 a los científicos de Ayerst Pharmaceuticals, conocida ahora como Pfizer.[32]

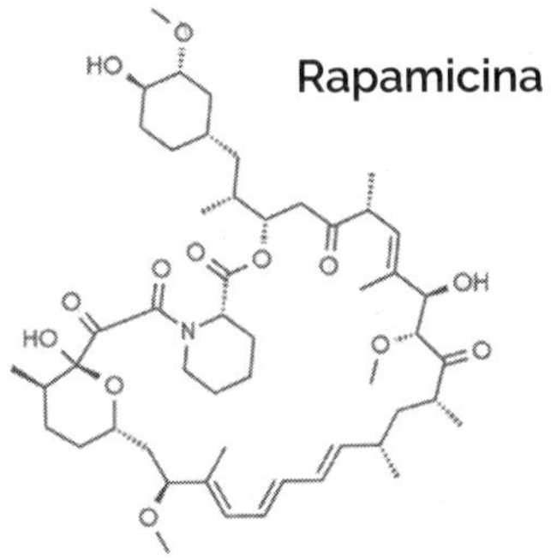

Rapamicina

Fórmula química de la rapamicina.

31. Tatke, S.: «Man of Culture». Fifty-Two, 21 de mayo de 2022, https://fiftytwo.in/ story/man-of-culture/

32. «The HisTORy Behind the Discovery of Rapamycin». Bio-Rad, marzo de 2020, https://www.bio-rad-antibodies.com/blog/history-of-rapamycin.html

En Ayerst Pharmaceuticals, Suren Sehgal descubrió una bacteria nueva en las muestras. Se le puso el nombre de *Streptomyces hygroscopicus,* y se constató que producía un efecto antibiótico y antifúngico, que recibiría el nombre de *rapamicina* por Rapa Nui, el nombre indígena de la Isla de Pascua. Sehgal y su equipo descubrieron después que la rapamicina tenía también un efecto inmunosupresor, con aplicaciones muy singulares para la terapia del cáncer.[33]

Los trabajos con el fármaco se cancelaron en 1982, cuando Ayerst cerró el laboratorio de Montreal, dio carpetazo al proyecto rapamicina y trasladó a sus investigadores a Nueva Jersey.[34] Y se ordenó destruir el *stock* existente de rapamicina. Pero Seghal preparó un último lote de *S. hygroscopicus* y se lo llevo a casa sin decir nada a nadie. Aquel último lote quedaría en su congelador durante años, dentro de un contenedor de helados, envuelto en hielo seco y con la etiqueta «No comer».

En 1987, Wyeth se fundió con Ayerst para convertirse en Wyeth Pharmaceuticals, y Seghal decidió proponer la rapamicina a sus nuevos jefes. La mayoría de sus presentaciones terminaron en acaloradas discusiones. Fue despedido tres veces, pero en cada ocasión le pedían que volviera. Al final, en 1989, Seghal convenció a dirección para que le permitieran continuar sus investigaciones con la rapamicina.[35]

Durante el período en que Ayerst Pharmaceuticals suspendió las investigaciones con la rapamicina, otros científicos habían conducido diversos estudios de forma independiente, y descubrieron que la rapamicina inhibía una proteína sensora maestra previamente desconocida. En un toque maestro de creatividad, o en un fracaso de imaginación, una de las más importantes proteínas nunca conocidas fue bautizada simplemente como *target of rapamycin* («objetivo de la rapamicina, de ahí las siglas TOR), o *mechanistic target of rapamycin* («diana mecanicista de la rapamicina, mTOR).[36]

---

33. Ibíd.
34. Tatke, «Man of Culture». *Op. cit.*
35. Ibíd.
36. «The HisTORy Behind the Discovery of Rapamycin». *Op. cit.*

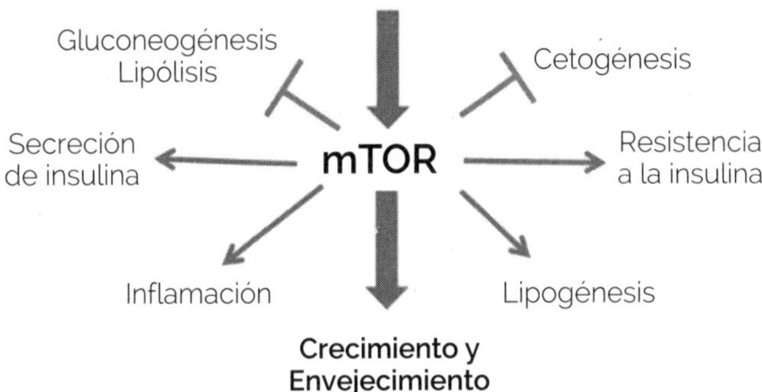

Diagrama del papel central que juega la rapamicina en la señalización metabólica.

La TOR (o mTOR) es el núcleo central de la señalización de nutrientes. La TOR percibe los niveles de aminoácidos, glucosa, insulina, leptina y oxígeno en las células para determinar cuándo deben crecer éstas. Esa información es crucial. Si la división celular se inicia sin las cantidades suficientes de nutrientes para alimentar el proceso, la célula moriría en vez de multiplicarse. La TOR controla muchos de los procesos, entre los cuales se halla la secreción de insulina y su sensibilidad a ella, el crecimiento de las células β y su agotamiento, la lipogénesis y la adipogénesis (creación de células de grasa). Eso significa que controla el crecimiento y el envejecimiento. Y también afecta negativamente a la gluconeogénesis, a la lipólisis y la cetogénesis.

¿Qué ocurre cuando apagamos la mTOR?

Si la teoría de la hiperfunción del envejecimiento es correcta y la TOR promueve el envejecimiento, su supresión a través de la rapamicina ralentizaría el envejecimiento.

¿Cómo evaluamos el envejecimiento? En esta sección nos centraremos en varias manifestaciones o fenotipos específicos del envejecimiento tanto en modelos humanos como animales. Si la sobreactivación de la TOR se halla en la base del envejecimiento, cualquier fármaco que la apague no sólo afectaría a la longevidad en general, sino que también tendría efectos sobre los signos específicos del envejecimiento.

Enfermedades periodontales

La periodontitis es una importante enfermedad relacionada con la edad que afecta a más del 70 % de los adultos mayores. Se produce por una alteración de la función inmune, cambios patológicos en el microbioma oral, una inflamación sistémica de las encías y un declive tanto de dientes como de encías. Se tiene por irreversible, de modo que su tratamiento se restringe a medidas preventivas o extracción de piezas dentales. Es un fenotipo fácil de reconocer, viendo la pérdida de dientes vinculada con el envejecimiento.

En un reciente estudio realizado con ratones ancianos se ha demostrado que el tratamiento a corto plazo con rapamicina rejuvenece la cavidad oral. La rapamicina regenera el hueso en torno a los dientes y reduce la inflamación, e incluso limpia las bacterias perjudiciales de la boca. Todo esto llevó en el estudio a la constatación de que las bocas de los ratones ancianos parecieran las bocas de individuos más jóvenes.[37] En este estudio, la rapamicina no sólo ralentizó los efectos del envejecimiento en la periodontitis, sino que los revertió.

El equipo del doctor Jonathan An, de la Universidad de Washington, está investigando ahora estos efectos en los seres humanos. Si todo va bien, es posible que más pronto que tarde comencemos a utilizar pastas de dientes con rapamicina. Pero esto es lo que ocurre en un modelo animal. ¿Qué evidencias tenemos de los efectos antienvejecimiento de la rapamicina en los seres humanos?

---

37. An, J. Y. *et al.*: «Rapamycin Rejuvenates Oral Health in Aging Mice». *ELife*, n.º 9 (2020), https://doi.org/10.7554/eLife.54318

Efectos de la rapamicina en las enfermedades periodontales
(*um* es una medida de la enfermedad)

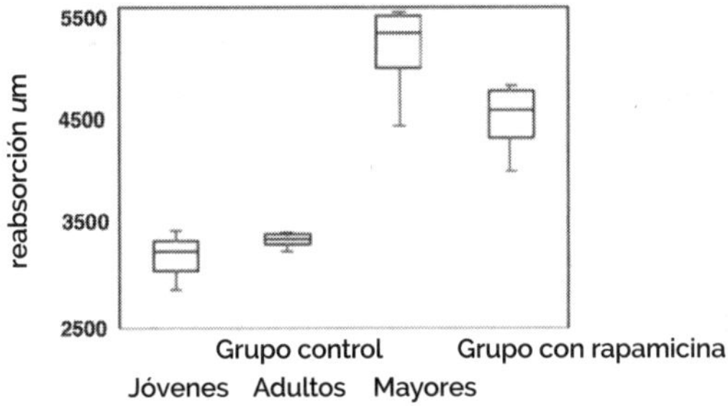

Inversión de la periodontitis en un modelo de ratón tras la aplicación de rapamicina.[38]

Cambios en la piel

Los cambios en la piel son uno de los más notables signos del envejecimiento. Entre ellos se incluyen las arrugas, la flacidez y un tono de la piel más apagado. En un estudio clínico controlado, la aplicación tópica de rapamicina durante ocho meses redujo el número de células senescentes, de citoquinas inflamatorias y de arrugas, revertiendo eficazmente los efectos del envejecimiento.[39] Se realizaron biopsias de la piel para documentar los resultados, que fueron espectaculares.

En 2022, la Administración de Alimentos y Medicamentos aprobó la fórmula en gel para una crema tópica para la piel con un 0,2 % de rapamicina para el tratamiento del angiofibroma facial; y, aunque la indicación aprobada no es para los signos del envejecimiento, este uso no indicado en la etiqueta se está aplicando ya.

---

38. An, J. Y. *et al.*: «Rapamycin Treatment Attenuates Age-Associated Periodontitis in Mice». *GeroScience*, vol. 39, n.º 4, pp. 457-463 (agosto de 2017), https://doi.org/10.1007/s11357-017-9994-6

39. Lee Chung, C. *et al.*: «Topical Rapamycin Reduces Markers of Senescence and Aging in Human Skin: An Exploratory, Prospective, Randomized Trial». *GeroScience*, vol. 41, n.º 6, pp. 861-869 (diciembre de 2019), https://doi.org/10.1007/s11357-019-00113-y

Efectos de la rapamicina tópica sobre el envejecimiento de la piel

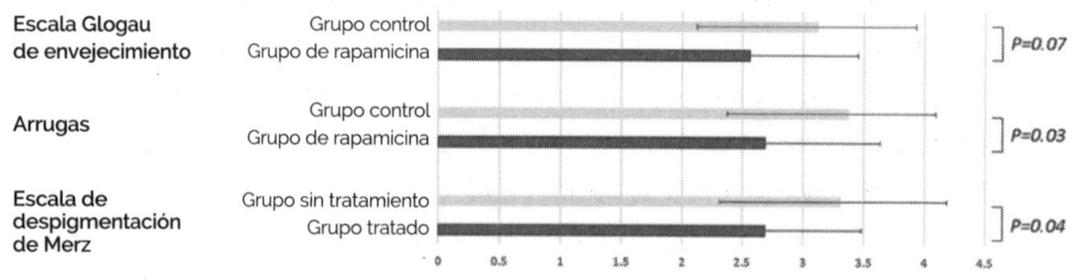

Efectos de la rapamicina tópica sobre el envejecimiento de la piel en humanos en un estudio controlado.

Pérdida de audición

La pérdida de audición relacionada con la edad la padece en torno a un tercio de la población de Estados Unidos con más de 65 años, incrementándose hasta la mitad de la población con más de 75 años. Los mecanismos subyacentes responsables de esta pérdida de audición siguen sin estar claros, y no existen tratamientos actualmente que se apliquen clínicamente para prevenir o reducir directamente esta patología. La cóclea es el principal órgano sensorial para la audición, por lo que una pérdida de la función auditiva podría estar asociada a un descenso en el número de células ciliadas cocleares externas.

Hay un estudio con ratones en el que se muestra que la intervención con rapamicina en una fase posterior de la vida puede reducir esta pérdida de audición. Sin embargo, también sugiere que esta reducción es más bien una demora o deceleración, y no una prevención completa.[40]

---

40. Altschuler, R. A. *et al.*: «Rapamycin Added to Diet in Late Mid-Life Delays Age-Related Hearing Loss in UMHET4 Mice». *Frontiers in Cellular Neuroscience*, n.º 15 (7 de abril de 2021), https://doi.org/10.3389/fncel.2021.658972

Insuficiencia ovárica (menopausia)

El sistema reproductivo femenino envejece con más rapidez que casi cualquier otro sistema orgánico, y la terapia de rapamicina a corto plazo en ratones jóvenes y de mediana edad se ha demostrado que incrementa la duración del lapso vital reproductivo funcional.[41]

En las investigaciones se está considerando actualmente utilizar este fármaco más tarde en la vida para retrasar la menopausia en las mujeres y, al mismo tiempo, incrementar el lapso de vida ovárico. Se está realizando en estos momentos una prueba clínica para determinar si la rapamicina es capaz de revertir la insuficiencia ovárica prematura.

Enfermedades crónicas del envejecimiento

Nadie se muere de arrugas, menopausia, periodontitis o estos otros fenotipos del envejecimiento que hemos tratado hasta aquí. De modo que, aunque sean manifestaciones del envejecimiento, no determinan directamente la longevidad.

El Estudio Supercentenario de Nueva Inglaterra, con base en la Facultad de Medicina de la Universidad de Boston, sugiere que las personas supercentenarias –quienes han vivido 110 años o más– no experimentan ralentización alguna en los efectos de las enfermedades crónicas. Si contraen un cáncer o una enfermedad cardíaca, se ven afectadas del mismo modo que cualquier otra persona anciana. Sin embargo, las enfermedades crónicas sí que tardan más en tener su inicio en estas personas. Estas enfermedades, que son las verdaderas causas de la muerte, determinan la longevidad.

A continuación, se ofrecen algunos datos sobre los efectos de la rapamicina en las más importantes enfermedades crónicas.

---

41. Garcia, D. *et al.*: «Effect of Caloric Restriction and Rapamycin on Ovarian Aging in Mice». *GeroScience*, vol. 41, n.º 4, pp. 395-408 (agosto de 2019), https://doi.org/10.1007/ s11357-019-00087-x

Enfermedades cardíacas

Todos los animales, desde las moscas hasta los seres humanos, sufren cardiomiopatías relacionadas con la edad, o bien padecen un descenso de la función cardíaca con el tiempo. Podemos ver este declive en algunos de los corredores de maratón más destacados del mundo. Dimitrion Yordanidis ostenta el récord de maratón con 98 años, al haberlo hecho en 7 horas y 33 minutos. Los mejores tiempos en la maratón alcanzan su cúspide entre los 25 y los 28 años de edad, para luego descender gradualmente hasta iniciar un declive agudo sobre los 60 años. Esto significa que las cardiomiopatías asociadas con la edad en los seres humanos se inician sobre los 25 años y se incrementan significativamente a partir de los 60.

Récord del mundo de maratón en tiempos y edad

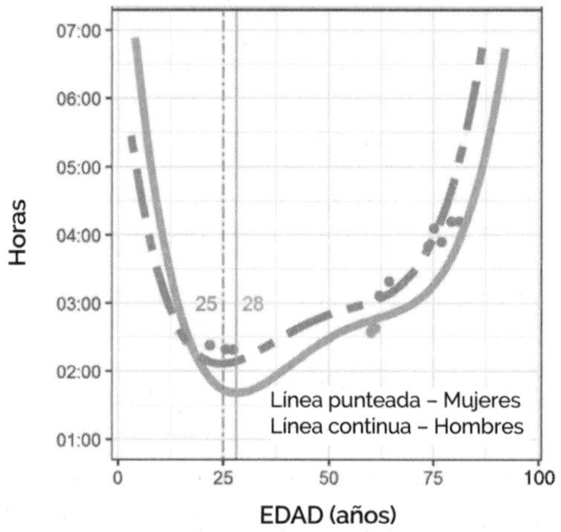

Gráfica de los tiempos de los récords mundiales de maratón según edades.

¿Cuál podría ser la causa de esto?

A medida que los corredores envejecen, desciende su fracción de eyección cardíaca debido a esta cardiomiopatía. Correr una maratón es una medida buena y controlada para discernir lo bien que bombea sangre un corazón, y se ha descubierto que la rapamicina revierte parcialmente esta disfunción cardíaca relacionada con la edad en ratones y en perros.[42]

Una cosa es que un supresor de la TOR reduzca el crecimiento y la proliferación celular, pero ¿qué efectos podría tener sobre la asesina número uno, sobre la enfermedad cardiovascular ateroesclerótica?

Efectos de la rapamicina sobre enfermedades arteriales coronarias

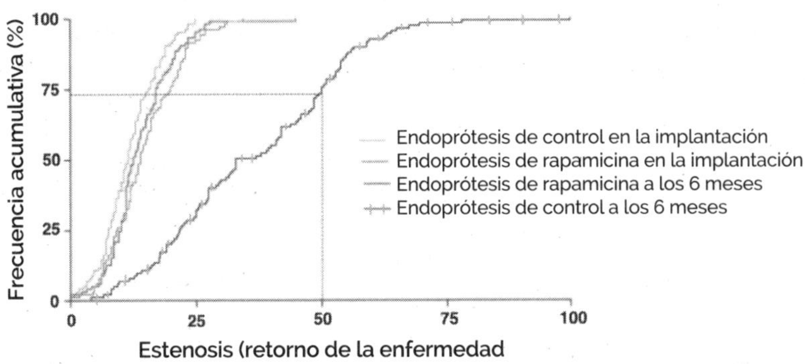

Efectos de la rapamicina sobre las endoprótesis en enfermedades arteriales coronarias.

Las investigaciones han determinado que «la activación de la señalización de la mTOR fomenta la disfunción del endotelio y la formación de células espumosas».[43] También han demostrado que las células espumosas del envejecimiento componen la placa que bloquea las arterias, pues se descubrió que estas células senescentes se

42. Urfer, S. R. *et al.*: «A Randomized Controlled Trial to Establish Effects of Short-Term Rapamycin Treatment in 24 Middle-Aged Companion Dogs». *GeroScience*, vol. 39, n.º 2, pp. 117-127 (abril de 2017), https://doi.org/10.1007/s11357-017-9972-z

43. Cai, Z. *et al.*: «Role of Mammalian Target of Rapamycin in Atherosclerosis». *Current Molecular Medicine*, n.º 18, pp. 216-232 (2018), https://doi.org/10.2174/15665240186661 80926163917

acumulan en el interior de las arterias y se amontonan hasta generar bloqueos dañinos.[44]

En 2003, la Administración de Alimentos y Medicamentos aprobó el uso de la rapamicina para cubrir las endoprótesis arteriales coronarias con el fin de prevenir la restenosis, u obstrucción, mediante la hiperplasia del músculo liso de la túnica íntima arterial.

Cáncer

Se conoce la rapamicina y sus análogos por sus singulares propiedades anticancerígenas. Otras quimioterapias del cáncer son *citotóxicas,* es decir, matan a las células. Sin embargo, la rapamicina es *citostática,* lo cual quiere decir que impide que las células crezcan y se dividan.

En 1999, la Administración de Alimentos y Medicamentos aprobó por vez primera la rapamicina para su uso como inmunosupresor con el fin de prevenir el rechazo de órganos en los trasplantes, y las dos siguientes aprobaciones fueron para el tratamiento del cáncer. En 2007, la rapamicina fue aprobada para tratar el carcinoma metastásico de células renales, que es el cáncer de riñón más habitual. En 2021, la misma Administración aprobó la rapamicina para el tratamiento del tumor perivascular maligno de células epitelioides (PEComa).

Las investigaciones han determinado que las mutaciones en el gen TP53 están asociadas con cánceres en la cabeza y el cuello. Un TP53 funcional inhibe la ruta de la mTOR, en tanto que un TP53 alterado permite la actividad persistente de la mTOR, vinculándose con una baja tasa de supervivencia. Los inhibidores de la mTOR, como la rapamicina y el RAD001, se mostraron capaces de reducir la carga de tumor en ratones, apuntando a posibles aplicaciones en los seres humanos.[45]

---

44. Childs, B. G. *et al.*: «Senescent Intimal Foam Cells Are Deleterious at All Stages of Atherosclerosis». *Science*, vol. 354, n.º 6311, pp. 472-477 (octubre de 2016), https://doi. org/10.1126/science.aaf6659

45. Tan, B. *et al.*: «mTOR Signalling in Head and Neck Cancer: Heads Up». *Cells*, vol. 8, n.º 4, p. 333 (9 de abril de 2019), https://doi.org/10.3390/cells8040333

Supervivencia sin cáncer tras el trasplante

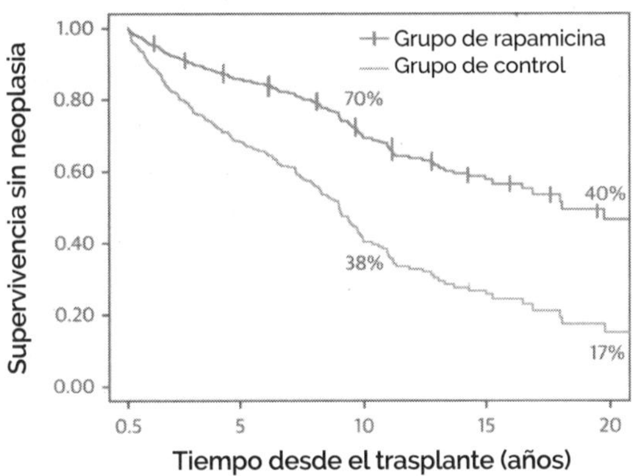

Gráficas de tasas de supervivencia tras un trasplante de corazón para personas que tomaron rapamicina y personas que no la tomaron con neoplasia.

La neoplasia sigue siendo la causa de fallecimiento más frecuente tras los cinco primeros años después de un trasplante de corazón. Los pacientes que toman rapamicina (alias sirolimus/SRL) mostraron un descenso significativo en el riesgo de neoplasia en comparación con los pacientes que recibieron otras medicaciones. También mostraron una mayor supervivencia media, tuvieran o no neoplasia.[46]

La función inmunológica

Los adultos con más de 65 años suponen el 90 % de fallecimientos por gripe en Estados Unidos y tienen una respuesta menor de anticuerpos a la vacunación antigripal, algo que reviste una importancia mayor en la era post-COVID-19.

En investigaciones se han evaluado los efectos del inhibidor de la mTOR, el RAD001, sobre el declive de la función inmune que tiene lugar durante el envejecimiento. Personas mayores con más de

46. Asleh, R. *et al.*: «Incidence of Malignancies in Patients Treated with Sirolimus Following Heart Transplantation». *Journal of the American College of Cardiology*, vol. 73, n.º 21, pp. 2676-2688 (junio de 2019), https://doi.org/10.1016/j.jacc.2019.03.499

65 años fueron tratadas durante 6 semanas con fármacos derivados de la rapamicina, conocidos como rapalogs, y 2 semanas más tarde se les administró una vacuna antigripal. En los resultados se descubrió un incremento en la respuesta de anticuerpos del 20 %, lo cual proporcionaba una mayor protección contra infecciones del tracto respiratorio superior.

Por otra parte, menos células T sufrieron su muerte programada, fortaleciendo así el sistema inmune. Conviene señalar que las células T también combaten el cáncer, de modo que un incremento en el número de células T sanas favorece, qué duda cabe, la prevención del cáncer.[47]

La enfermedad de Alzheimer

En numerosos estudios se informa de que la inhibición de la mTOR reduce claramente los síntomas neuropatológicos distintivos de la enfermedad de Alzheimer en ratones, lo cual ha llevado a sugerir el uso de la rapamicina en el tratamiento de la demencia en seres humanos. En un estudio, la rapamicina demostró tener efectos beneficiosos en diferentes modelos de alzhéimer en ratones. Redujo la acumulación de amiloide-beta, la acumulación de proteínas tau y los ovillos, todo lo cual se suele encontrar en el cerebro de los pacientes de alzhéimer. Incluso restableció el flujo sanguíneo en el cerebro, preservó la barrera sanguínea cerebral que mantiene a distancia patógenos y sustancias peligrosas, previno la pérdida neural y mejoró la función cerebral. Su desempeño fue mejor que ninguna otra terapia conocida del alzhéimer hasta la fecha.[48]

Dicho esto, también hay que decir que, en un estudio con ratones a los que se les administró rapamicina oralmente, se observó un in-

---

47. Mannick, J. B. *et al.*: «mTOR Inhibition Improves Immune Function in the Elderly». *Science Translational Medicine*, vol. 6, n.º 268 (24 de diciembre de 2014), https://doi. org/10.1126/scitranslmed.3009892

48. Kaeberlein, M. y Galvan, V.: «Rapamycin and Alzheimer's Disease: Time for a Clinical Trial?» *Science Translational Medicine*, vol. 11, n.º 476 (23 de enero de 2019), https://doi.org/10.1126/scitranslmed.aar4289

cremento de la placa en el cerebro,[49] de modo que los efectos terapéuticos de la rapamicina quizás no estén tan claros.

En estos momentos se está llevando a cabo en la Universidad de Texas un pequeño ensayo clínico de doble ciego controlado con placebo para estudiar los efectos de la rapamicina en la enfermedad de Alzheimer.

¿Y qué hay de la longevidad en sí?

Las intervenciones que tienen por objetivo los factores que acortan la vida pueden llevar a una prolongación de la vida y a una vida más sana. Sin embargo, sería casi imposible hacer pruebas con seres humanos con el fin de evaluar los efectos de los tratamientos experimentales.

Dado que los seres humanos somos cada vez más longevos, las investigaciones podrían centrarse en monitorear a entre 500 y 1000 personas septuagenarias durante entre 5 y 10 años con el fin de obtener resultados significativos.[50] Pero un estudio así precisaría de inmensos recursos, de mucha paciencia y de un horizonte lejano.

Esto explica por qué recurrimos a los ratones. Su biología se parece mucho a la de los seres humanos y su lapso vital es de alrededor de tres años, lo cual los hace idóneos para probar terapias experimentales. Sin embargo, los resultados de las pruebas con ratones no siempre se pueden trasladar a los seres humanos en un 100 %, pues fármacos que dan resultados positivos en ratones pueden fracasar en los ensayos con humanos.[51]

---

49. Shi, Q. *et al.*: «Microglial mTOR Activation Upregulates trem2 and Enhances β-Amyloid Plaque Clearance in the 5xfad Alzheimer's Disease Model». *The Journal of Neuroscience*, vol. 42, n.º 27, pp. 5294-5313 (6 de julio de 2022), https://doi.org/10.1523/jneurosci.2427-21.2022
50. Apollo Health Ventures: «The Most Promising Longevity Drugs to Date». Medium Apollo Health Ventures Insights, 7 de mayo de 2022, https://medium.com/apollo-ventures insights/the-most-promising-longevity-drugs-to-date-fb7742177527
51. Ibíd.

Una vez explicado todo esto, vamos a explorar algunas de las intervenciones sobre la longevidad que se han puesto a prueba con ratones.

El patrón de oro en las investigaciones sobre la longevidad es el Programa de Intervenciones de Prueba (PIP) del Instituto Nacional del Envejecimiento. Este programa ha sometido a estudio a ratones de mediana edad con decenas de fármacos, suplementos, alimentos, extractos de plantas, hormonas y péptidos. De hecho, cualquier persona les puede sugerir sustancias para que las sometan a prueba.

Sólo seis sustancias han demostrado beneficios significativos en la prolongación de la vida. Sin embargo, el resveratrol, el aceite de pescado, la curcumina y el té verde no superaron la prueba. A la aspirina se le dio un poco mejor. No superar la prueba no significa que el fármaco no funcione con la longevidad, sólo es que no funciona con esa dosis en particular y con ese régimen.

Pero ¿qué hay de la rapamicina? Pues que los superó a todos, prolongando la media de supervivencia hasta un 18 % en las hembras y un 10 % en los machos.

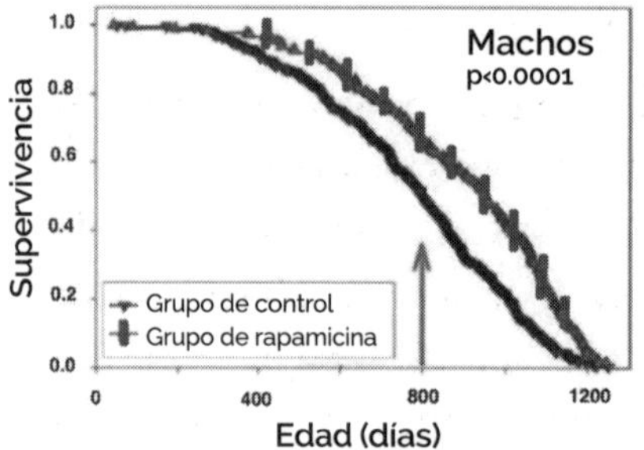

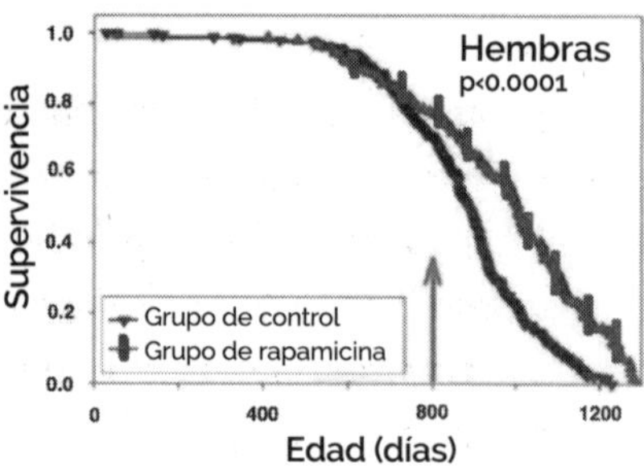

Supervivencia en función de la edad en pruebas con ratones tratados con rapamicina en comparación con el grupo de control, divididos por sexo.[52]

52. Harrison, D. E. *et al.*: «Rapamycin Fed Late in Life Extends Lifespan in Genetically Heterogeneous Mice». *Nature*, vol. 460, n.º 7253, pp. 392-395 (julio de 2009), https://doi.org/10.1038/nature08221

En otro ejemplo, se observó que tres meses de tratamiento de rapamicina administrada a ratones de mediana edad es suficiente para incrementar la expectativa de vida hasta un 60 %, además de mejorar las medidas de lapso vital sano.

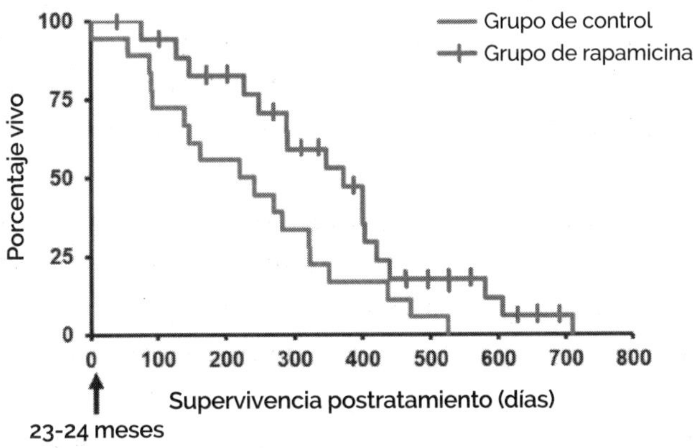

Gráfico de porcentajes de ratones machos con vida dependiendo de días con tratamiento de rapamicina frente a ratones del grupo de control.[53]

Comprender el funcionamiento de la rapamicina y de la mTOR nos permite desarrollar una teoría del envejecimiento nueva y más sólida. Controlando la mTOR, sea mediante cambios en el estilo de vida, mediante fármacos como la rapamicina o sea mediante ambas cosas, podemos retrasar potencialmente el envejecimiento y las enfermedades crónicas de la edad, con la consecuencia de poder disfrutar de muchos años más de vida saludable.

La rapamicina es el fármaco antiedad más efectivo del que disponemos, pues, al inhibir la mTOR, incrementa la esperanza de vida en todos los organismos, mejora las funciones y reduce las patolo-

53. Bitto, A. *et al.*: «Transient Rapamycin Treatment Can Increase Lifespan and Healthspan in Middle-Aged Mice». *ELife*, n.º 5 (23 de agosto de 2016), https://doi.org/10.7554/eLife.16351

gías en casi todos los tejidos y órganos en el caso de los ratones. Los seres humanos la venimos utilizando con garantías desde hace más de veinte años para otras indicaciones, aunque los efectos sobre la longevidad en los seres humanos son aún desconocidos.[54]

La rapamicina incrementa la esperanza de vida entre un 10 y un 60 % en diversas cepas de ratones. En los animales, retrasa, e incluso revierte, casi todas las enfermedades relacionadas con la edad o el declive en la función en la cual se haya puesto a prueba. Además, para las enfermedades crónicas de las que se habla en este libro, la rapamicina tiene efectos terapéuticos beneficiosos en casos de degeneración macular, trastornos mitocondriales, pérdida de masa muscular, en la función de las células madre y en la menopausia.[55,56]

La restricción calórica es el método que ofrece el efecto de longevidad más consistente en el caso de los animales, y la rapamicina parece imitar a la perfección la restricción calórica, al tiempo que pone en marcha la autofagia. Este efecto permite a la rapamicina demorar, o incluso revertir, el envejecimiento.

La rapamicina en combinación con otros fármacos

Las enfermedades crónicas vienen como consecuencia de la mTOR y de la hiperfunción, por lo que las estrategias que afecten al metabolismo de los nutrientes tendrán también efectos en la longevidad. Por tanto, los fármacos para la diabetes, como la acarbosa y la metformina, así como los supresores de la mTOR, como la rapamicina, deberían fomentar la longevidad.

La metformina es un fármaco fundamental en el tratamiento de la diabetes tipo 2 y, por sí solo, tiene pocos efectos sobre la mortalidad (según las pruebas del ITP). Pero, administrada junto con la

54. Minquini, L.: «The Case for Rapamycin». Longevity Lifestyle with MYKIGAI (4 de abril de 2022), https://mykigai.substack.com/p/-19-the-case-for-rapamycin

55. Ibíd.

56. Fuller, K.: «Is Rapamycin the New 'Fountain of Youth'?» *Psychology Today,* 1 de marzo de 2021, https://www.psychologytoday.com/au/blog/happiness-is-state-mind/202103/is-rapamycin-the-new-fountain-youth

rapamicina, da como resultado un incremento del 23 % en la longevidad media en ratones.[57] Además, la metformina también puede que tenga un potencial terapéutico en el caso de enfermedades neurodegenerativas.[58]

La acarbosa, por su parte, es un fármaco aprobado por la Administración de Alimentos y Medicamentos para el tratamiento de la diabetes tipo 2 que, al impedir la descomposición del almidón en azúcar en los intestinos, rebaja el pico de glucosa tras las comidas.

Administrada en ratones de cuatro meses de edad, la acarbosa incrementó la duración de vida máxima en los machos en un 11 %, y en un 10 % en las hembras. Por otra parte, los machos disfrutaron de un incremento en la duración de vida media del 22 %, en tanto que el incremento en las hembras fue sólo del 5 %. En investigaciones posteriores se descubrió que la acarbosa pierde la mitad de su efectividad si se administra en fases posteriores de la vida.[59]

Los ratones alimentados con un cóctel de rapamicina, acarbosa y fenilbutirato experimentaron «una reducción de grasa corporal, una mejora en la cognición, un incremento en fuerza y resistencia, y una disminución de la gravedad de las lesiones relacionadas con la edad en corazón, pulmones, hígado y riñón». Esto supone una mejora significativa sobre cualquiera de los fármacos aplicado de forma individual.[60]

---

57. Strong, R. *et al.*: «Longer Lifespan in Male Mice Treated with a Weakly Estrogenic Agonist, an Antioxidant, an α-Glucosidase Inhibitor or a nrf2-Inducer». *Aging Cell,* vol. 15, n.º 5, pp. 872-884 (16 de junio de 2016), https://doi.org/10.1111/acel.12496
58. Rotermund, C. *et al.*: «The Therapeutic Potential of Metformin in Neurodegenerative Diseases». *Frontiers in Endocrinology,* n.º 9 (19 de julio de 2018), https://doi.org/10.3389/fendo.2018.00400
59. Ibíd.
60. Jiang, Z. *et al.*: «Short Term Treatment with a Cocktail of Rapamycin, Acarbose and Phenylbutyrate Delays Aging Phenotypes in Mice». *Scientific Reports,* vol. 12, n.º 1 (diciembre de 2022), https://doi.org/10.1038/s41598-022-11229-1

En un ensayo todavía no publicado, una combinación de acarbosa con rapamicina provocó una extensión de la duración de la vida del 29 % en machos. Sin embargo, no produjo efectos similares en las hembras.[61]

La canagliflozina, otro fármaco de la diabetes, bloquea los SGLT2, un trasportador de la glucosa que se encuentra en los riñones, extendiendo la duración de vida máxima de los ratones machos en un 9 %, pero no tuvo ningún efecto en las hembras. En seres humanos, se la ha vinculado con una reducción del 31 % en hospitalizaciones por insuficiencia cardíaca y en mortalidad cardiovascular.[62]

Otra medicación, el 17-α estradiol, mejora la función metabólica, potencia la sensibilidad a la insulina y reduce la grasa y la inflamación. Se utiliza para combatir la pérdida del cabello en humanos. Sin embargo, en ratones con diez meses de edad, extendió la duración máxima de vida de los machos en un 12 %, y la duración media de vida en machos en un 19 %, aunque no tuvo efectos en las hembras. En ratones de 16 meses de edad, la duración máxima de vida se incrementó en un 7 %, en tanto que la duración media de vida la incrementaba en un 19 %.[63] Otros fármacos testados tuvieron efectos mayores en las hembras que en los machos, y otros muchos ofrecieron resultados más equilibrados entre sexos.

¿Fármacos o estilo de vida?

> El mayor truco del diablo ha sido convencer al mundo de que no existe.
>
> —de la película *Los sospechosos de siempre,*
> frase atribuida a diferentes fuentes, aunque habitualmente se establece su autoría en el poeta francés Charles Baudelaire

61. Apollo Health Ventures: «The Most Promising Longevity Drugs to Date». *Op. cit.*
62. Ibíd.
63. Ibíd.

La profesión médica ha intentado convencer al mundo de que el envejecimiento no es una enfermedad, sino una dolencia normal y natural. Pero el primer paso para luchar contra el envejecimiento es superar esa idiotez.

A diferencia de muchas alteraciones de la salud, con el envejecimiento nos enfrentamos a un 100 % de probabilidades de muerte, si no hacemos algo al respecto. Y, en tanto que el envejecimiento en sí mismo no provoca la muerte, sí que lleva a un amplio rango de enfermedades crónicas que, con el tiempo, te arrebatarán la vida. Y tiene todo el aspecto de que la obesidad, la hipertensión, la diabetes tipo 2, la enfermedad del hígado graso no alcohólico, el cáncer y las enfermedades cardiovasculares –es decir, las enfermedades crónicas del envejecimiento– son, todas ellas, diferentes aspectos de una misma enfermedad metabólica.

La rapamicina es un fármaco recetable con poderosos efectos antienvejecimiento y apunta a ser una solución sencilla para el tratamiento o incluso la prevención del envejecimiento y de todas las enfermedades crónicas que vienen con él. ¿Bastaría con que tomáramos ese fármaco?

Esto no es tan fácil de decir.

En primer lugar, no sabemos realmente cómo operan la rapamicina y otros fármacos similares. Ni siquiera sabíamos que existía la TOR hasta que alguien se trajo un poco de tierra de la Isla de Pascua. E, incluso entonces, nos llevó treinta años transformar aquella bacteria del suelo en un fármaco útil. Las cosas van más rápido ahora, pero sólo estamos comenzando a comprender cómo interactúan el metabolismo y las enfermedades crónicas en relación con el envejecimiento y la longevidad.

Todos los fármacos tienen efectos secundarios y tienen riesgos, incluido un fármaco para la longevidad como la rapamicina. Recuerda que la primera indicación para la cual fue aprobado este medicamento fue para la supresión del sistema inmune, con el objetivo de impedir el rechazo de órganos en los trasplantes. Eso debería bastar para desanimar a la mayoría de los profesionales de la medicina. Actualmente, la rapamicina sólo se puede adquirir mediante prescripción médica.

En dosis altas, utilizada frecuentemente para tratar el cáncer y prevenir el rechazo de órganos en los trasplantes, la rapamicina puede generar llagas en la boca, cataratas, presión arterial alta, anemia y diabetes. También puede incrementar el riesgo de infección, el sangrado y algunos tipos de cáncer, como el cáncer de piel. Sin embargo, en dosis bajas, que es como se utiliza en los ensayos antienvejecimiento, rara vez produce efectos secundarios, salvo alguna rara úlcera aftosa en la boca.[64]

Aunque venimos hablando a lo largo de todo el libro de los efectos beneficiosos que supone la inhibición de la mTOR, no deberíamos precipitarnos en apagarla por completo. Cuando la mTOR se activa, se incrementa la síntesis proteica, desencadenando así una hipertrofia muscular (de hecho, es así como se hace músculo cuando haces ejercicio), por lo que una escasa activación de la mTOR podría llevar consigo cierta atrofia muscular.[65] Éste no parece ser el problema con la rapamicina. Sin embargo, necesitamos investigar mucho más para comprender plenamente tanto la mTOR como la rapamicina. Por otra parte, es probable que haya que encender la mTOR con frecuencia durante el desarrollo de las personas que aún no han cumplido los veinticinco años, lo cual debería ser un acicate para que sigamos investigando con el fin de saber mejor cómo funciona todo.

La longevidad no es un asunto tan simple como tomar rapamicina o una combinación de distintos fármacos, y espero que hayas captado el mensaje de que no existe simplemente una pastilla para resolver la mayor parte de los trastornos metabólicos, algo que probablemente sea también cierto en el caso del envejecimiento. Existen evidencias claras de que no hay atajos y que los cambios en el estilo de vida son el principal factor para fomentar la longevidad. Del mismo modo que el ejercicio no va a corregir una mala dieta, la rapamicina no va a corregir un mal estilo de vida.

---

64. Fuller: «Is Rapamycin the New "Fountain of Youth"?». *Op. cit.*
65. Minquini: «The Case for Rapamycin». *Op. cit.*

No debería sorprendernos el fracaso de nuestro actual sistema de salud, pues no existe pastilla ni cirugía que nos permita lograr la salud metabólica. Pero las empresas farmacéuticas no te van a decir esto, pues lo único que buscan es vender fármacos. Tendrás que hacerte cargo tú de tu estilo de vida si quieres prolongar tus días.

Y no puedes demorarte mucho. Como dice el empresario Seth Godin, si esperas hasta estar preparado, casi seguro que llegarás tarde. Cuanto antes actúes, más tiempo vivirás y con más salud.

¿Cómo puedes reducir la actividad de la mTOR sin recetas? ¿Qué otras cosas puedes hacer para reducir el riesgo de enfermedad crónica y fomentar potencialmente la longevidad? Permanece atento y sígueme en el siguiente capítulo.

Capítulo 12

El plan

Unos sencillos cambios en el estilo de vida pueden prevenir y revertir las enfermedades causadas por la medicina convencional

> Un objetivo sin un plan es sólo un deseo.
>
> **–Antoine de Saint-Exupéry**

Un tema recurrente en los capítulos anteriores ha sido el del desafío creciente al que se enfrenta la medicina moderna con la epidemia de enfermedades y dolencias crónicas que nos aqueja. El enfoque de la medicina convencional ha estado –y sigue estando– reñido con muchos de los puntos de vista que he expuesto en este libro.

Pero esto no es nuevo. El origen del choque se remonta a cuando el sistema educativo médico moderno tomó su actual aspecto. El combate concreto al que me refiero es el que existe entre lo que se ha dado en llamar la teoría semilla y la teoría suelo.

La semilla frente al suelo

La teoría semilla –mejor conocida como teoría germen– se centra en la enfermedad. Enfatiza los *patógenos,* como las bacterias y los virus, como germen de la enfermedad. Los patógenos han de ser identificados y eliminados para alejar la enfermedad, primero mediante medidas de salud pública y, posteriormente, mediante fármacos específicos. Este enfoque ha tenido un gran atractivo debido a su simplicidad y efectividad en el tratamiento de muchas enfermedades.[1]

Esta teoría funciona bien cuando se aplica a las enfermedades infecciosas. Por ejemplo, ¿cuál es la causa de la polio? La infección por el virus de la polio. ¿Cuál es la causa de la tuberculosis? La infección con *Mycobacterium tuberculosis.*

Sin embargo, este enfoque falla cuando se aplica a las enfermedades crónicas que nos afectan hoy en día.

¿Cuál es la causa de las enfermedades cardíacas? ¿El colesterol LDL? En realidad, no. Como ya hemos visto, la respuesta tiene muchos matices.

¿Cuál es la causa de la enfermedad de Alzheimer? ¿La acumulación de beta-amiloides en el cerebro? Estamos estudiando en qué medida funciona bien esa hipótesis para desarrollar tratamientos.

Más bien, estas enfermedades surgen a partir de una red de interacciones complejas en el paciente. Entre ellas están la inflamación, la resistencia a la insulina, la enfermedad metabólica y, por supuesto, una activación excesiva de la mTOR. Y también hay otros factores que son beneficiosos en la juventud, pero fatales a mayor edad.

Esto nos lleva a la otra teoría de la enfermedad: la teoría suelo.

La teoría suelo, conocida también como teoría huésped o teoría tierra, está centrada en la salud, y describe a la mayoría de los patógenos como carroñeros que sólo pueden generar la enfermedad si el huésped está débil. La teoría suelo apunta a las disfunciones en los propios tejidos y células del cuerpo como origen de la enfermedad, por lo que su restauración mejorará la salud y dará una mayor resistencia a las infecciones.[2]

---

1. Phillips, M. C. L.: «Metabolic Strategies in Health Care: A New Era». *Aging and Disease*, vol. 13, n.º 3, p. 655 (2022), https://doi.org/10.14336/AD.2021.1018

2. Ibíd.

¿Cómo se desarrollaron estos dos enfoques y por qué uno de ellos se convirtió en la teoría aceptada de las enfermedades?

Durante el siglo XIX, el químico y microbiólogo Louis Pasteur y el químico orgánico Antoine Béchamp se enzarzaron en un prolongado debate sobre el origen de las enfermedades infecciosas. Pasteur defendía la teoría semilla o germen, en tanto que Béchamp abogaba por la teoría suelo o tierra.[3]

Y ganó la teoría de Pasteur. La teoría semilla se convirtió en el paradigma dominante de la enfermedad, en tanto que la teoría suelo se desvanecía en la oscuridad. La teoría semilla se aplica ahora a la mayor parte de los trastornos, incluyendo las enfermedades «de estilo de vida» no infecciosas que constituyen las principales causas de fallecimiento en Occidente. En capítulos previos vimos lo bien que funciona esta teoría.

Una teoría centrada en la enfermedad contempla los patógenos como causa de las enfermedades, y su tratamiento consiste en mitigar o eliminar esos patógenos, normalmente con fármacos. Un colesterol LDL alto en sangre es la causa de la ateroesclerosis, de modo que los fármacos se orientan a reducir ese colesterol. Las mutaciones nucleares son la causa del cáncer, de modo que la terapia genética intenta abordar tales mutaciones.

No obstante, a pesar de los fármacos elaborados tras décadas y miles de millones de dólares en investigación, la teoría semilla no ha conseguido detener la epidemia de las enfermedades crónicas.[4]

Por otra parte, el paradigma centrado en la salud reconoce que estos trastornos son respuestas metabólicas e inflamatorias ante una enfermedad inducida simplemente por el estilo de vida. Así pues, la clave para restablecer la salud consiste en optimizar el metabolismo y todos los efectos en cascada subsiguientes, como la inflamación.

Desde la perspectiva centrada en la salud, la mayor parte de los fármacos se dirigen a mitigar o eliminar una respuesta, en vez de abordar la verdadera enfermedad. Pero las estrategias metabólicas,

3. Ibíd.
4. Ibíd.

como el ayuno y las dietas bajas en carbohidratos, están dirigidas a restablecer el funcionamiento óptimo. Es decir, tratan las causas subyacentes de estos trastornos surgidos por el estilo de vida.[5]

Esas causas son los factores suelo: el metabolismo, la inflamación y las toxinas. Pero los enfoques oficiales de la medicina buscan pastillas para tratar la semilla.

No todo el mundo que consume azúcar en exceso va a desarrollar una diabetes tipo 2, del mismo modo que no todo el mundo que fuma va a desarrollar un cáncer. Las causas de estas enfermedades son más complejas que una simple sustancia.

Esto no es un escrito de acusación contra toda la medicina moderna. Hay enfermedades que se abordan de la manera adecuada con fármacos y con cirugía. La COVID-19 es, a primera vista, el último ejemplo de una enfermedad semilla. O tienes el virus o no lo tienes.

Pero eso no es todo. ¿Por qué exactamente el mismo virus de COVID-19 le provoca a una persona una gripe suave y, sin embargo, mata a otra? La respuesta se halla en el suelo: en el estado de salud del paciente en el momento de la infección.

Del mismo modo que con las enfermedades crónicas tratadas en este libro, la edad es el mayor factor de riesgo de fallecimiento con la COVID-19.

La medicina oficial ha optimizado el enfoque semilla, que puede ser muy poderoso en la situación correcta. Pero otras enfermedades, entre las que se encuentran las que hemos tratado en este libro, precisan de un enfoque suelo. Un sistema médico eficaz debería incorporar tanto la semilla como el suelo.

Pero existen evidencias de que hasta los fármacos más revolucionarios dirigidos a la longevidad logran sus efectos más potentes cuando se combinan con factores de estilo de vida. Así pues, no es cuestión, simplemente, de tomarse una pastilla para disfrutar de una vida más prolongada.

---

5. Ibíd.

Vamos a adoptar un enfoque holista de la salud. Vamos a aplicar tanto la teoría semilla como la teoría suelo mediante la eliminación de las malas semillas y preparando el mejor suelo. Éste es el motivo por el cual este capítulo se titula *El plan* y no *La pastilla.*

Presentando... el plan

Imagina que tu médica te dice esto:

—Antes de que comencemos intervención farmacológica alguna, vamos a eliminar el azúcar, los cereales y los aceites de semillas de tu dieta. Y vamos a corregir las deficiencias nutricionales y a eliminar toxinas, mientras empiezas a hacer ejercicios de fuerza y mejoras el sueño. Después hablaremos de fármacos.

Las empresas farmacéuticas me pagarán por hablar de fármacos contra el alzhéimer que, en realidad, no funcionan, y las empresas aseguradoras me pagarán por prescribirlos. Pero nadie me va a pagar por decir que muchos pacientes pueden revertir la enfermedad con cambios en su estilo de vida.

Los médicos no te van a curar. Los nutricionistas no te harán adelgazar. Los entrenadores físicos no te van a poner en forma. Al final, vas a tener que asumir tú mismo la responsabilidad de tu propia vida.

No es fácil combatir la adicción al azúcar y a los alimentos procesados. Y aún es más difícil combatir la obesidad, la diabetes, las enfermedades cardíacas, el cáncer y el alzhéimer, que son las consecuencias de estas adicciones.

No esperes hasta que aparezcan los síntomas para hacerte cargo de tu salud. Muchas enfermedades no desarrollan síntomas hasta que están muy avanzadas, como la diabetes, la hipertensión, la dislipidemia, un ataque al corazón, un infarto cerebral, el alzhéimer o el cáncer.

Empieza ya. Comienza con el plan.

El plan tiene tres partes. Comenzaremos con la parte que se ocupa de la estrategia de sanación más antigua de todas: nuestras decisiones nutricionales.

El plan, primera parte: La nutrición

La nutrición es la herramienta médica más poderosa que podamos utilizar jamás, pero es una decisión que hemos de tomar a diario. Si sólo puedes hacer un cambio en el estilo de vida, hazlo en la nutrición.

Cuándo, qué y cuánto comer es lo que un mayor efecto va a tener en tu salud y tu longevidad. Cuando se le dice a una persona «come sano» o «mejora tu dieta», se va a encontrar con un problema debido a que los mensajes que circulan por ahí acerca de lo que significa *sano* o *saludable* pueden resultar conflictivos y confusos.

He aquí el plan para la nutrición que yo utilizo y que considero que es sano.

AIPA: Plan de alimentación integral preagrícola

La esencia del plan AIPA consiste en regresar al estilo cazador-recolector en nuestros patrones nutricionales. No, no vamos a pedirte que comas mastodonte, sino que cortes con el chorro permanente de alimentos procesados, carbohidratos refinados, aceites de semillas industriales y cereales que constituyen lo que muchos llaman ahora una nutrición «normal».

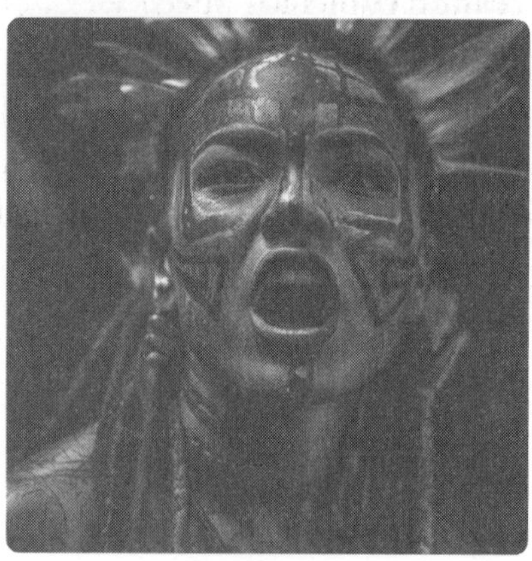

Nuestros antepasados preagrícolas parece que dieron con la clave (imagen de Jack Kolodny).

Todo estriba en tres cosas: cuándo comer, qué comer y cuánto comer.

Cuándo comer

La primera sugerencia de nutrición de nuestro plan no exige que cambies lo que comes, ni siquiera cuánto comes. (Nos ocuparemos de eso en un momento). Pero este primer consejo nutricional te proporcionará una mayor salud, con independencia de qué comas o cuánto comas. Simplemente, cambia el *cuándo* comes. Sólo con que reduzcas el tiempo durante el día que dedicas a comer (en vez de estar picoteando a todas horas), mejorará tu salud.

Realmente, los alimentos son la nueva medicina. Sin embargo, a veces, el mejor alimento y el más nutritivo que le puedes dar a tu cuerpo es... ninguno.

Antes de la Revolución Agrícola, cuando se empezaron a almacenar alimentos y tuvimos la posibilidad de disponer de comida a cada instante, nuestros antepasados cazadores-recolectores seguían un patrón de alimentación intermitente. Esto suponía pasar largos períodos de tiempo entre una comida y la siguiente, con beneficiosos efectos metabólicos, como el de quemar grasa a modo de combustible con la cetosis y el apagado de la TOR.

Así pues, opta por limitar el tiempo de comidas y la ciencia estará de tu parte. El cuándo comemos puede ser tan importante como el qué comemos. En un ensayo clínico aleatorio, el mero hecho de reducir la ventana de comidas desde las 12 o más horas hasta las 8 horas dio como resultado una mejoría en la salud metabólica, que se materializó en pérdida de peso y en una mejora de la presión arterial diastólica.[6]

---

6. Jamshed, H. *et al.*: «Effectiveness of Early Time-Restricted Eating for Weight Loss, Fat Loss, and Cardiometabolic Health in Adults with Obesity: A Randomized Clinical Trial». *JAMA Internal Medicine*, vol. 182, n.º 9 (2022), https://doi.org/10.1001/jamainternmed.2022.3050

Efectos de la reducción de la ventana de comidas sobre el peso

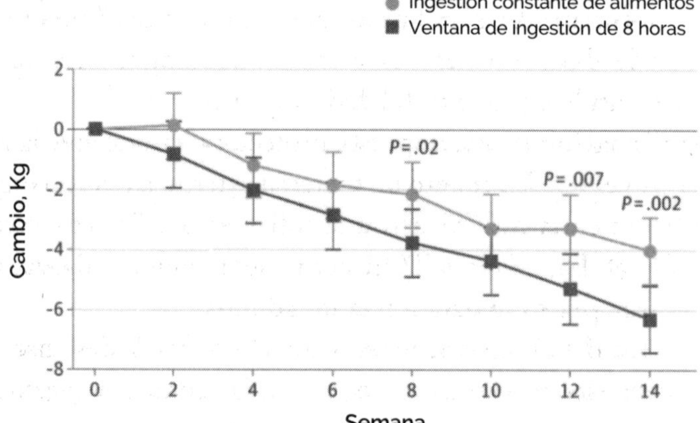

Este estudio muestra que una ventana de ingestión de alimentos de 8 horas es más saludable que la ingestión constante de alimentos.

Sea lo que sea que decidas comer, convendrá que te prives de picoteos y que hagas dos comidas, o incluso una comida, al día en vez de ingerir pequeñas cantidades de forma continuada, pues el resultado será un fenotipo más sano y delgado.

En las investigaciones se ha descubierto también que dar de comer a los perros sólo una vez al día es más saludable para ellos, pues de este modo se reducen las disfunciones cognitivas y las probabilidades de desarrollar trastornos gotosos, dentales, óseos, renales y hepáticos.[7] Y sospecho que esto es también cierto en el caso de los adultos humanos.

Una nutricionista –mi propia madre– me decía hace veinte años que hiciera entre seis y ocho pequeñas comidas al día, pero terminé con sobrepeso, prediabético, hipertenso y hambriento permanentemente. Ahora, hago entre seis y ocho abundantes comidas *a la semana.* La mayoría de los días sólo hago una comida, y estoy sano y nunca tengo hambre.

---

7. Bray, E. E. *et al.*: «Once-Daily Feeding Is Associated with Better Health in Companion Dogs: Results from the Dog Aging Project». *GeroScience*, vol. 44, n.º 3 (2022), https://doi.org/10.1007/s11357-022-00575-7

¿Pero es que comer no es bueno, independientemente del contenido? Evidentemente, sí es bueno, pero también es cierto que toda ingestión de alimentos tiene un efecto inflamatorio, y genera resistencia a la insulina y permeabilidad intestinal.

La inflamación es una respuesta protectora natural ante la ingestión de alimentos. En cuanto un material externo a nuestro organismo entra en él, la mTOR activa la inflamación. Por eso, comer y picar todo el día, con la mTOR permanentemente activada, no es sano, ni para perros ni para humanos adultos.

Conviene dar al organismo unas cuantas horas de descanso al día y una buena estrategia consiste en reducir la ventana de ingestión de alimentos.

No hagas más de una o dos comidas dentro de una ventana de doce horas, aunque una ventana de cuatro a seis horas de ingestión sería lo óptimo. El resto del tiempo, contente y no comas nada. Nada de tentempiés, aunque sí puedes beber agua, café solo o té sin endulzar.

También puedes probar con ayunos intermitentes por períodos más largos. ¿Quieres disponer de más tiempo durante el día? ¿Quieres ahorrar un poco y tener buena salud al mismo tiempo? Sáltate el desayuno. Y si quieres ahorrar aún más dinero, sáltate también la comida del mediodía.

Evidentemente, si tienes problemas de salud graves, pregunta a tu médico antes de iniciar un régimen de ayuno intermitente.

Qué comer

Ahora que tenemos ya dispuesto el horario de comidas, veamos los contenidos.

Existe cierto tribalismo casi politizado, con un patente antagonismo, entre aquellas personas que comen básicamente carne (carnívoros) y aquellas que evitan la carne en gran medida o por completo (vegetarianos o veganos).

Yo creo que casi cualquier estilo de nutrición, desde el estilo vegano hasta el carnívoro, puede ser saludable si se hace de la manera adecuada. Esto significa evitar los alimentos procesados, que harán que cualquier dieta sea malsana. Debido a la densidad nutriente de la carne, la dieta vegana o vegetariana puede ser más difícil de llevar que una dieta en la que se incluya la carne, pero se puede hacer si se presta atención a los micronutrientes. Sin embargo, antes de cambiar de dieta, discútelo con tu médico, por favor, si tienes alguna alteración de salud previa.

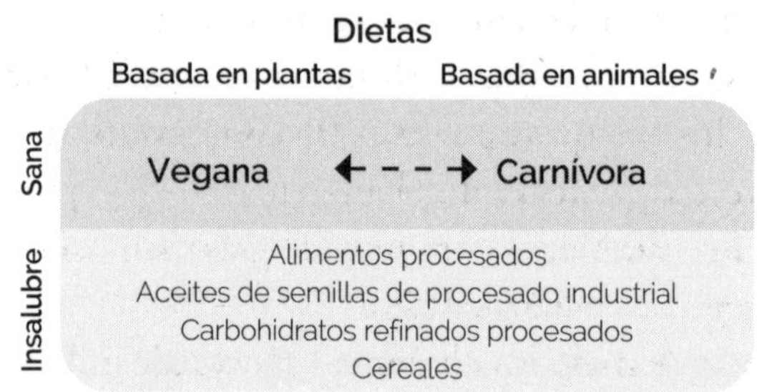

No estoy en contra de los carnívoros ni de los veganos.
Estoy en contra de los alimentos basura procesados.

Para comer de forma sana, lo primero que tienes que hacer es pensar en lo que estás comiendo: *¿cuáles son los ingredientes? ¿Perjudicarán mi salud?*

Evita los alimentos que te perjudiquen y come aquello que te sane. Es así de sencillo.

¿Qué alimentos te van a perjudicar? Los alimentos procesados (que es el calificativo cortés) o lo que es lo mismo: la comida basura. Seguro que has oído hablar de las Big Pharma, el término informal utilizado para hacer referencia a las grandes empresas farmacéuticas (las «grandes farmacéuticas»). Pues bien, esto son las Big Food, las grandes empresas alimentarias. Ni para las Big Pharma ni para las Big Food tu salud es la prioridad número uno.

Las Big Food te ofrecen el espejismo de poder elegir. Parecen ser cientos de marcas entre las cuales puedes elegir, cuando la verdad es que están todas controladas por un puñado de grandes corporaciones. Y ninguna de ellas tiene tu salud como prioridad.

Cuando la industria del tabaco se hizo cargo de la industria de la comida basura en la década de 1980, siguieron con el modelo de negocio de la adicción, pero ahora con los alimentos procesados. Incrementaron las sustancias adictivas al tiempo que bajaban los precios, incrementaban la publicidad y apuntaban a niños y jóvenes como objetivo.[8]

Y les está funcionando, cuando nadie alimentaría a sus hijos con esta basura si supieran el daño que les hace.

El espectacular incremento en el consumo de alimentos procesados de los dos últimos siglos, incluido el azúcar, la harina blanca, el arroz blanco, los aceites vegetales y las comidas de rápida preparación, discurre en paralelo con el incremento de enfermedades no contagiosas. En cambio, el consumo de grasa animal coincidió con un descenso en tales enfermedades.[9]

¿Qué tienen de malo los alimentos procesados? Pues que son altos en carbohidratos procesados, en ácidos grasos poliinsaturados, cereales y gluten. Además, se suelen cocinar con aceites de semillas industriales altos en ácido linoleico o ácidos omega-6, que producen inflamación.

Vamos a ocuparnos ahora de las tres peores cosas de la comida basura y de lo que hay que evitar:

1. El azúcar y otros carbohidratos refinados
2. Aceites de semillas y vegetales
3. Cereales y gluten

8. Brownell, K. D. y Warner, K. E.: «The Perils of Ignoring History: Big Tobacco Played Dirty and Millions Died. How Similar Is Big Food?» *Milbank Quarterly*, vol. 87, n.º 1, pp. 259-294 (marzo de 2009), https://doi.org/10.1111/j.1468 0009.2009.00555.x

9. Lee, J. H. *et al.*: «United States Dietary Trends since 1800: Lack of Association Between Saturated Fatty Acid Consumption and Non-Communicable Diseases». *Frontiers in Nutrition,* n.º 8 (2022), https://doi.org/10.3389/fnut.2021.748847

El azúcar y otros carbohidratos refinados

Si todavía sigues consumiendo azúcar u otros carbohidratos refinados sin sentir ni una pizca de culpabilidad después de todo lo que he despotricado en los últimos capítulos sobre lo perjudiciales que son para nuestra salud metabólica y nuestra longevidad, será porque no has prestado atención.

Por recapitular: los carbohidratos refinados fomentan la resistencia a la insulina y activan la mTOR, que genera inflamación y da lugar a la mayoría de las más importantes enfermedades crónicas, así como al envejecimiento en general.

Aceites de semillas y vegetales

Era 1901 y Alemania necesitaba mejores lubricantes para sus submarinos, de modo que sus científicos desarrollaron un proceso para hacer grasa sólida a partir de aceite vegetal líquido hidrogenado. Más tarde, Procter & Gamble compró la patente de la fórmula y la introdujo en el mercado para freír y hornear alimentos.

Por desgracia, este proceso generaba también *grasas trans,* que desde entonces están vinculadas con las enfermedades cardíacas. Posteriormente, Procter & Gamble cambió la receta para su marca de grasa alimentaria Crisco, reduciendo la cantidad de grasas trans en cada ración a menos de 0,5 gr. Con esta maniobra, la empresa alimentaria podría poner en la etiqueta de sus productos Crisco que éstos contienen 0 g de grasas trans.

Después, Procter & Gamble pagó 1,7 millones de dólares a la Asociación Americana del Corazón para que promovieran su nuevo producto y difundieran la mentira de que Crisco era más sano que cocinar con grasas animales.[10]

Yo intento limitar mi consumo de estos aceites de semillas y vegetales, que son altos en ácido linoleico omega-6 y generan inflamación. Normalmente, a estos aceites se los denomina *los Ocho Odiosos:*

---

10. Down T' Home: «Are You Cooking with Submarine Grease?» *Republican Journal,* 6 de marzo de 2019, https://waldo.villagesoup.com/2019/03/06/are-you-cooking-with submarine-grease-1803821/

1. Aceite de colza
2. Aceite de maíz
3. Aceite de semilla de algodón
4. Aceita de soja
5. Aceite de girasol
6. Aceite de cártamo
7. Aceite de salvado de arroz
8. Aceite de semilla de uva

Los Ocho Odiosos se suelen vender como «aceites vegetales sanos», cuando no lo son. Como alternativa, puedes utilizar grasas y aceites sanos como la mantequilla, el sebo, la mantequilla clarificada o ghee, el aceite de coco, el de palma, el aceite de oliva y el de aguacate.

Limita los cereales y el gluten

La Revolución Agrícola fue el peor error de la historia de la humanidad.

Los cazadores-recolectores, al término de las glaciaciones, tenían una estatura media de 1,75 m los hombres y de 1,65 m las mujeres. Tras la aparición de la agricultura, la estatura media cayó en picado. Hacia el 3000 a. C., las estaturas medias estaban en sólo 1,60 m en los hombres y 1,52 m en las mujeres. Y, aunque la altura ha estado incrementándose durante siglos, los actuales griegos y turcos todavía no han recuperado la altura media de sus antepasados cazadores-recolectores.[11]

No sólo eso, comparados con los cazadores-recolectores, los agricultores-ganaderos vieron incrementarse los defectos en su esmalte dental en casi un 50 %, vieron cuadruplicarse las anemias por deficiencia de hierro, triplicarse las enfermedades infecciosas e incrementarse las enfermedades degenerativas de la espina dorsal. Y, además, su esperanza de vida descendió hasta los 19 años, mientras

11. Diamond, J.: «The Worst Mistake in the History of the Human Race». *Op. cit.*

los cazadores-recolectores tenían una esperanza de vida de en torno a 26 años.[12]

Me encantan los productos del horno, pero, por el bien de mi salud, ahora evito alimentos compuestos de cereales, sean integrales o no, pues los agricultores que se alimentaban con cereales estaban bastante peor que los cazadores-recolectores.

¿Qué tienen de malo los cereales?

En primer lugar, los cereales pueden contener *glifosatos,* que se utilizan como herbicidas y desecantes. Algunas organizaciones, como la Agencia de Protección Ambiental de Estados Unidos y la Comisión Europea, dicen que no existen evidencias de que los glifosatos sean peligrosos para los seres humanos. Sin embargo, otros estudios sugieren que pueden ser carcinogénicos.[13] Yo no voy a asumir ese riesgo, sobre todo si tenemos en cuenta el resto de los efectos que tienen los cereales sobre la salud humana.

Los cereales causan inflamación. *Todas* las comidas causan inflamación debido al proceso de la digestión, pero este efecto se amplifica en el caso de los cereales. Los cereales permiten que las toxinas bacterianas sean absorbidas por los intestinos y entren en la corriente sanguínea, algo que se conoce con el nombre de *síndrome del intestino permeable.*

Una de las causas de este síndrome es el gluten. Yo no soy celíaco, pero no quiero exponerme al gluten de todos modos. Y ahora explico el por qué.

¿Qué es el gluten?

El *gluten* es un término colectivo que hace referencia a muy diferentes tipos de proteínas que se encuentran en el trigo, la cebada, el

---

12. Ibíd.
13. Dixon, E.: «Common Weed Killer Glyphosate Increases Cancer Risk by 41%, Study Says». CNN, 15 de febrero de 2019, https://edition.cnn.com/2019/02/14/health/us-glyphosate-cancer-study-scli-intl/index.html

centeno y el triticale, un cruce entre trigo y centeno.[14] Estas proteínas reciben el nombre de *prolaminas,* de las cuales existen varias, pero todas ellas tienen estructuras y propiedades similares.[15]

Las proteínas del gluten son muy elásticas, motivo por el cual los cereales que contienen gluten se utilizan para hacer pan y otros productos horneados. Estos alimentos constituyen una gran parte de las dietas modernas, con una ingestión estimada en el mundo occidental de entre 5 y 20 g por día.[16]

Pues resulta que las enzimas de tu tracto digestivo pasan un mal rato para descomponer estas proteínas, y la digestión incompleta de proteínas facilita que los *péptidos* –grandes unidades de aminoácidos, que constituyen los bloques de construcción de las proteínas– crucen las paredes del intestino delgado y se difundan por todo tu organismo. Esto puede desencadenar respuestas del sistema inmune, que se han vinculado con varios trastornos relacionados con el gluten, como la enfermedad celíaca.[17]

Los cereales, y el gluten que contienen, no forman parte evidentemente de la mayoría de dietas bajas en carbohidratos. En teoría, ninguna dieta baja en carbohidratos es «perfecta», pero, cuando «permitimos que nuestros alimentos sean nuestra medicina», ocurre algo sorprendente: ¡que ya no necesitamos medicinas!

Mientras estaba escribiendo este capítulo, la revista *Current Opinion in Endocrinology, Diabetes and Obesity (Opiniones actuales sobre endocrinología, diabetes y obesidad)* publicó una sorprendente revi-

---

14. Biesiekierski, J. R.: «What Is Gluten?» *Journal of Gastroenterology and Hepatology*, n.º 32, pp. 78-81 (marzo de 2017), https://doi.org/10.1111/jgh.13703
15. Niland, B. y Cash, B. D.: «Health Benefits and Adverse Effects of a Gluten-Free Diet in Non-Celiac Disease Patients». *Gastroenterol Hepatol*, vol. 14, n.º 2, pp. 82-91, PMID: 29606920, PMCID: PMC5866307 (febrero de 2018).
16. Biesiekierski: «What Is Gluten?», *op. cit.*
17. Gutiérrez, S. *et al.*: «The Human Digestive Tract Has Proteases Capable of Gluten Hydrolysis». *Molecular Metabolism*, vol. 6, n.º 7, pp. 693-702 (2017), https//doi. org/10.1016/j.molmet.2017.05.008

sión de literatura académica sobre la ingestión de carbohidratos, el riesgo de enfermedades cardíacas y las estatinas. El título del artículo es «Statin therapy is not warranted for a person with high LDL cholesterol on a low-carbohydrate diet» (La terapia con estatinas no está justificada para una persona con colesterol LDL elevado que sigue una dieta baja en carbohidratos).[18]

La cetosis

Si sigues este plan, probablemente obtendrás una bonificación adicional de salud. Vas a estar en estado de cetosis la mayor parte del tiempo, lo cual es positivo. La cetosis no es una moda o una manía más en cuestiones de salud. Existen muchas razones para creer que la cetosis fue el estado nutricional saludable por defecto del que disfrutaron los seres humanos durante 2,5 millones de años, hasta que la Revolución Agrícola llegó hace 12 000 años.[19]

Nuestros antepasados cazadores-recolectores estaban peor que nosotros en muchos aspectos, pero no en su estilo de vida dietético, y nosotros estamos pagando el precio con las enfermedades metabólicas modernas, la inflamación y nuestra mala salud.

¿Qué es la *cetosis?* Por decirlo de forma sencilla, es cuando el cuerpo utiliza las cetonas para obtener energía.

Los carbohidratos son la principal fuente de energía del organismo. Pero cuando se reduce la ingestión de carbohidratos a menos de 50 g por día, la secreción de insulina se reduce y se agotan las reservas de glucógeno. Entonces, el organismo pasa por una serie de cambios metabólicos en los que se dan dos procesos: la glucogénesis y la cetogénesis.[20]

---

18. Diamond, D. M. *et al.*: «Statin Therapy Is Not Warranted for a Person with High LDL-Cholesterol on a Low-Carbohydrate Diet». *Current Opinion in Endocrinology, Diabetes, and Obesity*, vol. 29, n.º 5, pp. 497-511 (octubre 2022), https://doi.org/10.1097/med.0000000000000764
19. Phillips: «Metabolic Strategies in Health Care: A New Era», *op. cit.*
20. Masood: «Ketogenic Diet», *op. cit.*

La glucogénesis es el proceso mediante el cual el propio organismo elabora glucosa, algo que lleva a cabo principalmente en el hígado. Pero cuando la disponibilidad de glucosa desciende y la glucogénesis es incapaz de satisfacer las demandas de energía, se pone en marcha otro proceso, la cetogénesis, cuyo objetivo es proporcionar cuerpos cetónicos como fuente de energía alternativa. Un bajo nivel de glucosa en la sangre reduce la secreción de insulina, lo cual reduce también drásticamente las grasas y el almacenamiento de glucosa.

Otros cambios hormonales pueden contribuir también a la creciente descomposición de grasas, que da como resultado los ácidos grasos.[21]

Los ácidos grasos se metabolizan en cuerpos cetónicos básicos, como la acetona, que se acumulan en la medida en que la dieta cetónica se mantenga. A este estado metabólico se lo denomina *cetosis nutricional.* Siempre y cuando se prive al organismo de carbohidratos, el metabolismo se mantendrá en estado cetónico. El estado de cetosis nutricional se considera seguro, dado que los cuerpos cetónicos se producen en pequeñas concentraciones sin alteración alguna del pH de la sangre.

Este estado difiere mucho de la cetoacidosis, que puede poner en peligro la vida en tanto en cuanto los cuerpos cetónicos se producen en concentraciones mucho más grandes, alterando el pH de la sangre hasta llevarlo a un estado acidótico.[22]

Los cuerpos cetónicos constituyen una fuente de energía de fácil uso para el corazón, los tejidos musculares y los riñones, y son capaces de cruzar la barrera sanguínea cerebral, con lo que se consigue una fuente de energía alternativa para el cerebro. Pero aún hay más, pues los cuerpos cetónicos producen más adenosín trifosfato –del cual se dice que es un «supercombustible»– que la glucosa.

De este modo, el organismo mantiene una eficaz producción de combustible, incluso durante un déficit calórico. Los cuerpos cetó-

21. Ibíd.

22. Ibíd.

nicos reducen también los daños de los radicales libres y potencian la capacidad antioxidante.[23]

Una dieta cetogénica trae inmensos beneficios para la salud. En un experimento, se sometió a un grupo de voluntarios a una dieta cetogénica durante tres días y, en tan corto espacio de tiempo, perdieron peso, mejoraron la sensibilidad a la insulina y redujeron la inflamación.[24]

Si padeces de diabetes o prediabetes, como me ocurrió a mí, convendrá que te pases a una dieta cetogénica. Uno de los biomarcadores de la diabetes es la hemoglobina A1C (HA1C), que es una medida del nivel medio de azúcar en sangre de los últimos dos o tres meses. Un nivel elevado de HA1C significa que tienes diabetes tipo 2.

¿Cómo puedes reducir tu nivel de HA1C?

Ingiriendo menos carbohidratos refinados.

La restricción de carbohidratos reduce los factores de riesgo cardiometabólicos en los pacientes con diabetes tipo 2 de manera significativa. Además, la reducción es lineal. El gráfico siguiente muestra los efectos de la reducción de carbohidratos en un grupo de pacientes con diabetes tipo 2.[25]

Una dieta keto es más fácil, más barata y más saludable que las inyecciones de insulina.

La evolución del metabolismo humano lo ha llevado a prosperar en un estado de cetosis, pues las cetonas proporcionan más energía que la glucosa sin desencadenar toda una hueste de enfermedades crónicas que ésta genera. ¿Por qué ahora todo el mundo tiene tanto miedo de la cetosis?

---

23. Ibíd.

24. Kim, E. R. *et al.*: «Short Term Isocaloric Ketogenic Diet Modulates NLRP3 Inflammasome via B-Hydroxybutyrate and Fibroblast Growth Factor 21». *Frontiers in Immunology*, n.º 13 (abril de 2022), https://doi.org/10.3389/fimmu.2022.843520

25. Jayedi, A. *et al.*: «Dose-Dependent Effect of Carbohydrate Restriction for Type 2 Diabetes Management: A Systematic Review and Dose-Response Meta-Analysis of Randomized Controlled Trials». *The American Journal of Clinical Nutrition*, vol. 116, n.º 1, pp. 40-56 (6 de julio de 2022), https://doi.org/10.1093/ajcn/nqac066

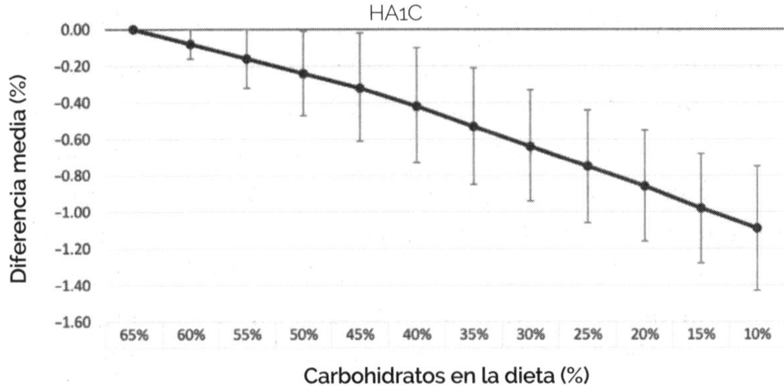

Efectos del consumo de carbohidratos en personas con niveles elevados de hemoglobina A1C.

Una objeción habitual es: «La dieta keto es insostenible».

Pero no es ésa mi experiencia. Llevo más de cuatro años con una dieta keto, si bien para mí ya no es siquiera una dieta. Es simplemente mi forma de comer, y me encanta.

El enfoque cetogénico es más que una dieta. Es un estilo de vida que te rendirá dividendos a largo plazo tanto en salud como en longevidad.

Cuánto comer

La respuesta breve aquí es: tanto como quieras, si bien lo que va a cambiar es cuánto querrás comer.

Si sigues el resto de las sugerencias y limitas tu ventana de ingestión de alimentos, y evitas también los carbohidratos refinados, los aceites vegetales y los cereales que componen muchos de los alimentos procesados y la comida basura, lo más probable es que entres en cetosis. Y esto tiene el curioso efecto de controlar tu apetito. Por decirlo de otro modo, al no sobreestimular tu apetito con carbohidratos refinados, éste volverá a la normalidad y te llegará antes la saciedad. Sólo tienes que darte cuenta de la diferencia de apetito que sientes tras comerte una patata frita (carbohidratos refinados) o una loncha de queso (grasa).

Será mejor adoptar esta costumbre cuanto antes (en la edad adulta), pero nunca es tarde para hacerlo, como tampoco es tarde nunca para mejorar tu salud y tu longevidad con cambios en el estilo de vida.

No es fácil hacer cambios en el estilo de vida. Es mucho más difícil que tomarse una pastilla, qué duda cabe. Pero normalmente será mucho más efectivo.

No hagas dietas y comienza a comer desde ya del modo en que vas a comer para el resto de tu vida. Ése es el secreto para mantener el Plan AIPA.

Pero antes de dejar a un lado el tema de la nutrición, te voy a dar un par de consejos más.

Come –no bebas– calorías

Una de las mejores maneras de tomar el control de tu nutrición es que no te bebas las calorías.

Todo el mundo sabe que frutas como las naranjas y las manzanas son saludables si se toman con moderación. ¿De qué modo conviertes en poco saludable una naranja o una manzana? Poniéndola en la licuadora.

Las frutas, en su estado natural, contienen dos tipos de fibra: fibra soluble, que se disuelve fácilmente en agua, y fibra insoluble, que no lo hace. Ambos tipos de fibra operan conjuntamente para formar una barrera protectora dentro del intestino delgado, ralentizando el ritmo con el cual tu organismo absorbe los nutrientes, incluido el azúcar. Esto evita la sobrecarga repentina en el hígado por tener que procesar tanto azúcar para convertirlo en grasas.[26]

---

26. Philpott, T.: «We Don't Mean to Ruin Smoothies, but ...». *Mother Jones,* 16 de marzo de 2016, https://www.motherjones.com/food/2016/03/are-smoothies-devil/

Sin embargo, cuando conviertes en zumo una fruta en la licuadora, el proceso destruye la fibra insoluble y, sin ella, la fibra soluble no puede formar la barrera que ralentiza la ingestión de azúcar.[27] Como consecuencia de ello, el zumo de la fruta genera una mayor respuesta insulínica y una caída mayor en los niveles de glucemia posabsortiva que la fruta entera.[28]

El diagrama que viene a continuación muestra los efectos que tiene beber zumo de naranja frente a la ingestión natural de la naranja íntegra en los niveles de glucosa e insulina en sangre.

Efectos de las naranjas enteras y del zumo de naranja sobre los niveles séricos de insulina

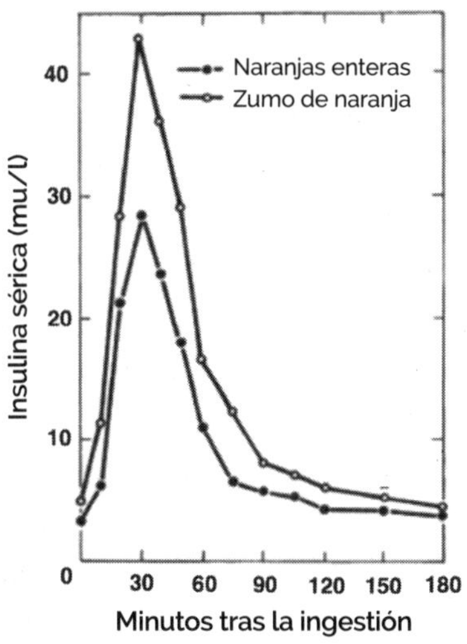

Efectos del zumo de naranja frente a las naranjas enteras en los niveles de insulina.

27. Ibíd.
28. Bolton, R. P. *et al.*: «The Role of Dietary Fiber in Satiety, Glucose, and Insulin: Studies with Fruit and Fruit Juice». *The American Journal of Clinical Nutrition*, vol. 34, n.º 2, pp. 211-217 (1 de febrero de 1981), https://doi.org/10.1093/ajcn/34.2.211

Las uniones estrechas del intestino delgado son importantes para la salud intestinal,[29] y la fructosa altera estas uniones provocando cambios en el microbioma, y generando permeabilidad intestinal e inflamación.[30] Bebiendo zumo de frutas en vez de comerte la fruta entera, estarás ingiriendo una gran cantidad de fructosa de golpe, toda la cual irá directamente al hígado a través del intestino delgado.

Puede que te estés haciendo preguntas sobre las bebidas dietéticas. Aunque te las vendan con etiquetas en las que ponga «bajo en azúcar» o «bajo en calorías», van a seguir estimulando la secreción de insulina, que es el factor principal para el almacenamiento de grasa y la obesidad, más que las calorías por sí solas. De modo que no, las bebidas dietéticas no ayudan con el control de peso y no son una opción saludable.

Las bebidas dietéticas son uno más de los muchos alimentos procesados y comidas basura, y estos alimentos son el enemigo.

Lee las etiquetas de los alimentos

El 90 % de los alimentos que puedes encontrar en las tiendas de alimentación hoy en día no existían siquiera hace 100 años, ni tampoco el 90 % de las enfermedades que vemos hoy en día.

¿Acaso es esto una coincidencia?

¿Cómo puedes reconocer los alimentos procesados o la comida basura? Te lo voy a decir: todos tienen una etiqueta… o, bueno, la mayoría la tienen.

¿Acaso todos los alimentos que no llevan etiqueta son sanos? No, pero la mayoría sí que lo son.

---

29. Di Ciaula, A. *et al.*: «Liver Steatosis, Gut-Liver Axis, Microbiome and Environmental Factors. A Never-Ending Bidirectional Cross-Talk». *Journal of Clinical Medicine*, vol. 9, n.º 8 (14 de agosto de 2020), https://doi.org/10.3390/jcm9082648

30. Cho, Y-E. *et al.*: «Fructose Promotes Leaky Gut, Endotoxemia, and Liver Fibrosis through Ethanol-Inducible Cytochrome P450-2E1–Mediated Oxidative and Nitrative Stress». *Hepatology*, vol. 73, n.º 6, pp. 2180-2195 (junio de 2021), https://doi. org/10.1002/hep.30652

Lee siempre las etiquetas de los alimentos. O, mejor aún, ingiere alimentos que no lleven etiqueta.

Cuando más se parezca tu lista de la compra a esto, más salud tendrás.

- ❑ Huevos
- ❑ Carne
- ❑ Pollo
- ❑ Pescado
- ❑ Verduras
- ❑ Queso

La boca es la puerta de entrada a una buena o una mala salud. Elige sabiamente, amigo mío.

Observa el orden de los alimentos

Te has abastecido de ingredientes integrales preagrícolas, has preparado la comida con aceite sano y lo tienes todo dispuesto para tu primera, y ojalá que única, comida del día. Es hora de comer, ¿verdad?

No todavía.

Nos queda un último consejo que darte: la secuencia de los macronutrientes.

Y es que es importante el orden en que te comes los alimentos. Comienza con las grasas y las proteínas, y deja los carbohidratos para el final. Dejando los carbohidratos para el final, reduces la respuesta de insulina y glucosa. Si te comes los carbohidratos al principio, se disparan los niveles de insulina y glucosa, y luego caen de forma aún más drástica.[31]

---

31. Fung, J.: «Why Food Order Matters (2022)». YouTube, 22 de mayo de 2022, https:// www.youtube.com/watch?v=o8TeVf6rR7k

El plan, segunda parte: Otros factores

Acabamos de ver cómo eliminar diversas toxinas de los alimentos. Los mejores cuidados médicos no van a poder enfrentarse a una dieta y un estilo de vida deficientes. Pero la dieta, por sí sola, tampoco es suficiente para generar una salud óptima. Tendrás que resolver también otros factores.

El estrés

Como ya se comentó en capítulos anteriores, el estrés es también una potente toxina; concretamente, el estrés crónico, pues éste se correlaciona con el cortisol, la inflamación y la resistencia a la insulina. Cuanto mayor sea tu nivel de estrés crónico, más fácil te resultará ganar peso y caer por la pendiente de las enfermedades crónicas de las que hemos hablado.

Una forma de reducir el estrés crónico que se suele pasar por alto es tener una mascota. Las mascotas pueden constituir una parte importante de nuestra vida, dado que contribuyen a nuestra salud y longevidad al reducirnos el estrés y enseñarnos el camino del amor incondicional. Seguro que notaste la diferencia en cuanto tuviste a tu primer perro. En la práctica, cualquier mascota puede ser un apoyo emocional y un alivio para el estrés, al tiempo que nos enseña gratitud y amor incondicional.

¿Acaso los beneficios de un estilo de vida sano se aplican exclusivamente a los seres humanos? ¡Decididamente, no! Aunque nuestras mascotas difieren de manera significativa en su biología, muchos de los principios de este libro se pueden aplicar a perros y gatos. Por ejemplo, hay comidas basura para mascotas que habría que evitar por completo, pues tanto perros como gatos desarrollan diversas formas de diabetes y otras muchas enfermedades crónicas.

Con nuestro perro Butter, evitamos los azúcares, los cereales y los aceites de semillas en su alimentación siempre que podemos. Para aquellas personas que quieran profundizar más en la longevidad de su mascota, les recomiendo Ageless Paws, que es una empresa nueva con la que estoy colaborando para desarrollar ideas específicas para perros y gatos con el fin de incrementar su longevidad, utilizando los mismos enfoques que estamos aplicando a la longevidad humana. Pues sí, la mTOR hace su magia también con perros y gatos. Si quieres más información, visita www.robertlufkinmd.com/recommended

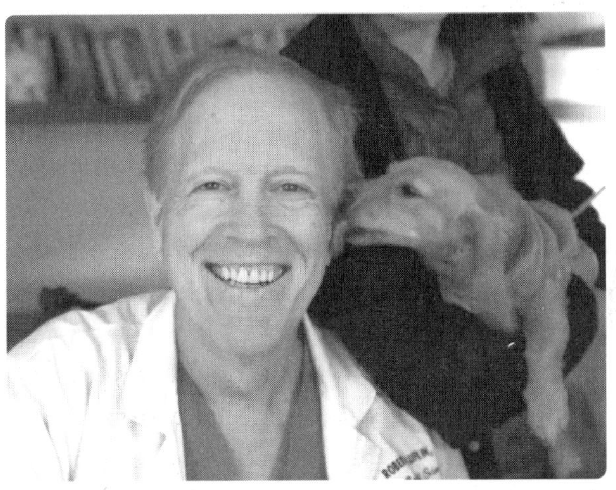

Butter y yo ayudándonos a relajarnos mutuamente.

El sueño

Las alteraciones del sueño también son tóxicas. Puedes dar una solución a tu dieta, a tus toxinas y a tus deficiencias, pero, si tienes el sueño alterado, tu metabolismo seguirá funcionando mal.

Durante décadas, estuve llevando un localizador para mi práctica médica, encendido las 24 horas del día durante los 7 días de la semana. Me sentía orgulloso de que pudieran recurrir a mí a todas horas y creía que eso me hacía más duro. Pero ahora me doy cuenta de que aquello me enfermaba. Peor aún, era también un riesgo para mis pacientes. En 2011, el Consejo de Acreditación de la Formación Médica Superior limitó las horas de trabajo de los médicos residentes de primer año a no más de 16 horas consecutivas por turno. Y en un estudio se descubrió que, durante los años en que ese límite estuvo vigente, los errores médicos reportados por los médicos residentes y los eventos adversos cayeron en más de un tercio. Y se redujeron en casi dos tercios los errores médicos que tuvieron como consecuencia la muerte del paciente.

Este límite se eliminó en 2017, permitiendo a los residentes hacer turnos de nuevo de 24 horas.[32]

Cuida de tu sueño y de tu salud, pues, más allá de reducir el número de errores en tu trabajo, un sueño adecuado va a mejorar tu salud metabólica.

El sueño afecta a las hormonas que controlan el hambre y la saciedad. La falta de sueño eleva la ghrelina, una hormona que estimula el apetito, y reduce la leptina, una hormona que quita el apetito y genera la sensación de saciedad. También reduce la capacidad para convertir la grasa en energía, propiciando un mayor almacenamiento de grasa. Dormir suficiente, entre siete y ocho horas por noche, te puede ayudar a regular el apetito y el peso.[33]

Por otra parte, la calidad del sueño también es importante. Un sueño de mala calidad reduce la tasa en la que tu organismo quema las grasas, y el no dormir en sincronía con tu ritmo circadiano inhibe también la capacidad para metabolizar la glucosa, eleva el cortisol y estimula la sobreproducción de insulina, dando lugar a un incremento de azúcar en la sangre y de resistencia a la insulina.[34]

Aquí tienes algunos consejos para disfrutar de un sueño de calidad:

- Establécete un horario regular.
- Toma el Sol.

---

32. Weaver, M. D. *et al.*: «National Improvements in Resident Physician-Reported Patient Safety After Limiting First-Year Resident Physicians' Extended Duration Work Shifts: A Pooled Analysis of Prospective Cohort Studies» *BMJ Quality & Safety,* 10 de mayo de 2022, https://doi.org/10.1136/bmjqs-2021-014375
33. Breus, M.: «4 Things to Know about How Sleep Affects Metabolism». The Sleep Doctor, 14 de junio de 2022, https://thesleepdoctor.com/physical-health/sleep-and-weight loss/
34. Ibíd.

- Evita usar dispositivos electrónicos justo antes de irte a la cama.
- Saca todos los dispositivos electrónicos del dormitorio y apaga el wifi.
- Limpia tu mente haciendo una lista de las cosas que tienes que hacer mañana.
- Haz unos estiramientos ligeros o yoga antes de irte a dormir.
- Utiliza prácticas de relajación, como la meditación o la respiración profunda.
- Crea un ritual de relajación diario nocturno para predisponerte para el sueño.

Siempre hay emergencias y situaciones que nos exigen mantenernos despiertos hasta tarde o levantarnos pronto, pero no lo conviertas en una rutina. Intenta evitar las situaciones en las que tu sueño se vea interrumpido.

Si tu trabajo requiere que pases la noche en vela, considera la posibilidad de despertarte sólo cuando se requiera tu intervención, y luego vuelve a dormirte en cuanto puedas.

El ejercicio físico

Tómate el ejercicio como si fuera una droga y controla las dosis, pues un exceso de ejercicio puede ser tan perjudicial como la falta de ejercicio. Así pues, convendrá que hagas suficiente deporte como para alcanzar tus objetivos de estado de forma, pero no más, porque podrías potenciar la inflamación.

Mantén la motivación en el ejercicio contando a los demás los objetivos que te marcas, pues de este modo será más difícil que abandones.

Yo me he registrado en un sitio web gratuito que lleva la cuenta de los kilómetros que recorro con la bicicleta estática. Al principio, me organicé un viaje por todo Estados Unidos equivalente a casi 5000 kilómetros para recaudar fondos para una causa no lucrativa. Ésta es siempre una buena idea, pero lo importante aquí fue que esto me llevó a anunciar el objetivo propuesto entre mi círculo de amigos, lo cual me llevó a forzarme por llevarlo a término.

Mi objetivo consistía en hacer bicicleta durante una hora cada día hasta cubrir en torno a 16 kilómetros. Era lo primero que hacía por las mañanas antes de que se levantaran mi mujer y mis hijos. Y yo aprovechaba el tiempo para leer artículos científicos o para ver vídeos educativos sobre salud y longevidad.

¿Que qué tal me fue? En el primer año superé los 5000 kilómetros, de modo que aumenté el desafío hasta los 10 000 kilómetros cruzando Estados Unidos, ¡y regresando! Mientras escribo estas líneas, he pasado de la marca de los 10 000 kilómetros, de modo que estoy actualizando ya mi reto para darle la vuelta al mundo: mi objetivo ahora son los 40 000 kilómetros.

Hay muchos sitios web donde puedes llevar un registro de tu ejercicio sin cargo alguno. Éste es el que yo utilizo: www.justgiving.com/fundraising/robert-lufkin

Tú puedes poner en marcha tu propio reto gratuitamente. Ya me dices cómo te va. Just-Giving está vinculado con Fitbit o con Strava para registrar automáticamente tus logros haciendo ejercicio. Lo único que tienes que hacer es elegir una causa no lucrativa, anunciar tu compromiso a todos tus amigos y listo.

El ejercicio cerebral

Aprender otro idioma o aprender a tocar un instrumento musical va a mantener activo tu cerebro. Existen muchas maneras de aprender otro idioma. Puedes hacerlo del modo tradicional, yendo a una escuela de idiomas o recibiendo clases particulares; o puedes registrarte en alguna de las muchas plataformas de aprendizaje *online,* como Duolingo. Yo estoy aprendiendo ahora mandarín, y llevo ya 1300 días consecutivos. Si quieres ver mis progresos, mi nombre de usuario en Duolingo es *Rob225625.* Entra y cuéntame lo que tú haces.

Una vez que hayas comenzado a aprender otro idioma, puedes potenciar tu aprendizaje cambiando el idioma de Siri, de Alexa, de Google o de cualquiera que sea tu asistente virtual. Por ejemplo, Siri sólo responde ahora a mis órdenes en mandarín en mi iPhone. Eso me obliga a no hacer trampas con la pronunciación. ¡很 好!

El plan, tercera parte: Inmersión más profunda y *biohacking*

Esta parte del plan es opcional y está dirigida exclusivamente a aquellas personas que quieren meterse a fondo, por decirlo así, y ver cómo funcionan realmente las cosas. Este apartado es, en realidad, todo un libro en sí mismo. Por favor, hazme saber si estarías interesado en esto. (Por cierto, estoy considerando temas para mi próximo libro).

Por una cuestión de conveniencia, nuestro sistema médico se ha simplificado enormemente. Algunos dirán incluso que es una simplificación excesiva. Y es, en gran parte, una simplificación binaria: o tienes diabetes o no la tienes. Esto les viene muy bien a quienes tratan con las facturas del seguro y a los estudios científicos, pues les hace los cálculos más fáciles.

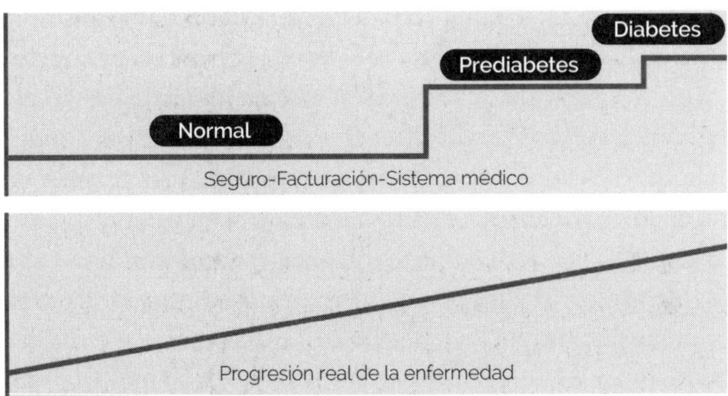

Comparación entre el enfoque binario de la enfermedad y la realidad.

Pero las enfermedades crónicas de las que hablamos en este libro no funcionan así, pues la obesidad, la diabetes, las enfermedades cardiovasculares o el alzhéimer no aparecen de la noche a la mañana. Estas enfermedades empiezan a aparecer años o décadas antes de que te hagan finalmente un diagnóstico. Si puedes detectar las señales de advertencia pronto, entonces podrás revertir los procesos antes de que sea tarde.

La evaluación

Comenzaremos por evaluar tu línea base de salud. He aquí algunos exámenes que puedes utilizar para establecerla y con los que puedes detectar anomalías insospechadas. Pero, aún en el caso de que la línea base salga normal, convendrá repetir las pruebas para poder detectar cambios con una mayor facilidad. Dicho de otro modo, aunque no tengas sospechas de toxicidad en tu entorno o de declive cognitivo precoz, no por ello estas pruebas dejarán de ser valiosas.

Nos vamos a esforzar por obtener valores óptimos, no por obtener valores normales. En Estados Unidos, hasta el 88 % de las personas tienen una mala salud metabólica, de modo que *normal* no es precisamente el objetivo deseable.

Las pruebas de laboratorio

Siempre puedes pedirle a tu médico que te hagan algunas pruebas de laboratorio, pero también puedes pedir las pruebas por ti mismo en la mayoría de los estados de Estados Unidos. Aunque tengas que pagar por ellas, normalmente te costarán menos de lo que te costarían con tu médico si utilizas un seguro, pero tendrás que pagar una franquicia. Además, puedes conseguir que te hagan muchas más pruebas de las que tu médico estaría dispuesto a solicitar en la mayoría de los casos.[35]

Una de las preguntas más habituales que me formulan es qué análisis de sangre solicito normalmente para mí mismo. Existen varios biomarcadores que compruebo de forma regular, y lo hago desde casa con un simple pinchazo en la yema del dedo, muestra de sangre que luego envío por correo para que la procesen. El mejor servicio que he encontrado me lo proporciona un paquete de 22 pruebas. Hay 2 de ellas que yo normalmente no utilizo, pero, si pido el paquete completo, me cuesta menos de 15 dólares por mar-

35. A diferencia de otros países donde la sanidad pública está relativamente bien financiada por el Estado, la sanidad pública en Estados Unidos es muy deficiente, y el sistema médico de este país está en gran medida controlado por empresas sanitarias y aseguradoras privadas, con los consiguientes costes para cualquier gestión. *(N. del T.)*

cador y obtengo los resultados con rapidez, en los que se ofrecen incluso sugerencias para gestionar cualquier valor anormal que haya podido salir. He aquí las pruebas que incluye el paquete:

- HbA1c
- Insulina
- Triglicéridos
- HDL
- Ratio TG/HDL
- Homocisteína
- hsCRP
- Cortisol
- Colesterol total
- Testosterona
- Ratio testosterona-cortisol
- LDL
- Ratio TC/HDL
- ApoA1
- ApoB
- Ratio ApoA1-ApoB
- Vitamina D
- Ferritina
- TSH
- Sulfato de DHEA
- FSH
- Estradiol

Si quieres probar este test, visita mi web en www.robertlufkin-md.com/recommended y utiliza el código BOOKLABSAVE20, con el que obtendrás 20 dólares de descuento. Pruébalo y hazme saber cómo te ha ido y si te gusta.

Los relojes biológicos

Los relojes biológicos pueden ser valiosos para evaluar nuestra edad biológica (la edad del organismo) a diferencia de la edad cronológica (la que figura en tu pasaporte). Existen muchos tipos de relojes de edad biológica, que van desde el uso de la metilación epigenética del ADN hasta los marcadores cardíacos o cerebrales.

El reloj de la metilación epigenética del ADN

Nuestra edad cronológica es la que figura en documento o cédula de identidad, de conducir o en el pasaporte. Sin embargo, nuestra edad biológica es la verdadera edad de nuestros sistemas corporales. La metilación epigenética del ADN ha resultado ser una de las formas más poderosas de evaluar nuestra edad biológica, pues el epigenoma controla el modo en que tus genes se expresan y, aunque no podemos cambiar nuestro genoma, el epigenoma sí se puede reprogramar a través de las decisiones que tomamos en nuestro estilo de vida. Estos marcadores cambian en respuesta a factores tales como la nutrición, el sueño, el estrés, etc. Leyendo esos marcadores podemos discernir, directamente desde la fuente, cómo está envejeciendo nuestro cuerpo. Esta empresa es la empresa líder en este tipo de relojes biológicos. Puedes encontrar más información en www.robertlufkinmd.com/recommended

El reloj de la glucosilación

Posiblemente, la inflamación sea el principal factor causante de las enfermedades crónicas y del envejecimiento, y el reloj biológico que se centra en la inflamación crónica, concretamente la glucosilación, es el reloj de GlicanAge. Éste es el reloj que yo utilizo cuando quiero abordar concretamente la edad biológica general tomando como base los efectos de la inflamación en diversos sistemas: www.roberlufkinmd.com/recommended

El reloj biológico epigenético PhenoAge

PhenoAge es un revolucionario biomarcador epigenético del envejecimiento que analiza nueve biomarcadores y determina tu edad fenotípica. Ésta es una medida de tu edad biológica, no sólo de tu edad cronológica. Supera con creces medidas previas en lo referente a predicciones para diversos resultados del envejecimiento, incluida la mortalidad por todas las causas, los cánceres, la esperanza de salud, el funcionamiento físico y la enfermedad de Alzheimer.[36]

Si tu edad biológica es menor que tu edad cronológica, enhorabuena. Si no, aún estás a tiempo de emprender la acción. Puedes encontrar más información sobre este test en robertlufkinmd.com/bookguide

---

36. Levine, M. E. *et al.*: «An Epigenetic Biomarker of Aging for Lifespan and Healthspan». *Aging*, vol. 10, n.º 4, pp. 573-591 (18 de abril de 2018), https://doi.org/10.18632/aging.101414

El Cuestionario de Toxicidad por Síntomas Múltiples (MSQ)

Toxinas hay por todas partes y, en el mundo actual, nos encontramos con plomo, mercurio, humo, emisiones del tráfico, moho, pesticidas y todo tipo de sustancias químicas nocivas. Pues bien, aquí tienes un test de síntomas de las toxinas que te permitirá determinar si en tu entorno hay alguna toxina oculta para, si así fuera, dar los pasos necesarios para eliminarla y mitigar sus efectos en tu vida.

Los síntomas médicos son la clave para el diagnóstico de muchas dolencias, y aquí te ofrezco un test práctico de síntomas que tú mismo te puedes administrar y que te puede ayudar a diagnosticar algunas de las dolencias crónicas más problemáticas y ambiguas, sobre todo las que se derivan de diversas toxicidades.

Un signo médico es un fenómeno objetivo y observable, como el enrojecimiento de la piel, que puede ser identificado por cualquier persona.

Por otra parte, un síntoma es una experiencia subjetiva, como el dolor, que no puede ser identificado por nadie más salvo por quien lo padece.

Dicho de forma sencilla, un signo es objetivo y un síntoma es subjetivo.

El médico puede diagnosticar normalmente una dolencia médica con más facilidad si ésta tiene signos observables y dispone de una descripción subjetiva de los síntomas del paciente.

Los síntomas médicos son útiles para detectar las complicaciones agudas de las enfermedades crónicas, y son relativamente específicos, como un dolor de pecho que irradia hacia el brazo izquierdo, en el caso de un ataque al corazón, o un severo dolor de cabeza, que podría indicar algún tipo de infarto cerebral.

El problema con las enfermedades crónicas, y especialmente con las dolencias relacionadas con toxinas, es que los síntomas subyacentes no suelen ser específicos.

El Cuestionario de Toxicidad por Síntomas Múltiples, o MSQ, está basado en el Cuestionario de Síntomas Múltiples del Instituto para la Medicina Funcional, e identifica síntomas que nos pueden ayudar a concretar las causas subyacentes de una enfermedad y a rastrear los síntomas de forma permanente. Es una prueba sencilla que nos permite identificar problemas en categorías específicas de salud y nos ayuda a determinar dónde debemos enfocar la energía y los esfuerzos.

Si tu puntuación indica que existen toxinas que están afectando tu salud, o si sientes que pueden estar afectando tu salud, convendrá que busques consejo profesional. Puedes encontrar más información sobre este test en www.robertlufkinmd.com/bookguide

El SAGE

A continuación, vamos con una evaluación cognitiva. El Examen Gerocognitivo Autoadministrado (SAGE, por sus siglas en inglés) es una evaluación de línea base cognitiva que puedes realizar en casa y que te puede ayudar a detectar signos precoces de demencia, trastornos cognitivos o de memoria, y enfermedad de Alzheimer.

No es un diagnóstico, por lo que no te va a decir si tienes una enfermedad específica. Pero lo que hace es una exploración de posibles deficiencias cognitivas. Una vez que realices el test, compártelo con tu médico o médica de atención primaria. Al igual que otras cosas en esta sección, aunque los resultados sean normales, te pueden servir de línea base de cara al futuro. Puedes encontrar más información acerca de este test en www.robertlufkinmd.com/bookguide

Las pruebas médicas por imágenes

Existen diversas pruebas médicas basadas en imágenes, entre las que se incluyen la radiología y la colonoscopia, que tu médico puede prescribirte y cuyo coste pagará normalmente tu seguro. Sin embargo, existe un examen por imágenes que yo recomiendo especialmente y que no está cubierto por las aseguradoras en la mayoría de los estados. Por otra parte, y afortunadamente, no es necesario que lo pida un médico, por lo que puedes solicitarlo tú mismo.

Puntuación de calcio en las arterias coronarias por TC

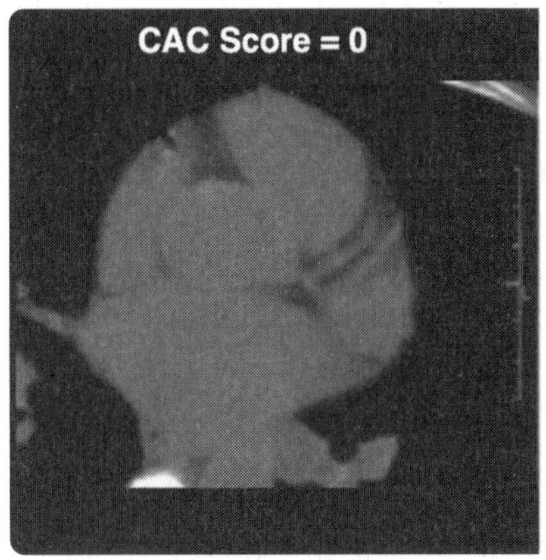

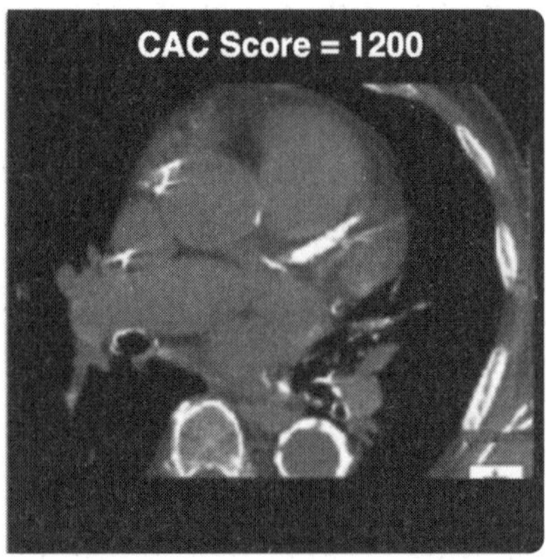

TC de calcio en las arterias coronarias con una puntuación normal, a la izquierda, y una puntuación de 1200 a la derecha.

La puntuación de calcio en las arterias coronarias por tomografía computarizada (o CT CAC) no es como la mayoría de las pruebas, pues no sólo te dice el riesgo que tienes de padecer una enfermedad cardíaca, sino que te muestra también la propia enfermedad y el daño endotelial que puedas tener.

El calcio en las arterias coronarias es el factor más preciso para determinar el riesgo de enfermedad coronaria y, dado que todas las enfermedades crónicas tienen los mismos factores inflamatorios y metabólicos, la puntuación de CT CAC te puede ayudar también a determinar el riesgo de demencia, infarto cerebral, diabetes, hipertensión, fractura de cadera, cáncer y otras enfermedades crónicas. Incluso se ha llegado a sugerir como reloj de edad biológica en algunos estudios de longevidad.[37]

Puedes obtener esta puntuación mediante un escáner CAC. Normalmente, este escáner no va a estar cubierto por el seguro, de

37. Lufkin, R.: «028-Robert Lufkin MD». Robert Lufkin MD, 19 de noviembre de 2021, https://www.robertlufkinmd.com/028-robert-lufkin-md/

modo que tendrás que pagarlo de tu bolsillo. En la mayoría de sitios lo podrás encontrar por alrededor de 150 dólares o menos, pero te mostrará el grado de calcificación que tienes en los vasos sanguíneos más cercanos al corazón.

Cuanto mayor sea la puntuación CAC, mayor será el riesgo de una enfermedad cardíaca. Es una prueba bastante más efectiva para evaluar el riesgo de enfermedad cardíaca que los niveles de colesterol LDL, porque una persona con un colesterol LDL alto puede tener una puntuación CAC de cero, en tanto que alguien con una puntuación alta de CAC puede estar aparentemente sano en lo relativo a sus niveles de colesterol LDL.[38] Éste puede ser un poderoso motivador para tomar decisiones sabias con tu salud.

Las intervenciones

Alternativas al ayuno

Casi todos los expertos coinciden en señalar que el ayuno es sumamente positivo para la salud y la longevidad, pero, por desgracia, no siempre es una opción factible para muchas personas. No obstante, existen otras estrategias que pueden proporcionar los beneficios del ayuno sin tener que dejar de ingerir alimentos.

La dieta que imita el ayuno

Junto con el ayuno intermitente diario, un ayuno ocasional prolongado, de más de 48 horas, puede ofrecer beneficios fisiológicos adicionales. Como ya hemos comentado, el ayuno apaga la mTOR, permitiendo que se active la autofagia, que es un mecanismo de limpieza celular. Pero la autofagia no se pone en marcha en el momento en que dejas de comer. Tu organismo necesita ayunar un tiempo mínimo para poner en marcha este mecanismo. En rea-

38. The Biotics Education Team: «Understanding (and Using) the CAC Scan». Biotics Research Blog, accedido el 18 de septiembre de 2022, https://blog.bioticsresearch.com/understanding-and-using-the-cac-scan

lidad, los mayores beneficios de la autofagia no se manifiestan verdaderamente hasta después de dos o tres días de ayuno con agua. Sin embargo, hacer un ayuno con agua más allá de dos días puede ser problemático, e incluso peligroso, sin la adecuada supervisión.

La dieta que imita el ayuno (FMD por sus siglas en inglés) es una novedosa solución propuesta por el doctor Valter Longo tras décadas de exhaustivas investigaciones buscando una solución al ayuno prolongado que pudiera ser aceptable para la mayoría de las personas. La FMD ofrece una vía para experimentar el ayuno al tiempo que disfrutamos de los alimentos y nos nutrimos con ellos. Elaborada a lo largo de 30 años de meticulosos estudios, con más de 48 millones de dólares de financiación para su investigación y desarrollo –incluyendo financiación pública de los Institutos Nacionales de la Salud de Estados Unidos y de la Unión Europea–, la FMD delimita la cantidad precisa y la proporción de ingredientes y macronutrientes que se deben consumir. ¿Cuál es el objetivo? Proporcionar la cantidad óptima de nutrientes al tiempo que nos mantenemos por debajo del radar de los sensores de nutrientes del organismo que te sacan del estado de ayuno, como la mTOR.

La FMD parece ser demasiado buena para ser verdad, pero numerosas pruebas clínicas atestiguan sus sorprendentes resultados. Por ejemplo, personas con diabetes tipo 2 mejoraron la resistencia a la insulina y, en algunos casos, tuvieron una remisión de la diabetes. En un estudio clínico publicado, los participantes de seis rondas de FMD pudieron reducir la medicación de la diabetes, además de mostrar un descenso de 1,4 puntos en su HbA1c, es decir, en los niveles promedio de azúcar en sangre durante dos o tres meses. En el caso de ratones con ciclos múltiples de FMD se ha observado una regeneración de las células beta productoras de insulina, provocando la remisión de las diabetes tipo 1 y tipo 2.

Pero los beneficios de la FMD no se detienen aquí. Las personas que han seguido este programa científicamente respaldado perdieron peso al tiempo que conservaban la masa muscular. Esto significa que el peso perdido procedía de la grasa corporal, y no de la masa muscular ni del hueso. Esta pérdida de peso es positiva para la salud cardíaca, al favorecer unos niveles saludables de presión arterial, colesterol LDL y de marcadores inflamatorios, como la prueba de proteína C reactiva (PCR).[39] Pero las avanzadas investigaciones sobre la FMD van más allá de los resultados metabólicos. De hecho, las investigaciones más recientes muestran resultados prometedores con el alzhéimer, el cáncer, la depresión e, incluso, la salud de la piel. El impacto de este programa sobre el metabolismo ha demostrado una deceleración del envejecimiento biológico en sólo tres ciclos de FMD en dos años y medio de estudios preliminares.

En un estudio reciente, en el que se comparó la FMD con la dieta mediterránea –el actual patrón de referencia en nutrición para un corazón sano–, ambas mostraron unos efectos equivalentes y significativos sobre la salud cardiovascular durante un período de cuatro meses. Pero hay que destacar que la FMD protegió en mayor medida la masa muscular que la dieta mediterránea. Y lo que resulta particularmente interesante es que, aunque ambos protocolos se prolongaron durante cuatro meses, los participantes de la FMD sólo tuvieron que seguir el programa durante 20 de los 120 días, mientras que los participantes de la dieta mediterránea tuvieron que adherirse al cambio dietético todos y cada uno de los 120 días del estudio. Así, la FMD dio los mismos resultados con sólo una sexta parte del esfuerzo.

El doctor Longo diseñó una FMD de cinco días para que todas las personas pudieran acceder a sus beneficios. Este producto recibe el nombre de ProLon, y yo recomiendo a todo el mundo que siga este programa, al menos, en tres o cuatro ciclos cada año. Si no estás familiarizado con el ProLon, será mejor que sigas el programa de cinco días durante tres o cuatro meses consecutivos (cinco días al mes durante tres o cuatro meses consecutivos), para luego hacer un ciclo de cinco días trimestralmente. Dedicando sólo entre 15 y 20

39. Wei, Y. *et al.*: «ERβ promotes Aβ degradation via the modulation of autophagy». *Cell Death Dis*, vol. 10, n.º 565 (2019), https://doi.org/10.1038/s41419-019-1786-8

días al año a programas de imitación del ayuno podrás lograr muchos de los beneficios del ayuno de una forma más fácil y segura que con el ayuno tradicional. Quienes quieran saber más acerca de esto, visiten www.robertlufkinmd.com/recommended

Suplementos que imitan el ayuno

La mayoría de los expertos coinciden en destacar los beneficios del ayuno, pero son muchas las personas para quienes resulta difícil llevarlo a cabo. Y es que resulta que, durante el ayuno, el organismo produce ciertos compuestos que, aislados, son beneficiosos para la salud y la longevidad. Éste es el enfoque que ha adoptado Mimio, una empresa nueva cuyo objetivo es llevar los beneficios del ayuno al mayor número posible de personas.

Después de años de investigación y de colaboración con socios del más alto nivel, Mimio ha lanzado un suplemento para el cuidado celular biomimético diario. En la actualidad, Mimio está ayudando a innumerables personas en todo Estados Unidos a sacar partido del poder transformador de su propia biología para incrementar su lapso vital de salud y vivir al máximo. Puedes informarte sobre esto en www.robertlufkinmd.com/recommended

Otros suplementos sin prescripción médica

Las empresas que se dedican a la longevidad y el antienvejecimiento no suelen ofrecer resultados reales, basándose en conceptos desfasados, ingredientes ineficaces y combinaciones y dosis mejorables. Sin embargo, NOVOS, una empresa de utilidad pública líder en el campo de la longevidad, está plenamente arraigada en la ciencia de la longevidad. Con la ayuda de su equipo de científicos pioneros de la Facultad de Medicina de Harvard, del Instituto de Tecnología de Massachusetts y del Instituto Salk, en NOVOS diseñaron la primera solución mundial para abordar simultáneamente las doce causas raíz del envejecimiento que han sido demostradas científicamente.

Sus productos de venta sin receta, seguros y naturales, han demostrado tener notables resultados en estudios de terceros, que van desde la protección del ADN hasta la reducción de la senescencia celular, pasando por un descenso de la oxitosis/ferroptosis (proceso implicado en la neurodegeneración).

A tenor de tan destacados avances y de su compromiso con la ciencia de la longevidad, está claro por qué me decidí por NOVOS. Para más detalles, ir a www.robertlufkinmd.com/recommended

Alternativas al azúcar

Mientras que algunas personas pueden dejar el azúcar y otros edulcorantes de golpe (p. ej., los azúcares artificiales, los alcoholes azucarados, la estevia/fruta del monje), otras quizás opten por buscar un azúcar natural verdaderamente saludable.

Nuestro azúcar preferido, por una serie de razones de salud de peso (junto con su magnífico sabor y plena funcionalidad), es la alulosa, un extraño azúcar natural de origen vegetal certificado. La compañía que yo recomiendo para los productos de alulosa es la RxSugar®. RxSugar ofrece una amplia gama de productos de azúcar de alulosa certificados, que incluyen, además del azúcar de alulosa solo, barritas de chocolate, mezcla ecológica para tortitas, siropes de chocolate y café, etc. Sus productos son deliciosos, puros, certificados y nutritivos. Puedes echarles un vistazo aquí: www.robertlufkinmd.com/recommended

Suplementos de óxido nítrico

El valor del óxido nítrico (NO) para nuestra salud está fuera de toda duda, pues sus beneficios para los vasos sanguíneos, las células cerebrales y el sistema inmune se traducen en una mejora de salud en todas las más importantes enfermedades crónicas y en la propia longevidad. Y aunque las decisiones relativas al estilo de vida y la evitación de enjuagues bucales pueden ser útiles para mantener unos niveles adecuados de NO, todo el mundo puede beneficiarse de cualquier ayuda adicional.

Nitric Oxide Innovations ofrece un buen número de fórmulas orales sencillas que incrementan los niveles de NO sin necesidad de prescripción médica. Ésta es la fuente que yo recomiendo en este caso. Para más información, visita www.robertlufkinmd.com/recommended

Productos farmacéuticos

Cuando nuestros esfuerzos por mantener un estilo de vida saludable precisan de un apoyo extra más allá de los suplementos básicos, puede ser importante abordar necesidades más complejas. Pero navegar por este intrincado campo precisa de la orientación de especialistas que hayan consagrado su vida a esta área de experiencia. Para la sustitución hormonal, así como para la rapamicina, la metformina y otras candidatas potenciales para la longevidad, yo confío en una empresa para la gestión de este tratamiento vital. Entre los cientos de opciones posibles, esta empresa destaca por encima de mis preferidas. Para más información, www.robertlufkinmd.com/recommended

La salud ósea

Una de las áreas que se suele pasar por alto a la hora de seguir un plan para la salud general y la longevidad es la salud ósea, cuando la falta de salud en este campo se puede manifestar con la osteoporosis y otras enfermedades del hueso. Una fractura ósea es un inconveniente para la mayoría de las personas, pero no supone una amenaza para la vida. Sin embargo, en el caso de las personas mayores, sabemos que entre el 18 y el 33 % de estas personas que han sufrido una fractura de cadera fallece en el plazo de un año. Por otra parte, las mujeres tienen un mayor riesgo de pérdida ósea y de osteoporosis.

Kevin Ellis, conocido también como El *Coach* del Hueso™, es un experto en salud ósea y es a quien yo recomendaría para las personas con osteoporosis que deseen fortalecer sus huesos. Ellis ha conformado un programa útil y eficaz denominado Stronger Bones Solution (Solución Huesos más Fuertes) para que la gente comprenda mejor los riesgos de la osteoporosis y, más que nada, para que sepa qué hacer con ella. Para más información, visita www.robertlufkinmd.com/recommended

Estimuladores del nervio vago

La desregulación autónoma es un factor clave de la inflamación, la resistencia a la insulina y las enfermedades crónicas de las que se habla en este libro. Y, aunque existen muchas técnicas para la reducción del estrés, la estimulación directa del nervio vago es una de las áreas más interesantes en este campo en continua expansión. La empresa a la que yo recurro se llama Neurosym, y están desarrollando intervenciones novedosas en esta área. Puedes averiguar más sobre ellos en www.robertlufkinmd.com/recommended

El mercado de Superpower

Explorar los numerosos senderos para llevar un estilo de vida más sano puede resultar agotador, sobre todo en lo referente al control de avances y resultados. Mi solución preferida para simplificar todo esto es Superpower, el sistema de longevidad más inclusivo y fácil de usar del mundo. Con su amplio test de línea base anual, se aseguran de que sepas exactamente que está sucediendo en tu cuerpo, además de ofrecerte un plan personal para que te sientas mejor. En su mercado es más fácil encontrar cualquier prueba preventiva de salud, así como productos que podrías necesitar a lo largo de tu vida, seguir el rastro de tus datos de salud a lo largo del tiempo en un solo lugar y encontrar a los médicos y nutricionistas más adecuados en temas de longevidad. Superpower es el socio número uno de salud para toda la vida. Descubre más en www.robertlufkinmd.com/recommended. Te cambiará la vida.

Consulta de medicina funcional integrativa

Es bueno disponer de toda la información relativa a cómo vivir una vida sana y prolongada, pero, a veces, necesitamos algo más de ayuda para combinarlo en un todo coherente.

MaxWell Clinic, la moderna clínica del doctor David Haase, en Nashville, Tennessee, está consagrada a desentrañar el intrincado rompecabezas de «¿Qué genera la salud?».

Durante más de veinte años, Haase y su destacado equipo de clínicos han estado aplicando con éxito innovaciones en nutrición, genómica, función mitocondrial, biología de sistemas, aféresis, programación de células madre y optimización cerebral para que cada paciente pueda llevar una vida más sana y dichosa.

MaxWell Clinic está en la vanguardia en todo el mundo en la aplicación del Habitat Optimizing Plasma Exchange (intercambio de plasma optimizado al hábitat) (H.O.P.E.) para el tratamiento de la enfermedad de Alzheimer y la promoción de la longevidad. Este destacado tratamiento limpia la sangre al tiempo que induce mensajes celulares de regeneración. Puedes informarte mejor en www.robertlufkinmd.com/recommended

Últimas recomendaciones

Existen innumerables productos y servicios donde elegir en el mundo de la salud y la longevidad. He aquí unos cuantos que yo mismo utilizo o recomiendo. Aquí se incluye la última lista y enlaces activos a todos ellos. Escanea el siguiente código QR para informarte mejor, o bien visita: www.robertlufkinmd.com/recommended

¿Qué ocurrió en mi caso?

Me encantan los dulces, los productos horneados y los alimentos procesados. Pero quiero más a mi familia y quiero estar en este mundo por ellos. Yo tenía un poco de sobrepeso. Tenía prediabetes y presión arterial alta. Mi perfil de lípidos era alarmante, y tenía gota. Me di cuenta de que, si seguía así, no iba a estar en este mundo tanto como me gustaría.

Y dado que estoy dispuesto a hacer sacrificios por mi salud y por mi familia, evito los azúcares, los carbohidratos procesados, los aceites de semillas procesados y los cereales. Y me salto el desayuno y la comida del mediodía.

Al cabo de pocas semanas de comenzar con la dieta especificada arriba, me di cuenta de que me mareaba al levantarme. Esto puede deberse a una hipotensión, es decir, a una presión arterial baja.

Esto es habitual en pacientes con una dieta baja en carbohidratos refinados, sobre todo si están tomando fármacos para bajar la presión arterial. Normalmente, esto indica que la presión sanguínea está volviendo a su rango normal de valores. Después de consultarlo con mi médico, dejé de tomar medicamentos para la hipertensión y, desde entonces, tengo la presión arterial normal.

Mi perfil de lípidos mejoró también, sobre todo con los marcadores de enfermedad metabólica y riesgo cardiovascular. Aquí hubo una reducción de triglicéridos y un incremento del colesterol HDL. La puntuación CT CAC fue de cero. Tras hablarlo con mi médico, deje también de tomar estatinas.

Mi resistencia a la insulina desapareció. Volví a los rangos óptimos, como evidenciaron los niveles de HA1C, glucosa e insulina en ayunas. También pude dejar el medicamento para la diabetes que me había recomendado mi médico. La gota desapareció, y tengo los niveles de urato normales.

A este nuevo fenómeno de dejar de tomar medicamentos se le llama *desprescripción.* Si restauras tu salud metabólica con este plan, tu médico o médica podrá desprescribirte los medicamentos también a ti.

Tras revertir estas enfermedades en mí mismo con este plan de estilo de vida relativamente fácil de seguir, decidí que tenía que difundir el mensaje para ayudar a otras personas. Y aunque he escrito más de doscientos artículos científicos revisados por pares y una docena de libros de texto de medicina, todo esto iba dirigido a una audiencia técnica médica conformada por un número relativamente bajo de personas, lo cual me hizo percatarme de las limitaciones de esta estrategia. Y dado que nunca había escrito para una audiencia más general, decidí que tenía que intentarlo.

Así pues, me metí en varias redes sociales y creé una lista de correo. En estos momentos tengo más de 250 000 seguidores, y la lista sigue creciendo. Y dado que tú estás leyendo este libro, eso significa que ahora hay ya una persona más.

Mientras escribo esto, acabo de regresar de Costa Rica, donde me he pasado varios días grabando una serie documental sobre longevidad saludable, que será emitida por el PBS y por Discovery Channel.

Pero soy lo suficientemente sincero conmigo mismo para darme cuenta de que, si queremos cambiar realmente la atención sanitaria y llevar a la calle algunas de estas ideas, será necesario hacer mucho más. Así pues, para la siguiente etapa, he reunido a unos cuantos colegas y amigos para crear aquí, en California, lo que sería en esencia un plan sanitario de asistencia gestionada. Incluye a más de 100 000 pacientes directamente (y otros 300 000 de forma indirecta), integrando a 200 médicos de atención primaria y 600 especialistas. Este colectivo de médicos y especialistas es capaz de controlar la atención sanitaria que se les proporciona a estos pacientes y de acceder a absolutamente todos sus datos sanitarios. El colectivo de pacientes está compuesto por una población de extracción socioeconómica relativamente pobre que, por desgracia, no suelen tener acceso a la mejor atención sanitaria, y mucho menos a la tecnología más vanguardista. De modo que hemos convertido en nuestra misión cambiar esta situación.

Estamos creando un singular Laboratorio de Innovación Clínica en el que las empresas con la última y mejor tecnología médica puedan traernos sus últimos desarrollos. En el Laboratorio consideraremos si la ponemos a prueba con nuestra población de pacientes, donde podremos ver de inmediato qué beneficios promueve. El proyecto incluye una incubadora de alta tecnología para *startups,* así como un fondo de capital riesgo para ayudar a capitalizar las empresas más prometedoras y novedosas que podamos descubrir.

El Laboratorio de Innovación, con su población de pacientes, es evidentemente una oportunidad sin precedentes para evaluar nuevas estrategias en la atención sanitaria y para implementar cambios. Pero, una vez más, tuve que ser lo suficientemente sincero conmigo mismo para reconocer que, con el fin de lograr cambios perdurables, teníamos que hacer aún más cosas.

La siguiente fase ha consistido en crear programas de formación médica de posgrado para educar a los médicos y a otros profesionales de la salud del mañana. Mientras escribo esto, hemos establecido ya programas acreditados en psiquiatría, medicina familiar y prácticas de transición, y estamos camino de finalizar una residencia en radiología y otros programas de formación. Cada uno de estos programas tendrá acceso a la más reciente información médica, como la que se ofrece en este libro, así como a los desarrollos vanguardistas del Laboratorio de Innovación Clínica y el Programa de Asistencia Gestionada. Incluso estamos discutiendo si pondremos en marcha una nueva facultad de medicina para difundir esta formación y su filosofía en todo el sistema educativo médico.

Algunos pensamientos para concluir

Dado que has llegado hasta este punto, me gustaría agradecerte el esfuerzo que has puesto en ello, así como los cambios en tu sistema de creencias que, probablemente, has experimentado. Quizás haya puesto del revés tu mundo y lo que pensabas que era ciencia de la nutrición cierta y contrastada –paradigmas que creías incuestionables e, incluso, definitivos– se han visto reemplazados por diversas perspectivas, en ocasiones completamente opuestas a lo que otros te habían dicho, quizás incluso tu propio médico.

Llegado a este punto, quizás hayas olvidado algunos de los detalles de cada una de las mentiras. Pero no pasa nada. Recuerda lo primero que descubrí yo antes de ponerme a redactar este libro.

Mientras investigaba para escribir este libro, hace más o menos cinco años, me sorprendió el hecho de que las enfermedades más habituales –las que más fallecimientos provocan en el mundo occidental– tuvieran las mismas causas.

La diabetes, el cáncer, el alzhéimer y otras enfermedades están vinculadas con la salud metabólica y la longevidad. Esto puede ser tan novedoso para ti como lo fue para mí, y eso que yo soy profesor de una facultad de medicina.

La medicina está compartimentada en silos. Los que enseñan nutrición no estudian las enfermedades cardíacas. Sitúa esto en el contexto de la facultad de medicina. En el curso en el que los estudiantes reciben formación en enfermedades relacionadas con el envejecimiento no se enseña nada sobre metabolismo ni sobre salud de la piel. Habitualmente, un experto, incluso un profesor cuya experiencia cubre sólo una enfermedad, sabe entre poco y nada de otra enfermedad. En mi profesión docente cotidiana, yo dispongo de cierta ventaja gracias a mi formación en radiología. Y ahora que he descubierto las mentiras, he podido corregir las ideas erróneas toda vez que las he encontrado como profesor. Más allá de mi mundo, existe información precisa que se está difundiendo, pero, por desgracia, todavía no es suficiente. Un cardiólogo normal podría sugerir todavía a un paciente en riesgo que adopte una dieta baja en grasas y alta en carbohidratos, por ejemplo.

Supongo que este libro me va a generar muchas polémicas, pues habrá expertos que, de buena fe, disientan de mis afirmaciones, hallazgos y fuentes. Pero eso será una buena noticia, porque de eso trata la ciencia. Mi problema estriba en la aceptación ciega de las mentiras, como la de «Todo el colesterol que ingieres es malo para ti». Los tiempos están cambiando y seguirán cambiando. Desde mi punto de vista, la mejor manera de tratar las enfermedades del envejecimiento es con la prevención, no con el tratamiento.

Afortunadamente, tú no tienes por qué esperar a que la medicina convencional se ponga al día con la verdad. Tú puedes seguir lo que he detallado en este capítulo para mejorar tu salud, la salud de tu familia y la de aquellos que den en entablar una conversación contigo acerca de la dieta, la nutrición, el estado de forma y la salud en general.

La mayoría de los libros concluyen con una afirmación como la que estoy a punto de hacer. «Aunque te olvides de todo lo demás que hayas podido leer en este libro, recuerda al menos esto» es una frase típica, casi un cliché, para terminar un libro que no sea de ficción. Sin embargo, no se me ocurre mejor manera de terminar *Las mentiras que enseñé en la facultad de medicina.* A este fin, he aquí lo que considero esencial que recuerdes, si es que te olvidas de todo lo demás:

La disfunción metabólica se halla en la raíz de las principales enfermedades crónicas, incluido el envejecimiento y, en última instancia, la propia muerte. Pero tú estás mejor equipado que cualquier médico para hacer algo al respecto, porque puedes prevenir lo que la medicina sólo puede tratar. Día a día, con cada comida, tienes la opción de vivir mejor y de vivir más tiempo.

¿Vas a hacer algo al respecto?

Tu bienestar está en tus manos... y después en tu boca, en tu estómago y en tu corriente sanguínea.

La verdad os hará libres... para vivir la mejor de las vidas posibles

¿Quieres ayudarme a traducir el mensaje de este libro en tus propios cambios en el estilo de vida y a profundizar en las investigaciones que hay tras estas páginas?

Los lectores de este libro pueden obtener los siguientes regalos GRATUITOS:

- **Un resumen de los 12 capítulos** de este libro con preguntas para la conversación y respuestas
- **Sesiones mensuales AMA** con el doctor Lufkin
- **Sugiere invitados para el pódcast** con el fin de entrevistarlos
- **Sugiere preguntas** para los invitados
- **Cupón de 20 dólares de descuento en análisis de sangre para casa**
- **Cupón de 20 dólares de descuento para escáneres CT CAC**
- **Otros muchos códigos de descuento**
- Y mucho más

Para más información, visita
www.robertlufkinmd.com/bookgift

Guía práctica de *Las mentiras que enseñé en la facultad de medicina*

Si quieres disponer de más herramientas para la salud y la longevidad, considera la posibilidad de adquirir esta *Guía práctica*. Los lectores tendrán 20 dólares de descuento con el código de cupón READER. Para más información, ve a www.robertlufkinmd.com/bookguide

- **Una inmersión más profunda** que te ayudará a poner en práctica las decisiones que hayas tomado para cambiar tu estilo de vida
- **Membresía** en la Comunidad de la Salud y la Longevidad
- **Evaluación cognitiva autoadministrada** (vídeo guía y copia imprimible)
- **Cuestionario de Toxicidad por Síntomas Múltiples MSQ** (vídeo con instrucciones y copia imprimible para la autoadministración)
- **Póster de las Trece Mentiras** (imprimible)
- **Nota de advertencia sobre los aceites de semillas para restaurantes** (imprimible)

- **Análisis de amalgamas dentales y mercurio** (vídeo con instrucciones)
- **Lista de grasas saludables**
- **Lista de aceites de semillas** a evitar
- **Lista de aceites sanos** que puedes consumir
- **Los cuatro motivos más importantes para adoptar una comida orgánica** (vídeo con instrucciones)
- **Calculador de Edad Biológica PhenoAge**
- **Análisis de sangre casero** (vídeo guía, instrucciones para solicitarlo y cupón de 40 dólares de descuento)
- **Escáner por TC para la evaluación de calcio en las arterias coronarias** – No sólo para aquellas personas con riesgo de enfermedad cardíaca (vídeo con instrucciones, instrucciones para solicitarlo y cupón de 40 dólares de descuento)
- **Listas de compras saludables**
- Consejos para hábitos de alimentación metabólicamente sanos
- **Rituales para dormir** y **método 4-7-8 de respiración** para dormir
- Y mucho más

Los lectores tendrán un descuento de 20 dólares con el código de cupón READER. Para más información, visita www.robertlufkinmd.com/bookguide

Lecturas recomendadas

ALKON, A.: *UNF*Ckology: A Field Guide to Living with Guts and Confidence*. Saint Martin's Griffin, Nueva York, 2018.

APPLE, S.: *Ravenous: Otto Warburg, the Nazis, and the Search for the Cancer-Diet Connection*. Liveright, Nueva York, 2021.

AZADI, B.: *Keto Flex: The 4 Secrets to Reduce Inflammation, Burn Fat & Reboot Your Metabolism*. Harper, Nueva York, 2020.

BERRY, K. D.: *Lies My Doctor Told Me: Medical Myths That Can Harm Your Health*. Victory Belt Publishing, Las Vegas, 2019.

BIKMAN, B.: *Why We Get Sick: The Hidden Epidemic at the Root of Most Chronic Disease and How to Fight It*. BenBella Books, Dallas, 2021. (Trad. cast.: *Por qué enfermamos*. Edaf, Madrid, 2021).

BREDESEN, D.: *The End of Alzheimer's: The First Program to Prevent and Reverse Cognitive Decline*. Avery, Nueva York, 2017. (Trad. cast.: *El fin del alzhéimer*. Grijalbo, Barcelona, 2018).

—: *The First Survivors of Alzheimer's: How Patients Recovered Life and Hope in Their Own Words*. Avery, Nueva York, 2021. (Trad. cast.: *Los primeros supervivientes del alzhéimer: Cómo los pacientes recuperaron su vida y la esperanza*. Grijalbo, Barcelona, 2023).

BRENDBORG, N.: *Jellyfish Age Backwards: Nature's Secrets to Longevity*. Little, Brown and Company, Nueva York, 2023. (Trad. cast.: *La medusa inmortal: Todo lo que hay que saber para vivir más años*. Ediciones Destino, Barcelona, 2022).

CHRISTOFFERSON, T.: *Ketones, The Fourth Fuel: Warburg to Krebs to Veech, the 250 Year Journey to Find the Fountain of Youth*. Publicación independiente, 2020.

Clement, J. W. y Loberg, K.: *The Switch: Ignite Your Metabolism with Intermittent Fasting, Protein Cycling, and Keto*. Gallery Books, Nueva York, 2019. (Trad. cast.: *El* switch *del metabolism.* Grijalbo, Barcelona, 2021).

Feinman, R. D.: *Nutrition in Crisis: Flawed Studies, Misleading Advice, and the Real Science of Human Metabolism*. Chelsea Green Publishing, White River Junction, Vermont, 2019.

Fitzgerald, K. N.: *Younger You: Reduce Your Bio Age and Live Longer, Better*. Hachette Go, Nueva York, 2022.

Fung, J.: *The Obesity Code: Unlocking the Secrets of Weight Loss (Why Intermittent Fasting Is the Key to Controlling Your Weight).* Greystone Books, Vancouver, 2016. (Trad. cast.: *El código de la obesidad.* Editorial Sirio, Málaga, 2017).

—: *The Diabetes Code: Prevent and Reverse Type 2 Diabetes Naturally*. Greystone Books, Vancouver, 2018. (Trad. cast.: *El código de la diabetes: Prevenir y revertir la diabetes tipo 2 de manera natural.* Editorial Sirio, Málaga, 2018).

—: *The Cancer Code: A Revolutionary New Understanding of a Medical Mystery*. Harper Wave, Nueva York, 2020. (Trad. cast.: *El código del cancer: Una aproximación nueva y revolucionaria a misterio médico.* Editorial Sirio, Málaga, 2021).

Fung, J. y Mayer, E. *et al.*: *Life in the Fasting Lane: How to Make Intermittent Fasting a Lifestyle–and Reap the Benefits of Weight Loss and Better Health*. Harper Wave, Nueva York, 2020. (Trad. cast.: *El ayuno como estilo de vida: Descubre las claves para incorporar el ayuno intermitente a tu vida y disfrutar de sus beneficios para la salud y la pérdida de peso.* Editorial Sirio, Málaga, 2020).

Harari, Y. N.: *Sapiens: A Brief History of Humankind*. Harper Perennial, Nueva York, 2018. (Trad. cast.: *Sapiens, de animales a dioses: Breve historia de la humanidad.* Debate, Barcelona, 2015).

Hurn, M.: *The Dietitian's Dilemma: What Would You Do If Your Health Was Restored by Doing the Opposite of Everything You Were Taught?* Publicación independiente, 2021.

Hyman, M.: *Young Forever: The Secrets to Living Your Longest, Healthiest Life*. Harper, Nueva York, 2018.

Johnson, R.: *Nature Wants Us to Be Fat: The Surprising Science Behind Why We Gain Weight and How We Can Prevent–and Reverse– It.* BenBella Books, Dallas, 2022.

Kaufmann, S. C. y Cerny, J. *et al.*: *The Kaufmann Protocol: Why We Age and How to Stop It.* Kaufmann Anti-Aging Institute, Miami Beach, 2018.

Kendrick, M.: *The Clot Thickens: The Enduring Mystery of Heart Disease.* Columbus Publishing Ltd., Newport, RU, 2021.

Kraft, J. R.: *Diabetes Epidemic & You.* Trafford Publishing, Bloomington, Indiana, 2008.

Levine, M.: *True Age: Cutting-Edge Research to Help Turn Back the Clock.* Avery, Nueva York, 2022.

Longo, V.: *The Longevity Diet: Slow Aging, Fight Disease, Optimize Weight.* Harper, Nueva York, 2018. (Trad. cast.: *La dieta de la longevidad.* Debolsillo, Barcelona, 2018).

Malhotra, A.: *A Statin-Free Life: A Revolutionary Life Plan for Tackling Heart Disease–Without the Use of Statins.* Yellow Kite, Londres, 2021.

Mercola, J.: *Fat for Fuel: A Revolutionary Diet to Combat Cancer, Boost Brain Power, and Increase Your Energy.* Harper, Nueva York, 2018. (Trad. cast.: *Hábitos saludables contra el cáncer y otras enfermedades : la dieta cetogénica que activa los mecanismos que protegen y sanan tu organismo.* Grijalbo, Barcelona, 2019).

Ovadia, P.: *Stay Off My Operating Table: A Heart Surgeon's Metabolic Health Guide to Lose Weight, Prevent Disease, and Feel Your Best Every Day.* Ovadia Heart Health LLC, Saint Petersburg, Florida, 2021.

Perlmutter, D.: *Drop Acid: The Surprising New Science of Uric Acid– T he Key to Losing Weight, Controlling Blood Sugar, and Achieving Extraordinary Health.* Brown Spark, Nueva York, Little, 2022. (Trad. cast.: *Baja el ácido: La nueva ciencia del ácido úrico para perder peso, controlar la glucosa y alcanzar una salud extraordinaria.* Grijalbo, Barcelona, 2023).

Robbins, T. y Diamandis, P.: *Lifeforce: How New Breakthroughs in Precision Medicine Can Transform the Quality of Your Life &*

Those You Love. Simon and Schuster, Nueva York, 2022. (Trad. cast.: *La fuerza de la vida.* Urano, Madrid, 2022).

SEYFRIED, T. N.: *Cancer as a Metabolic Disease: On the Origin, Management, and Prevention of Cancer*. Wiley, Nueva Jersey, 2012.

SINCLAIR, D. A. y LAPLANTE, M. D.: *Lifespan: Why We Age–and Why We Don't Have To*. Atria Books, Nueva York, 2019. (Trad. cast.: *Alarga tu esperanza de vida: Cómo la ciencia nos ayuda a controlar, frenar y revertir el proceso de envejecimiento*. Grijalbo, Barcelona, 2020).

TAUBES, G.: *Good Calories, Bad Calories: Fats, Carbs, and the Controversial Science of Diet and Health*. Alfred A. Knopf, Nueva York, 2007.

—: *The Case Against Sugar*. Alfred A. Knopf, Nueva York, 2016. (Trad. cast.: *Contra el azúcar.* Editorial Kairós, Barcelona, 2018).

TEICHOLZ, N.: *The Big Fat Surprise: Why Butter, Meat and Cheese Belong in a Healthy Diet*. Simon & Schuster, Nueva York, 2014.

TRUBOW, W. y LEVITAN, E.: *Dirty Girl: Ditch the Toxins, Look Great and Feel FREAKING AMAZING!* Lioncrest Publishing, Asheville, Carolina del Norte, 2021.

Dime lo que piensas

Deja que otros lectores sepan lo que piensas de *Las mentiras que enseñé en la facultad de medicina.* Por favor, escribe una revisión sincera de este libro en tu librería *online* favorita.

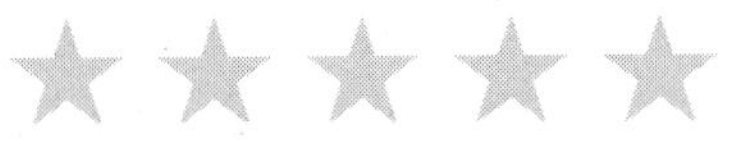

Agradecimientos

Los siguientes profesionales de la medicina y contadores de verdades me inspiraron para iniciar el viaje que dio lugar a este libro. Vuestros consejos han sido inapreciables para mí y para el mundo.

- Michael Anselmo, MD
- Sam Apple
- Lucia Aronica, PhD
- Peter Attia, MD
- Ben Azadi
- Shawn Baker, MD
- Zoran Barbaric, MD
- Nir Barzilai, MD
- Amy Berger MS, CNS
- Ken Berry, MD
- Benjamin Bikman, PhD
- Mikhail Blagosklonny, MD, PhD
- Dale Bredesen, MD
- Alex Chow
- Travis Christofferson
- James W. Clement
- Tony Cox, PhD
- Dominic D'Agostino, PhD
- Allen Darbonne, PhD
- Aubrey de Grey, PhD
- Sevan Demir
- Peter Diamandis, MD
- David Diamond, PhD
- Jared Diamond, PhD
- Joe Dispenza, DC
- Josh Duhamel
- Georgia Ede, MD
- Maria Emmerich
- Nick Engerer, PhD
- Parastou Farhadian, MD
- Richard David Feinman, PhD
- Dave Feldman
- Peter Ferrie
- Tim Ferris
- Kara Fitzgerald, ND
- Alvin Fu
- Jason Fung, MD
- Kevin and Sharon Gerleman
- Alan Green, MD
- Tony Hampton, MD
- William Hanafee, MD
- Peter Hansen
- Yuval Harari, PhD
- Zoe Harcombe, PhD

- Sam Harris, PhD
- Eric Hennigan, PhD
- Jim Howard, MBA
- Andrew Huberman, PhD
- Siobhan Huggins
- Michelle Hurn, RD, LD
- Mark Hyman, MD
- Naveen Jain
- Richard Johnson, MD
- Dick Jones
- Joan Jones
- Josh Jones
- Matt Kaeberlein, PhD
- Tro Kalayjian, DO
- Scott Kamins
- Payam Kashfian, MD
- Sandra Kaufmann, MD
- Elaine Ke
- June Ke
- Kevin Ke
- Yan Ke
- Malcolm Kendrick, MD
- Brian Kennedy, PhD
- David Khabiry, MD
- Jack Kolodny
- Joseph Kraft, MD
- Ray Kurzweil, PhD
- Gordan Lauc, PhD
- Catherine Lee
- Ron Lee
- Tracy Lee
- Brian Lenzkes, MD
- Morgan Levine, PhD
- Peter Levine, PhD
- Bruce Lipton, PhD
- Valter Longo, PhD
- Hector Lopez, MD
- Beatrice Lufkin
- Robert Lustig, MD
- Andrea Maier, MD
- Aseem Malhotra, MD
- Paul Mandabach
- Glenn Marshak, MD
- Evan Martin
- Ling Martin
- Ray Martin
- Ryan Martin
- Charles Mattocks
- Greg McAdoo
- James McIlwain, MD
- Casey Means, MD
- Joseph Mercola, DO
- Laura Minquini
- Chris Mirabile
- Tobias Moeller-Bertram, MD
- Hal Myers, PhD
- Nick Norwitz, PhD
- Sean O'Mara, MD, JD
- Paul Oakenfold
- Phillip Ovadia, MD
- Christopher Palmer, MD
- Ken Parr
- Liz Parrish, MBA
- Rhonda Patrick, PhD
- David Perlmutter, MD
- Jacob Peters
- Tim Peterson, PhD
- Amy and Markel Petty
- Matthew Phillips, MD

- Steve Porges, PhD
- Megan Ramos
- Doug Reynolds
- Bradley Rosen, MD
- Paul Saladino, MD
- Heather Sandison, ND
- Bret Scher, MD
- Thomas N. Seyfried, PhD
- Nina Shapiro, MD
- Babak Shayestehfar, MD
- Bobby Shriver
- Malissa Shriver
- Steven Sideroff, PhD
- David Sinclair, PhD
- Michael Sinel, MD
- Ebelynn Skinner
- Balaji Srinivasan
- Brad Stanfield, MD
- Rakish Suri, MD
- Gary Taubes
- Nina Teicholtz
- Charles Temple
- Wendy Trubow, MD
- David Unwin, MD
- Daniel Valentino, PhD
- Greg Vanley, MD
- Thomas Vu
- Kien Vuu, MD
- Roger Wallace, MD
- Fengquan Wang
- Eric Westman, MD
- Tina Woods, MBA
- Mehdi Yacoubi
- Sajad Zalzala, MD

Y, finalmente, un agradecimiento muy especial a Kris, Matt, Steve, Eden, Raine y Tracy, del equipo de producción aquí, en Health Longevity Secrets! Y a Glenn Yeffeth y Rachel Phares, y el resto del grupo de BenBella, incluidas Jennifer Canzoneri, Monica Lowry, Isabelle Rubio, Adrienne Lang, Sarah Avinger, Alicia Kania, Susan Welte, Madeline Grigg, Raquel Moreno, Aida Herrera, Debbie Petersen y Mallory Frost. Y gracias a Scott Calamar por sus astutas ideas editoriales.

Acerca de los autores

El **doctor Robert Lufkin** es un experto en salud metabólica y longevidad que ayuda a sus pacientes a vivir más y a disfrutar más de su tiempo. Es también el presentador del pódcast *Health Longevity Secrets (Secretos de salud para la longevidad),* un espacio con cientos de miles de oyentes. Además de ser médico en ejercicio, el doctor Lufkin ha sido profesor en las Facultades de Medicina de la Universidad de California en Los Ángeles y en la Universidad del Sur de California, y es el autor de más de 200 artículos académicos revisados por pares y de 13 libros.

La vida del doctor Lufkin cambió para siempre cuando le diagnosticaron una serie de dolencias que la ciencia médica afirmaba que era imposible que él pudiera tener. Enfrentándose a una muerte segura, se embarcó en un viaje de exploración científica que trastocó sus creencias y removió todas las certezas médicas que se había pasado la vida enseñando a sus estudiantes. Las respuestas que obtuvo entonces conforman la base de este revolucionario libro, *Las mentiras que enseñé en la facultad de medicina,* una fascinante exploración sobre la desinformación existente en el mundo occidental en temas metabólicos y sobre cómo estas mentiras han llevado a la muerte a millones de personas.

Del mismo modo que el doctor Lufkin salvó su propia vida, espera que este libro pueda salvar la vida de otras personas que se tragaron los engaños de toda una industria empeñada en encubrir una verdad inconveniente: que las recomendaciones de salud habituales nos están matando. El doctor Lufkin ha convertido en misión de vida el difundir el mensaje de que no es demasiado tarde para salvarnos. Descubre más sobre el trabajo del doctor Lufkin en www.robertlufkinmd.com

Joshua Lisec es el único escritor fantasma e hipnotista titulado al mismo tiempo del mundo. A sus 30 años, ha sido el escritor fantasma de más de 70 libros, incluyendo numerosos *bestsellers* internacionales y libros ganadores de premios. También ha sido redactor de miles de artículos para incrementar la credibilidad, correos electrónicos de respuesta directa, propuestas empresariales y páginas de ventas de comercio electrónico en más de cien sectores comerciales.

A través de la serie de cursos *The Best Way (El mejor camino),* Joshua ha estado enseñando escritura persuasiva a más de 2500 estudiantes, que aplican sus plantillas y procesos de trabajo a libros, páginas de ventas, artículos de blog, documentos oficiales, propuestas, solicitudes de subvención, presentaciones, post, discursos y mucho más.

Clientes y estudiantes de todo el mundo confían en la exclusiva capacidad de Joshua para encontrar «la mejor manera de decirlo» e infundirle el tono correcto para que impacte y el juego de palabras adecuado para que se quede. Contacta con el mejor escritor fantasma del mundo en www.entrepreneurswordsmith.com

Índice analítico

H

I

U

V

W

Y

Índice